强迫症

心理疏导治疗　第2版

黄爱国　著

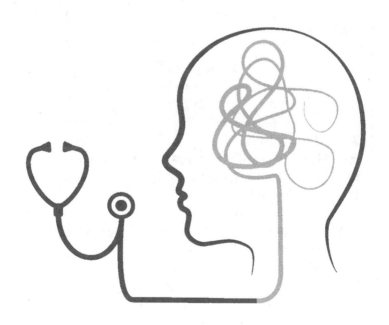

人民卫生出版社
·北京·

图书在版编目（CIP）数据

强迫症心理疏导治疗 / 黄爱国著. -- 2 版.

北京：人民卫生出版社，2024. 7. -- ISBN 978-7-117

-36553-6

Ⅰ. R749. 990. 5

中国国家版本馆 CIP 数据核字第 2024VQ7849 号

人卫智网	www.ipmph.com	医学教育、学术、考试、健康，购书智慧智能综合服务平台
人卫官网	www.pmph.com	人卫官方资讯发布平台

强迫症心理疏导治疗
Qiangpozheng Xinli Shudao Zhiliao
第 2 版

著　　者：黄爱国
出版发行：人民卫生出版社（中继线 010-59780011）
地　　址：北京市朝阳区潘家园南里 19 号
邮　　编：100021
E - mail：pmph @ pmph.com
购书热线：010-59787592　010-59787584　010-65264830
印　　刷：鸿博睿特（天津）印刷科技有限公司
经　　销：新华书店
开　　本：710×1000　1/16　印张：21
字　　数：277 千字
版　　次：2011 年 5 月第 1 版　　2024 年 7 月第 2 版
印　　次：2024 年 8 月第 1 次印刷
标准书号：ISBN 978-7-117-36553-6
定　　价：59.00 元

打击盗版举报电话：**010-59787491**　E-mail：WQ @ pmph.com
质量问题联系电话：**010-59787234**　E-mail：zhiliang @ pmph.com
数字融合服务电话：**4001118166**　E-mail：zengzhi @ pmph.com

前　言

目前，强迫类心理问题很多，求助之路也颇为艰难，大家急需一本通过阅读就能够进行自助的书籍，希望本书能够满足您的需要。

自 1983 年鲁龙光教授创立心理疏导疗法以来，至今已过了 40 余个春秋。我认识鲁老师也近 30 载，正因为跟随他学习、实践和研究心理疏导疗法，我才能跨专业从事心理咨询工作。在他的大力支持下，我自 2007 年开始独立举办集体疏导班。2008 年一次疏导班现场的一线资料，成就了我的第一本个人专著《强迫症心理疏导治疗》。该书于 2011 年正式出版，至今已经有 13 个年头了，这种"从患者中来，到患者中去"的现场实录的呈现形式，颇受广大读者喜爱，该书前后共印刷了 11 次，至今仍在销售。该书之后，我也出版过其他相关书籍，但因为各种原因，受关注程度没有出其右者。这次再版，希望能青出于蓝。

与初版相比，我对本版的内容和结构进行了一定的调整。

内容方面，主要调整了：①疏导治疗的第三阶段即认识和改造性格部分，进行了较大的调整。初版中，认识和改造性格，内容较为单调、浅显，不利于促进大家的认识和反思。如何能更加系统和深化认识与改造性格，也是我多年的困惑，精神分析给了我答案。结合我十多年精神分析理论的学习和实践经验，对这部分进行了调整，便于大家自我认识和自我优化。②增加了典型案例。初版只有 1 个典型案例，这次增加到了 8 个。通过详细介绍先行者由病到愈的过程，旨在给大家提供借鉴。③对强迫思维与强迫行为以及两个误区，分别进行讨论，条理更加清晰，便于大家掌握。

结构方面，主要调整了：①初版结构相对复杂，包括正文、知识补充、有问必答、反馈点评等，本版只有正文和答疑解惑两部分，简洁明了。②初版10个案例简介放在第一章，后面案例交流穿插在书中，读者还需要不断往前翻，才能对得上具体症状。这次案例集中放在最后一章，更为系统、完整。

虽然本书的主题是强迫症，但各类神经症如焦虑症、疑病症、恐惧症（其中最常见的是社交恐惧症）等，与强迫症之间并没有严格的区别。因此，本书对这些心理问题也同样适用，有这类心理困惑的求助者也可以参照本书的方案进行自我疏导。

成书之际，最应该感谢的是几位求助者，同意我将他们的个人资料写入本书中，这是对我最大的信任和支持，每一段文字都是他们智慧的结晶。

本书修订过程中，我的同事徐圆圆老师在结构和内容安排上提出了宝贵意见，我的学生李亚楠博士帮助进行了整理，特别表示感谢。

修订匆匆，承蒙读者厚爱，能阅读和使用此书。我的专业能力和文字能力都甚为有限，不妥之处，还请大家批评指正。如果有需要进一步交流与沟通的，可与我联系，邮箱：89194023@qq.com；电话：025-83724552。

黄爱国

2024 年 6 月 1 日

目　录

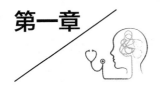

第一章

了解强迫症及相关障碍

强迫症（又称强迫障碍，obsessive-compulsive disorder，OCD）是心理障碍中的常见类型，在普通人群中的终生患病率为 1%～3%。近年来，强迫症在大城市的发病率在明显增加。由于它们多起病于青少年时期，病程长、痛苦大，症状顽固，往往会严重影响患者的社会功能。根据鲁龙光教授多年的临床和研究资料，我国强迫症患者的起病年龄为 10～54 岁，平均 20.2 岁，平均就诊年龄 25.3 岁，高中以上文化程度者占 90%；多数智商偏高，家族史中有精神病史者占 4.4%，父母有性格偏差者达 63.3%，病前性格为不均衡型的占 95.6%，其中 60.2% 伴有强迫性格特征，其性格与所受教育和环境的影响有密切关系者占 71.1%。在病情的发展过程中，症状的轻重明显受到情绪的影响，并随着病程的延长，或减轻而趋于单一，或加重而趋于多元，没有显示发展为重性精神障碍的倾向。疾病的发生多数与幼年时期不当教育和训练有关。

第一节 强 迫 症

在社会上，我们经常听到很多人会自嘲："我有强迫症"，也确实有不少人都有类似强迫的习惯，如鞋子要摆放得整整齐齐、盒子要按尺寸的大小按顺序排好、两边的鞋带要一样长，等等，大家也会把这类行为称为强迫症。但其实，强迫症并非这么简单，倘若按照上述标准去判断的话，那很多人可能都是强迫症了。既然如此，那到底什么是强迫症呢？

一、强迫症

《国际疾病分类第十一次修订本》(ICD-11)描述的强迫症的核心特征是：

1. 存在持续的强迫思维和／或强迫行为。

2. 强迫思维是反复且持续的、被体验为闯入性和不必要的想法（如与污染有关）、影像（如暴力场景）或冲动／意向（如想刺伤某人），通常与焦虑有关。个体常试图忽略或抵制强迫思维，或通过强迫行为来中和它们。

3. 强迫行为是反复出现的行为或仪式，包括反复的精神活动，个体往往感到重复行为或精神活动是为应对强迫思维而被迫执行的，以满足必须严格执行的规则，或获得"完整"感。外显行为的例子包括清洗、检查和摆放物品。内隐行为的例子包括为避免坏结果而心里重复特定短语，反复回忆以确保自己没有伤害别人，以及在心里计数。强迫行为与恐惧事件没有现实联系（例如对称摆放物品以防止伤害爱人），或该行为明显过分（例如每天洗澡数小时以预防疾病）。

4. 强迫思维和强迫行为是耗时的（例如每天出现 1 小时以上），症状引起患者明显的痛苦，或者导致个体、家庭、社交、教育、职业或其他重要功能方面的损害。如果功能得以维持，则只能通过付出大量的额外努力。

怎么理解这些核心特征呢？从上述描述中可以看出，强迫症一般存在强迫和反强迫，两者的剧烈冲突，让个人痛苦不堪。其中的强迫表现为"反复且持续的、被体验为闯入性和不必要的想法、影像或冲动／意向"，反强迫表现为"试图忽略或抵制强迫思维"。当强迫思维忽略或抵制不了时，会"通过强迫行为来中和它们"，这种强迫行为也是强迫表现的形式之一。**强迫思维为"闯入性和不必要的"，强迫行为是"被迫执行的"，症状引起"明显的痛苦"。**概括起来，就是**患者对自己的心理症状有自知力，即个体对自己的心理问题有较为清楚的认识能力**，即个体知道：强迫也好，反强迫也好，都是自己想出来的，而不是外来的。其中，"强迫"即会控制不住地出现的各种担心、怀疑、恐惧等，也就是各种"怕"。强迫就像一个"小黑人"，当他出现之后，自己就会非常害怕，那怎么办？往往要么顺从他，听他的；要么排斥他，总想把他赶走，这样我们才会感觉到心安一些。因此，这些顺从或排斥就成了强迫思维或强迫行为，即强迫症状。而"反强迫"是什么呢？他就像一个"小白人"，是一种与自我强迫相反的想法，比如"你没必要那么怕，没必要那么听他的或排斥他，没必要那么做。人家都不怕，你怕什么？！"于是，"小白人"和"小黑人"就打起来了，自己感到痛苦不堪。

所以，强迫症的关键点在于，**强迫者明知自己的症状是毫无根据甚至是荒唐的，但却没有办法自控和摆脱，陷入极度的内心矛盾和冲突之中，因而感到极为痛苦**，不仅影响正常的学习、工作和生活，时间长了，还会陷入彻底的无助和麻木，焦虑、抑郁，对一切失去信心。但可以放心，经过长期临床观察，强迫症并没有发展为重性精神障碍如精神分裂症的倾向。

强迫症的诊断有比较严格的标准。比如，真正的强迫症一般都会有比较严重的强迫思维或强迫行为，会有比较强烈的心理痛苦，病程至少要 3 个月等。倘若我们想自己初步判断是否得了强迫症，通常**有两个标准：第一，是个体感觉到的痛苦程度；第二，是症状对个体日常生活影响的大小**。其中，第一个标准，即患者自己感觉到的痛苦程度要更为重要。比如，一位女士，每天回家要擦洗地板、整理家具两三个小时，甚至影响了她的睡眠，但她在整理的过程中并不纠结，整理后也觉得很舒心，内心并不是很痛苦，这就不属于强迫症。

根据强迫症的第二个判断标准，即对日常生活影响的大小来判断的话，如果一个人偶尔会有些纠结的小习惯，比如，偶尔犹豫不决、偶尔不放心，偶尔有某些小动作或钻点牛角尖等，但对他的日常生活影响并不大，那就不是强迫症，而是他的习惯或个性。那我们可能会产生这样的疑问，难道人就不能有自己的个性了吗？难道大家的习惯都要一样吗？有最合适的标准行为吗？当然没有。

有一次我讲心理学课程，课后有一个学生问我："老师，我每次遇到大的考试，就会特别纠结，总怕自己考不好，这个算不算强迫症？"我问："小的考试呢？"她说"小的考试还好"，我说"那就不算，大的考试，大家都有些担心，很正常啊。况且你的生活没有受到大的影响，那当然不叫强迫症了。"

总之，如果某个人有一些强迫表现，但他并不为此苦恼，且对其日常生活影响也不大，那可以算是他的一种习惯，不算心理问题。

所以，根据上面这两个标准，大家可自行判断，你的困惑属于什么类型。是一种习惯呢？还是强迫症？如果不太确定，可以到专业机构去做明确诊断，切忌随意给自己贴标签。

二、强迫型人格障碍

如果一个人有比较严重的强迫症状，已经对生活造成了一定程度的影响，但他并不感到苦恼，那也不是强迫症，而可能是一种强迫型人格障碍。强迫型人格障碍是比强迫症更为严重的一种心理问题。

下面简单介绍一下强迫型人格障碍及其与强迫症的区别。一是看**症状出现的时间早晚**，二是看他的**自知力**，即他对自己心理症状有没有认识能力。强迫型人格障碍，是从小就形成的一种强迫的习惯，对自己症状的自知力不强，不认为自己有严重的心理问题，或者说，并不为自己的强迫习惯而过于痛苦或纠结，所以，往往求治意愿不是很强，改变起来更为困难。而强迫症则有所不同，症状出现之前，学习、生活、人际交往等社会功能较为良好，但症状出现之后，各方面均受到较大影响，才开始深陷痛苦。强迫症往往是有强迫思维或行为的同时，又觉得这种思维或行为不好，充满着纠结。强迫症的个体对自己心理问题的自知力良好，一般会积极求治。

简单地说，强迫型人格障碍的特征是：从小就这样，痛苦程度低，想要改变的意愿也不强烈；而强迫症的特征是：症状出现后才这样，痛苦程度高，想要改变的意愿比较强烈。但是，大家也要注意，不要随便给自己贴上强迫型人格障碍的标签。

三、强迫症的表现形式

强迫症有哪些表现形式呢？常见的表现有两类，分别是强迫思维和强迫行为。

强迫思维又叫强迫观念，顾名思义，就是思维上的纠结。强迫思维分为两类，一类以排斥为主，如总怕出现某种念头、画面或感觉，越怕出现，结果却出现得愈加频繁，因而陷入剧烈的排斥与反排斥的斗争中。另一类以屈从为主，即一想到某个念头，就围绕这个念头毫无根据地想象、推理出各种严重的后果，进而反复回忆、纠结，寝食难安。

强迫行为，则表现为外在的各种强迫动作，也分为两类，一类是不由自主的行为表现，这些行为往往是由内心过于恐惧或紧张引起，比如越怕手抖越手抖、越怕口吃越口吃等；另一类是自主的行为，因为内心有"怕"字，如怕万一、怕不完美等，所以，通过一些重复或逃避行为来缓解这种恐惧感，具体表现为各种重复行为，比如反复检查、反复询问、反复洗涤、强迫性仪式动作等。此外，各种回避行为，如因恐惧某些场合，便想方设法回避那些场合，也算强迫行为。

通常，有强迫行为，背后肯定有强迫思维。但反过来，有强迫思维，不一定有强迫行为。

四、强迫症的特点

那么，强迫症都有哪些特点呢？

　　第一，强迫症多数在青春期爆发。青少年到了青春期，"性"发育迅速，会给他们造成极大的心理冲击。如果一个人从小形成的性格过于严谨认真、伦理道德观念过强的话，在面对自身的变化时，常常会感到不知所措，这时，性格上的过于压抑与生理上的快速爆发便难以匹配，导致青少年陷入"向外爆发 - 向内压抑"的矛盾，出现极大的内心冲突，最后就会以各种症状表现出来。其中，最为突出的就是强迫症、焦虑症、抑郁症等。

　　第二，强迫症状有波动性。在外界压力不大或有真正发自内心愉快的时候，症状就会减轻甚至消失，但如果遇到挫折、困难，或压力过大时，症状就会反复，甚至加重，这也是症状的规律。一些有强迫症状的人，如果某一段时间过得很顺利，即使不经过治疗，他的症状也可能会好很多，甚至一两年没有症状，但一遇到困难，症状就会卷土重来，甚至有濒临绝境之感。

　　第三，强迫症会缠上性格好过头的人。患上强迫症的都是性格过于严谨、认真，完美主义、过于在意别人评价的人。那些吊儿郎当、脸皮很厚的人，强迫症永远不可能缠上他。

　　第四，强迫症多数会伴发焦虑或抑郁情绪。有的强迫者说，我总是感觉到惶惶不安，是不是有焦虑症了？或者说，我总是闷闷不乐，对什么都不感兴趣，是不是得抑郁症了？其实，对强迫者来说，这些焦虑或抑郁情绪往往是由强迫引起的，或者叫继发症状，并不是常见的焦虑症或抑郁症。强迫的人为什么多数都焦虑或抑郁？根本原因就是摆脱不了"怕"字。一个人，自知力完整，对自己的问题清清楚楚，却总也摆脱不了怕的困扰。越想摆脱，越无法摆脱，日子久了，能不焦虑吗？持续焦虑下去，做事情还有兴趣吗？当然没有。当兴趣降低、情绪低落了，自然就会抑郁了。而当强迫症状缓解后，那些焦虑、抑郁情绪，自然就得到缓解了。因此，对于强迫伴发的焦虑、抑郁，解决强迫才是关键。

第二节　强迫类障碍

除了强迫症之外，还有一些心理障碍也存在"自己往往知道不应该或没多大必要，但仍不能控制地出现恐惧心理，进而表现出不适行为反应"的特点，这些障碍和强迫症的性格基础也比较接近，我们将这些心理障碍统称为强迫类障碍。**对于这些障碍，完全可以参照强迫症的治疗方式进行治疗**。常见的有以下几类：

一、恐惧症

以特定恐惧症为例，ICD-11中描述的核心（必要）特征为：

1. 暴露或预期暴露于一个或多个特定对象或情境时（如接近某种动物、高处、幽闭的空间、看见血或伤口），产生明显且过度的恐惧或焦虑，这种恐惧或焦虑与这些特定对象或情境造成的实际危险不相符。

2. 患者主动回避这些恐惧对象或情境，或带着强烈的恐惧或焦虑去忍受。

3. 与特定对象或情境相关的恐惧、焦虑或回避模式并非暂时出现，即会持续一段时间（如至少数月）。

4. 症状不能用其他精神障碍更好地解释。

5. 症状导致患者对体验持续的焦虑症状感到明显痛苦，或导致患者的个人、家庭、社会、教育、职业或其他重要方面的功能严重损害。如果功能得以维持，则只能通过付出大量额外的努力。

恐惧症一般包括：社交恐惧症、场所恐惧症和特定恐惧症。其中，最常见的是社交恐惧症，常表现为赤面（脸红）恐惧、对视恐惧、会议发言恐惧、聚餐恐惧、口吃恐惧、表情恐惧、书写痉挛恐惧等。其他常见恐惧症包括：传染病（艾滋病、狂犬病等）恐惧、精神病恐惧、血压升高恐惧、死人（鬼魂）恐惧、排尿恐惧、高处恐惧、躯体畸形恐惧、性功能恐惧等。

这里还需要特别说明一点,恐惧症跟强迫症并没有严格的界限。比如艾滋病恐惧,它到底叫恐惧症还是强迫症?比如"洁癖",是强迫症还是恐惧症?其实很难区分清楚。倘若非要区分,那就是恐惧症常常会有回避反应。比如,为什么叫社交恐惧,而不叫社交强迫?因为他会逃避一些人、一些场合。因此,本书对恐惧症也是完全适用的。

二、焦虑症

以广泛性焦虑症为例,ICD-11 中描述的核心(必要)特征为:

1. 显著的焦虑症状 不限于任何特定周围环境的广泛忧虑(即"游离性焦虑");或对日常生活的诸多方面(如工作、财务、健康、家庭等)将发生不好的事情表现出过分的担忧(预期性焦虑)。

2. 这种焦虑和广泛性忧虑或担忧伴有以下特征性症状。肌肉紧张或坐立不安;交感神经活动亢进,表现为频繁的胃肠道症状,如恶心和 / 或腹部不适、心悸、出汗、发抖、颤动和 / 或口干;主观体验到紧张、坐立不安,或感到"忐忑不安";注意力集中困难;易激惹;睡眠障碍(入睡困难或睡不安稳,或坐卧不宁,睡眠质量难以令人满意)。

3. 这些症状并非短暂出现,而是持续至少数月,且大部分时间都存在。

4. 这些症状不能用其他精神障碍(如抑郁障碍)更好地解释。

5. 这些症状并非其他医疗状况(如甲状腺功能亢进)的表现,也不是物质或药物(如咖啡、可卡因)作用于中枢神经系统的直接效应或其戒断反应(如酒精、苯二氮䓬类药物)。

6. 持续的焦虑症状使患者感到明显痛苦,或导致患者的个人、家庭、社会、教育、职业或其他重要方面的功能严重损害。如果功能得以维持,则只能通过付出大量额外的努力。

三、疑病症

ICD-11 中描述的疑病症的核心（必要）特征为：

1. 持续的先占观念或恐惧可能罹患一个或多个严重的、进行性的或威胁生命的疾病。

2. 先占观念可以伴随以下任何一种形式 反复或者过度进行与身体健康有关的行为，如反复体检寻找疾病证据，花费大量时间查阅疾病的资料，反复确认（如安排多次医疗诊治）；或者不恰当地回避与健康有关的活动（如回避与医生的预约）。

3. 症状引起患者明显的痛苦，或导致患者个人、家庭、社会、教育、职业或其他重要方面的功能严重损害。如果功能得以维持，则只能通过付出大量额外的努力。

四、适应障碍

ICD-11 中描述的适应障碍的核心（必要）特征为：

1. 个体对一种可识别的心理社会应激源或多重应激源（如单个应激事件、持续的心理社会困境或同时存在的多个应激性生活情境）表现出适应不良的反应，通常出现于应激事件发生后的 1 个月之内。包括：离异或一段关系的丧失、失业、患病、近期发生的残疾、家庭或工作中的冲突。

2. 对应激源的反应表现为对应激源或应激后果的先占观念，包括过度担忧、反复出现有关应激源的痛苦念头或持续的思维反刍。

3. 症状不能由另一种精神障碍（如心境障碍、另一种应激相关障碍）更好地解释。

4. 一旦应激源及其后果终止，这些症状将在 6 个月内消除。

5. 不能适应应激源导致个体的人际、家庭、社会、教育、工作或其他重要方面的功能明显受损。如果功能得以维持，则只能通过付出大量的额外努力。

五、抑郁性障碍

在 ICD-11 中，抑郁性疾病被分类划入心境障碍。这里以轻度抑郁发作为代表，介绍一下抑郁性障碍。抑郁发作的核心（必要）特征包括：

1. 情感症状群　抑郁心境；兴趣及愉快感明显减退。

2. 认知 - 行为症状群　面对任务时，集中和维持注意力的能力下降，或出现明显的决断困难；自我价值感低或过分的、不适切的内疚感；对未来感到无望；反复想到死亡、反复自杀意念等。

3. 自主神经症状群　显著的睡眠紊乱或睡眠过多；显著的食欲改变或显著的体重改变；精神运动性激越或迟滞；精力减退、疲乏感。

4. 心境紊乱导致患者个人、家庭、社会、学习、职业或其他重要领域明显的功能损害。如果功能得以维持，则只能通过付出大量的额外努力。

轻度抑郁发作特征为：①上述抑郁发作的任何症状均不严重；②患者经常感到痛苦，其个人、家庭、社交、学习、职业或其他重要领域的功能维持存在一定困难。

因为很多**轻度抑郁发作**者往往存在与强迫类障碍类似的性格基础，**可以参考本书进行自我疏导治疗。**

第三节　强迫症的常见类型

本节将根据强迫症的不同表现形式，进行分类介绍。介绍之前，有几点需要说明：第一，强迫症的表现形式五花八门，在此只较为宽泛地分类，本书会尽可能地将较为常见的强迫症状分类进行汇总，但很难完全涵盖所有强迫症状。第二，很多强迫症状之间交叉重叠，很难清晰界定属于哪一类，所以，本书后面的症状介绍会有分类上的相互交叉。第三，有些患者强迫症状较多，并不单属于哪一类，而是分属几种小类甚至大类的情况，也是常见现象。

一、洁癖类强迫症

首先，强迫症的第一大类是洁癖类强迫症。洁癖类强迫症也叫不洁恐惧，术语叫强迫性洗涤。

洁癖往往分为两种：**第一种，怕现实的脏**，如怕细菌、病毒、老鼠或其他特定物等。表现为不敢用手摸脏的东西、不敢睡宾馆的床单、走路怕踩到粪便、踩到老鼠等。回家后，要反复清洗。他们内心有个雪崩式推理过程，如"脏了，没洗干净的话，就会把脏东西带回家，可能就会碰到吃的，或者碰到枕头，脏东西可能就会进到我的嘴里，那可接受不了。"甚至由踩到狗屎，想象一系列"传染链"，最后觉得狗屎可能会进到嘴里，若不反复洗干净，那还了得？有的人并不是怕自己得病，而是怕因为自己的不小心，让自己的孩子得了病，那还了得？于是，他们会控制不住地反复清洗。

第二种，怕象征意义上的脏。第一类，一想到与性有关的念头，就会觉得不好，就会控制不住去洗。第二类，看到或想到不吉利的，如死人、癌症、报应等，会非常不安，于是反复清洗，直到完全放心为止。第三类，看到或者想到讨厌的人，或者认为间接接触了讨厌的人，就会反复清洗。他们并非觉得手或者身体不干净，而是觉得自己的心不干净或身上被污染了。那怎么办？只好通过洗手来缓解这种不安，似乎通过洗手就能把自己内心的不干净或不吉利洗去。这类反复洗涤更像是一种强迫性仪式行为。

二、检查类强迫症

接下来是第二大类，即检查类强迫症，常见表现为：做了某件事之后，总感觉做得不够好，不放心，于是反复检查、反复回忆、反复询问等。这类强迫症又可以细分为六个小类。

第一小类是反复检查。例如，出门后总感觉门没锁好，于是反复推门、锁门；离开某个地方，总怕丢东西，于是反复检查场地四周，常常拍照留存；总怕手机不小心上传个人隐私到网络，因此反复检查或删除浏览记录，也常常截屏、录屏留存，因此，需要多个手机或者硬盘进行存储；考试过程中，总怕答案没涂对，于是反复核对，往往因此影响后面的答题。其实，自己心里也清楚这样会因小失大，但无法控制。也有人考试过后，总怕准考证信息没有写对，担惊受怕，直到成绩出来了，才能完全放心。

第二小类是强迫回忆。做过事情以后总不放心，要反复"捋"，从前往后想，想到完全清楚、完全到位才能停下来，才能开始做后面的事情。如果中间被打扰，仍要从头开始再捋一遍，直到完全放心为止。否则，就不能离开某个地方，或不能开始做某件事。也有人对做过的事成年累月地牵挂，直到下一个担心的事情出现，前面的担心才能丢掉。

第三小类叫强迫性穷思竭虑。钻牛角尖，会过度思考一些没有答案的问题，否则就感觉有事没完成，放不下。例如，"为什么 $1+1=2$，不等于 3？""人死后到哪里去了？""电视机的工作原理是什么？"等。

案例1 【穷思竭虑强迫：明知没必要，但不钻就难受】

笔者接待过一个20多岁的小伙子，多年来，总是纠结"人为什么会长白头发？我能不能搞个发明，让人不长白头发，只长黑头发？""有些人为什么吃得多还长不胖？"他反复纠结，到处问专家、查资料，依然解决不了这个困扰。实际上，钻牛角尖是正常的，偶尔想想没问题，钻过头就成问题了。

第四小类叫强迫性询问。具体表现为对做过的事不放心，总要反复询问别人，如问家人、同事等，别人肯定的回答才能让他安心。其实，他们问的问题往往都很简单，自己心里也清楚怎么回事，但就是怕万一出错。

案例2【询问强迫：怀疑起来，最简单的也担心】

笔者接待过一个做工业设计的小伙子，每次设计图纸后，总要反复问同事设计得对不对。奇怪的是，他不问复杂的，只问最简单的，如某个图例对不对。他的想法是，如果最简单的图例都搞错了，那其他地方的错误岂不更严重？

第五小类叫囤积障碍。具体表现为，自己用过的东西，如没用的旧物件甚至垃圾等，都不敢轻易扔掉，总怕里面夹杂重要的东西。所以，扔掉之前，总要反复检查。来不及检查就囤积起来，等有时间再仔细检查，直至完全放心后才敢扔掉。长此以往，家里的垃圾越堆越多，甚至臭气熏天，也不敢轻易扔掉。

第六小类叫强迫计划。常表现为，提前一天列出第二天的计划，甚至具体到十分钟以内，大到工作安排，小到拖地洗衣，都要按计划执行。还有的会安排过多的任务，按照理想化的进度比如效率极高、没有任何干扰等，才能勉强完成这些任务。但往往计划赶不上变化，大多数时候总会有各种干扰使计划无法完成，就会陷入挫败感和自责、焦虑之中。在焦虑中，继续制定下一天的计划，开始新一天的焦虑。

三、仪式类强迫症

接下来是第三大类：仪式类强迫症。这类求助者特别怕不吉利，或者怕自己犯错，遭受某种惩罚或者报应。仪式类强迫症可以细分为三个小类。

第一小类，不吉利恐惧。认为某些物品、某些数字等不吉利，强烈回避这些物品或数字。越回避越恐惧，甚至连这些物品触碰过的物品、地点都觉得沾染上了某些不吉利。因此，回避的地方越来越多，甚至觉得每一个地方都不吉利，最后寸步难行。有的人在做一件重要事情之前，为了避免沾染上某些不吉利的念头，就会想办法把自己脑海里那些不吉利的念头或感觉全部排除，直到觉得完全排除干净才能开始做事。否则，就会觉得后面接触的东西或者做的事情也被污染了。有的人还会戴着某种护身符，以抵御不吉利的感觉。更有甚者会做一些动作，如推开、回击等，抵御某些"敌人"的攻击。别人可能会觉得很奇怪，但他们清楚知道自己在做什么，在他人面前尚能控制，但独处时，就难以自控。

第二小类，强迫性仪式。比如，放某样东西，只能放在某个位置，或者只能正着摆，不能斜着摆；出门只能先迈左脚，后迈右脚；比赛时只能穿某双鞋子等。否则，总感觉不好、不吉利、倒霉等。

案例3 【仪式性强迫：不抵消，霉运当头】

笔者接待过一个13岁的男生，他走到街上时，如果对面的人不小心碰了他一下，他就受不了，一定要转身跑很远，超过人家后，再回过头，不经意似的"蹭人家一下"，这样才舒服。为什么？他觉得："是那个人主动碰的我，而不是我主动碰的他。这样的话，他就可能会把他身上的霉运传到我身上。所以，一定要还回去，要不然就要倒霉了……"

第三小类，死人恐惧。有的人特别害怕与死人相关的东西，如黑纱、白花、骨灰盒等，回避与这些东西有关的任何场合。有的人不敢想到死者的名字，回避死者忌日等。有的人甚至不敢看电视，就怕看到讣告之类的新闻。不小心想到了、看到了或接触了这些不吉利的东西，就通过反复做一些动作或某些程序如念念有词、反复洗澡等，来抵消这些不吉利带来的恐惧感。

四、注意力相关强迫症

这类强迫症状的出现，多数与自我要求过高有关。当注意力被干扰，做事效率下降，自我表现不好的时候，求助者就很难接受。因此，对这些干扰会非常排斥，结果越排斥，干扰出现得越频繁，注意力越不集中。最后陷入不良循环，无法自拔。

注意力相关强迫症可以分为五个小类。

第一小类，注意力不集中恐惧。这类求助者关注的对象是注意力本身，即总怕自己的注意力不集中，越想控制自己的注意力，想把注意力拉回到当下，注意力却越不集中，更加容易走神。注意力跑哪儿去了呢？求助者自己有时候也不清楚。有的是跑到周围无关的事物上，有的是跑到对自己注意力本身的监控上。越控制，监控的部分就会越多，用于正常生活的部分就会越少，以至于求助者自己都不知道怎样才能找回注意力集中的自然状态了。

第二小类，余光恐惧。余光恐惧，又叫余光强迫，指因排斥对余光里人或物的关注，反而过于关注余光而无法专注于"眼前"的恐惧心理。余光恐惧分"余物"与"余人"两类。余物的，总是怕关注余光里不该关注的物品而无法专注于"眼前"正事，越怕关注，越关注，以至于无法专注当下或眼前的事情。余人的，常表现为社交恐惧，一般起始于对异性敏感部位关注的排斥，后可泛化为对同性或物体关注的排斥。常认为自己的余光或不自然的眼神会影响别人，会把别人的举动当成对自己余光的回应，陷入敏感与紧张相互作用的不良循环，常通过逃避交往缓解痛苦。余人恐惧者一般有自知力，有求治愿望，与关系妄想者是不同的。

第三小类，画面强迫。即越怕脑子里出现某些念头、画面、音乐等，脑子里就越会出现这些东西。最后，形成"越排斥，出现得越频繁"的不良循环。其中，不道德观念强迫最具代表性。比如，总怕自己出现某些性画面或暴力的念头，越不让出现，出现得越频繁。

案例4【乱伦念头恐惧：见怪奇怪，其怪更怪】

笔者曾接待过一位十六七岁的女孩，她十三四岁开始对异性有性幻想。开始时，脑子里会冒出和男明星拥抱、接吻等念头，她就觉得"太脏了，怎么会有这么糟糕的念头"。后来，这些念头扩展到她表哥，就更难接受了。再后来，她脑中出现了最令其恐惧的画面——她跟爸爸发生性关系，"这是乱伦啊，怎么能有这种念头呢？"本来她成绩非常好，后来因为上课过程中也会冒出这些念头,所以不得不休学了。休学后外出打工,也不行,一边工作,一边冒画面,坚持了一个月受不了,只能回家。躲在家里,仍旧没办法控制那些画面的出现。可以想象,她有多煎熬!

第四小类,噪声强迫。有的人在学习、工作或睡觉时,特别怕周围有噪声,即使是很小的噪声如钟表表针的走动声,也会干扰他的注意力,让其寝食难安,总是觉得没有安静之所,到任何地方都不太满意。自己也明白没必要那么关注,却控制不住。其实噪声并不在外界,而在他们内心。

第五小类,失眠强迫。表现为过度怕失眠。睡眠本来是个轻松、自然的过程,如果太在意睡眠,这种"在意"便会破坏这个自然的过程,出现越想放松越放松不了、越怕失眠越失眠的结果。到最后,有的人都不知道如何睡觉了。强迫性失眠者的悲观推测链条是:如果自己睡不好,那第二天状态就不好,状态不好,那就学习不好或者工作不好,如果考不上好大学,或者丢掉了工作,那就没法娶妻生子,就完蛋了。另外一个分支是一辈子都这样睡不好,那这个生命质量太低了,完蛋了,因此拼命地控制睡眠,结果越控制越失控。

五、靶器官类强迫症

靶器官类强迫症,简言之就是与躯体功能有关的强迫。靶,本义是射击用的靶子。靶器官本来是一个医学名词,如治疗心脏病的药被人服用后,随着血液流到了心脏,药物主要作用于心脏,那么心脏就是心脏病药物的靶器官。为了表达方便,鲁教授将这个词引用到了心理疏导疗法中,指的是:**你越关注身体某个部位,就会感觉那个部位越不舒服**。比如有的朋友恐惧狂犬病,见到狗就躲,狗从他旁边走过,距离可能有一两米远,他就怀疑"会不会咬到我?"担心一出现,就开始感觉狗经过的那侧小腿发热、疼,因此马上检查,看有没有被咬到。狗从他旁边经过,他明明知道没碰到,"但万一呢",不得不检查一下,有时他感觉甚至比真被咬到还要疼。可以看出,心理作用有多大!

腿成了他的靶器官。我们的很多症状都是"病由'心'造"，口水强迫症，咽部就是靶器官；过分焦虑导致血压升高，心血管系统就是靶器官。

靶器官类强迫症有多种不同的表现形式。

第一种是较为常见的，叫呼吸强迫症。如果我们不去关注自己的呼吸，一呼一吸是很自然的过程，"生命就在一呼一吸之间"嘛！但有人会控制不住地去关注自己是如何呼吸的，而且特别排斥这种关注感，导致注意力被分成了两部分，一部分做事，另一部分是关注与排斥的纠结。最后，注意力不由自主地"吸附"在呼吸上，再也不能忘记对呼吸的关注，怎么也回不到自然呼吸的放松状态，越急越糟糕，陷入恶性循环。呼吸强迫症与注意力不集中的强迫症是非常类似的。

第二种，与呼吸强迫症类似，叫口水强迫症。具体表现为越怕流口水，越关注咽喉部位，口水就越多。在给口水强迫者进行疏导时，笔者也会不由自主地关注自己的咽部，口水也会增多，这很正常，但对此笔者无所谓，几秒钟后就不在乎了。而这些强迫症的朋友呢？就怕自己关注，怕流口水，结果越不让关注越关注，越怕流口水，口水就流得越多。而且他们特别怕别人看到自己咽口水，从而对自己有不好的评价，如认为自己不正经等。有的人会觉得自己咽口水的声音太大，会影响旁边的人，因此会把别人不经意的动作当成对自己咽口水的回应或不满，从而更加痛苦。

第三种，性功能强迫症或性功能焦虑。这类求助者本身性功能没有问题，但就是担心自己的性功能有问题，常为性功能所焦虑。常言道，心身一体，心理和身体往往相互影响，往往越怕什么越来什么。一焦虑，性功能自然会受到影响，继而可能会出现阳痿、早泄之类的问题。

第四种，小便强迫症，也叫尿意频繁。具体表现为，睡觉前要多次去卫生间，而实际上没有多少尿量。一方面，是焦虑引起尿道括约肌的"靶器官效应"，容易引起尿意频繁的感觉，好像再不上厕所，就憋不住了。另一方面，有的人对睡眠太关注,总认为已躺下十多分钟了,又多了一点尿量,还是排干净放心,以免这多出的尿量影响睡眠。

第五种,排尿恐惧,有人称之为尿羞症。有这类症状的往往是男性,主要表现为小便时旁边有人就紧张,一紧张尿道括约肌就不能放松,尿不出来,俗称尿吃。而独自一人或在单独隔间里小便,就没有任何问题。

第六种,高血压恐惧症。有的人怕量血压,平常血压不高,但每次一量血压,血压就急剧升高,我们称之为"白大褂效应"。

案例5 【高血压恐惧:自我妨碍,越怕越来】

十多年前,笔者接待过一位37岁的求助者,是外企高管。朋友因冠心病住院后,他开始对血压特别关注。他本身血压没问题,但自从关注后,每次量血压,血压都高。实际上,他知道是因自己的焦虑而致,但对这种"关注→血压升高→更关注→高血压持续"的不良循环束手无策。经过疏导,慢慢放松后,他的血压也恢复正常了。

第七种,身体抽动强迫症。这类强迫包括怕手抖、怕头抖、怕阴道抽动、怕肠鸣音、怕挤眼睛、怕擤鼻子等,结果越怕,这些部位抖动、抽动、活动得更严重。陷入"怕关注→紧张→不适感或抖动感→排斥这种关注感、紧张、不适感或抖动感→更加紧张、抖动更厉害→更加排斥、更加关注"的不良循环,无法自拔。

第八种,身体不适强迫症。这类强迫包括某部位发热感、蠕动感、舌头僵直感等。读者可以尝试一下:你的后背本来是不痒的,若你盯着那个部位几分钟,看看它痒不痒,时间长了,会感觉好像真的有点痒,越盯越受不了,最后不得不抓一下才舒服。

案例6 【蠕动感强迫:不安常常在,不求百分百】

比如,曾有一位小伙子,多年来,总感觉自己右侧脸颊有从上往下的蠕动感,各种检查均无异常,但这种蠕动感总是解决不了,甚为烦恼。其实,这种关注就是偶尔的关注感被"怕"字强化的结果。

第九种,触感强迫症。控制不住地关注衣服和皮肤触碰的部位,如衣领与颈部接触的部位、裤脚与脚面接触的部位等,越关注,越感觉不适,怎么调整都觉得不舒服,但却做不到不关注。

靶器官类强迫症为什么会存在?主要还是"怕"。"怕"无法解决,就会表现出焦虑症状。"靶由'心'造",这个靶器官是自己造出来的。因为靶器官部位偶尔的不适,被求助者焦虑状态所强化,这些部位正好成为焦虑"火山"的一个"喷发口",被长期固定下来,进而形成症状。从神经生理学角度也可以理解,某个部位你关注得越多,"邮递员"(神经递质)过去得就越多,那个部位就会有不适感。

当然,靶器官类强迫症和注意力相关的强迫症是有很多相似之处的,或者说并没有严格区别,都是越觉得没有必要过于关注,却控制不住地关注;越想放松,越放松不了。此处是为便于大家理解,才这么简单分类的。

六、失控类强迫症

这类强迫症以强迫性意向为主,主要怕自己失控,做出不恰当、不道德或不合法的行为。为了减少恐惧,他们会回避相关场合以及相关人士。然而回避了现实,却回避不了内心的恐惧,各种回避并不能让自己完全放心。失控类强迫也可以细分为三小类。

第一小类,失控恐惧。怕说出一些不合时宜的话或做出不合时宜的动作,如说出与性有关的话、喊反动口号,写出不当的字如巨额欠条、反动口号,从高处跳下,撞车,当众脱裤子等。因此,他们会回避这些场合或某些人。

第二小类,犯罪恐惧。怕自己控制不住去犯罪,如怕自己抢劫、杀人、猥亵或强奸等。有的人看到刀子,就怕自己会失控杀人,常会把这些尖锐物品藏起来,眼不见,心不乱。

案例7 【失控杀人的观念强迫：攻击欲望人人有，视作平常则无忧】

笔者接待过一位男士，他看到电视上的一则新闻，就爆发了强烈的强迫症状。新闻内容是，一个人精神病发作把自己儿子砍死了。这位男士自己有个宝贝女儿，他就想"我会不会也控制不住自己，晚上拿菜刀把女儿砍死？"此症状持续多年，令人极其痛苦。一则新闻，便将其症状诱发。其实，电视新闻充其量是导火索，性格问题才是根源。

案例8 【失控性侵的观念强迫：念头本无好坏，勿以念头判道德】

一位男士，他朋友有个十一二岁的女儿，他总怕自己控制不住去强奸朋友的女儿，"那简直不是人！"所以，他就各种逃避，不敢到那个朋友家里去，甚至不敢见那个朋友。但躲来躲去，似乎无处可躲，脑子里仍会冒出这类念头。

第三小类，同性恋恐惧。此类患者自己是异性恋，可是对同性恋有偏见，所以特别怕自己是同性恋。认为如果是同性恋，那就完了，身败名裂，无颜见父母家人了。本来对异性很有好感，但因为自我怀疑，高度紧张，再次遇到心动的异性时，好感似乎也减弱了。见到同性，本来没什么感觉的，后来见到同性就紧张，误把紧张的心跳反应当成好感，好像真的有一丝异样的感觉。于是，反复感受、验证自己想到或看到同性时的性反应，进入不良循环。越担心，感觉越乱，就越搞不清楚自己的性取向，越怀疑自己是同性恋。

七、传染病类强迫症

这类强迫症具体表现为怕自己被传染艾滋病、肝炎等疾病。因此，疑似有这类患者接触过的地方，一律避开。其中，较为常见的是艾滋病恐惧和狂犬病恐惧。

第一小类，艾滋病恐惧。有的人身上有个出血点或者脸上青春痘破了，就怕不小心碰到艾滋病患者，从而被传染。实际上，艾滋病三大传播途径他一个也没有，但就是怕万一。有的人有过一次不安全或者安全的性行为，之后非常恐惧染上艾滋病。尽管做了多次检查，结果无异常，但仍旧无法打消其被传染的疑虑。还有的人因为怕患上艾滋病去医院检查，虽然结果无异常，但之后会反复怀疑护士抽血用的针头是否干净，会不会因为针头不干净，反而给自己传染上了艾滋病？因为，他们觉得血液检查窗口的针头携带艾滋病的概率更高。所以，艾滋病恐惧者往往会很纠结。一层纠结是，为求心安，想去医院抽血检查，但对检查过程或用具不放心，又怕去医院检查。另一层纠结是，也想去医院检查，阴性结果能让自己心安，但又怕去检查，万一是阳性，自己难以面对。下文也会专门介绍这类典型案例。

　　第二小类，狂犬病恐惧。有的人比较胆小，被小猫小狗舔一下，也会有些担心。但狂犬病恐惧者会为此长期纠结或者打了疫苗才能放心。有的人在十年前被小狗舔了一下，原来不了解狂犬病的知识，后来上网一查了解后，就开始恐惧了。知识越多，想象越多，他们会盯着"万一"而想入非非。一想到狂犬病发作无药可救，就极为恐惧，进而出现躲避猫、狗、蝙蝠等行为。

　　当然，强迫症的种类还有很多，本书难以一一描述，但万变不离一个"怕"字。那些本书未能列举的症状，是完全可以参照类似的症状进行自我疏导的。

第四节　强迫症的产生机制

本节将阐述强迫症的产生机制以及强迫症患者的特殊性格。

一、强迫症与过头性格

（一）症状与过头性格

　　心理疏导疗法把心理障碍形象地比喻为一棵树，由树叶、树干、树根和土壤四部分组成，树叶代表各类症状，树干代表"怕"字，树根代表过头性格，土壤则代表一个人从小成长的家庭环境和社会环境（图1）。

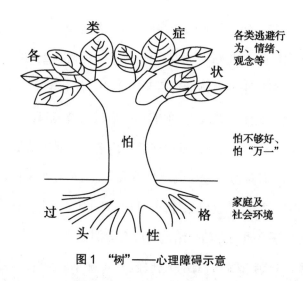

各类逃避行为、情绪、观念等

怕不够好、怕"万一"

家庭及社会环境

图1　"树"——心理障碍示意

这棵树是由一粒种子在具有一定温度、湿度和各种营养成分的土壤中逐渐生根发芽、发育长大的。这里的土壤就是指每个人所处的家庭和社会环境。在长期不恰当的教育培养(或许还有父母遗传基因的作用)下,个体逐渐形成了过头性格——过强或过弱的性格,通常表现为:过于严谨、刻板,灵活性差;自尊心过强,自信心过弱;伦理道德观念过强,过于控制和压抑自己;过高估计风险;责任心过强;无法忍受不确定感;完美主义,对己、对人要求过高等。有了这些性格基础,个体在遭到不可避免的困难、挫折或刺激时,或束手无策,或不堪一击,从而产生心理障碍,滋生出千奇百怪的"怕",表现出五花八门的症状,强迫症就是其中常见的一种。就像火山内部岩浆活动过于剧烈,最后冲破地壳喷发出来一样,一个人的内心冲突无法调和时,就会爆发出外在的症状,不在A处,就在B处,这也是有的求助者症状千变万化的原因。

既然症状的根源是过强或过弱的性格,那心理疏导疗法对其是如何区分的?这些性格都有哪些特点呢?

(二)症状与性格强弱表现

心理疏导疗法一般将性格分为强型、弱型、均衡型。

强型的表现是什么呢?好强、好胜、任性自负、以自我为中心、凡事我说了算、暴躁、情感丰富强烈、自制力差等。

弱型的表现往往与强型相反,如胆小怕事、敏感多疑、好幻想、有事不外露、积极性差、依赖性强、犹豫、孤僻好静等。

那么,均衡型的表现呢?一般是较为良好积极的特征,如冷静沉着、开朗乐观、积极性强、适应能力好、勇于克服困难、善于解决矛盾、情绪稳定、有自制力等。

性格既然有强弱之分,不同性格的人遇事的反应当然也会不一样。例如,强型的人遇事容易激动、心急,容易引起神经系统的紧张性兴奋,时间长了,就会出现大脑疲劳。弱型的人有事闷在心里,越想越多,最后也容易导致大脑疲劳。而均衡型性格的人遇事能积极面对,就不太容易出现大脑疲劳。这么看来,强型和弱型虽然很不一样,但都容易导致大脑疲劳。很不幸的是,强迫者身上往往是强型、弱型性格都有。仔细想来,长期处于兴奋状态能不疲劳吗?

(三)症状与性格的严谨程度

除强弱之分外,在性格的严谨程度上,也有"过"和"不过"之分。

从严谨程度看,人群的性格总体呈正态分布,类似枣核的形状——中间大,两端小。处于中间的群体比较健康,而处于两端者则有过头性格。这个枣核的一端是一些性格严谨过头的人。这类人可能拥有令人羡慕的外在条件或聪明才智,在他人看来应该过得很快乐,然而各种辛酸只有其自己知道。而枣核的另一端则正相反,属于过分放纵的性格。这类人可能会表现为脸皮厚,吊儿郎当,不在乎别人的评价,不讲伦理道德,无规则意识,如街头有些"小痞子""小混混",就处在这一端。

性格严谨过头的人通常脸皮薄,胆小怕事、谨慎小心,属于好孩子、乖孩子,时常自卑,偶尔自大,心理素质不够好。那么脸皮厚的另一端呢?他们似乎天不怕、地不怕,好像心理素质特别好似的,其实不然。笔者曾经多次给未成年人犯罪者做心理辅导，他们的心态实际上很不好，表面看似自大，其实内心自卑。为什么？因为他们从小就是大家心中的坏孩子。

"脸皮薄"与"脸皮厚"虽然外在表现完全不同，但其实内在是相差无几的，都是既自大又自卑，唯独缺少的是自信。由此可见，自卑和自大不是截然分开的，而是一体两面。那些看起来狂妄自大的人，往往是用自大来掩饰内心的自卑。而经常自卑的人，也往往对自己要求过高，总希望比别人强，这又何尝不是自大？

如上所述，强迫者都是过于严谨的人。那么，这种严谨的性格，是先天的吗？当然不是。人刚出生的时候，内心是没有受任何条条框框约束的。在后来成长的过程中，受到家庭及社会的影响，才慢慢知道哪些事情能做、哪些事情不能做，也是在这一过程中，各种条条框框慢慢形成。条条框框，就是所谓的规矩。一个没有规矩的人，是不为社会所接纳的。但是如果这个规矩过于苛刻，条条框框过小的话，也可能出问题。打个比方，一般人的条条框框直径是 4 米，这样他在里面活动相对就比较自如。但是如果我们从小成长的环境比较苛刻，条条框框不断缩小，直径甚至到最后只剩下 40 厘米，那就会处处不自由了。也许小时候，你还能够安静地待在这个小圈里，但到了一定年龄尤其是进入青春期后，活动的领地会大大增加，至少需要 2~3 米的范围，那就很容易出圈了。而一旦出圈，就会陷入自我斗争："这样做不好吧？人家会怎么看啊！"这难道不是画地为牢吗？问题的根源不在于你出圈了，而在于你给自己设定的圈子太小了。给自己设定的条条框框越小，就会越不自由，就越怕不完美、怕万一，顾虑就越多。

在强迫者身上，这些条条框框非常多，如对自己的为人处世、人际关系、睡眠、身体健康以及性幻想等都有特别的标准或要求。这些条条框框一旦形成，就会像紧箍咒一样，时时刻刻束缚着你，那你怎么可能过得好、过得轻松？

那么，心理疏导治疗能起什么作用呢？它能帮助你通过自我认识，一点点砸碎你脑袋里的"紧箍咒",把你内心的"条条框框"慢慢放大,让你过得更自由些。比如,有的求助者怕自己有乱伦的想法,怕看异性的敏感部位,怕异性看出来自己内心的"阴暗",甚至有时想到比较喜欢的异性,就很自责,觉得不正常。不难看出,他们伦理道德观念有多强,甚至要将自己牢牢禁锢住。那怎么办?只有自己逐步认清这个"紧箍咒"是怎么回事,然后一点一点把它砸下来才行。希望大家在经过学习的一两年之后能变得轻松自在,而不像现在,处处"条条框框",时时"伦理道德"。

二、过头性格与神经递质

从树的模型看,强迫症的根源是过头性格,或者说是性格缺陷。持不同观点的人认为,人是由于大脑的神经递质出现问题,才导致强迫症的。因此,他们认为,通过药物调节神经递质,才能治好强迫症。各说各的理,就把大家搞糊涂了。

那么,强迫症的根源究竟是性格问题,还是神经递质问题呢?

神经递质是什么?是神经细胞合成的一种化学物质,负责在神经细胞间传递信息,被称为化学信使。众所周知,神经递质有很多种,如多巴胺、5-羟色胺(5-HT)等,人们的一言一行也都需要依靠神经系统的调节。那么,神经细胞如何连接呢?靠神经突触。但两个突触之间,并非像手握手一样直接拉起来,而是有空隙的。5-羟色胺等各种神经递质就像邮递员一样,在空隙里来来往往传递信息。

持神经递质失调观点的人,是如何解释强迫症的产生呢?他们认为是因为大脑里面的神经递质如5-羟色胺失调,才导致强迫症行为,才导致"钻牛角尖"的。那么,这种解释科学吗?笔者不敢苟同。虽然笔者不否认,焦虑可能确实与神经递质失调有关,但我们不能把神经递质的失调当成原因。笔者认为**神经递质的失调是"果",而不是"因"。那么,什么是"因"呢?我们一直无**

法丢掉的"怕"才是因。就像一条狗向我们冲过来，我们血液中的肾上腺素会迅速增高一样。我们是先怕狗，肾上腺素才增高的，这样我们腿上才会有力量，才能逃跑，而不是肾上腺素先提高，我们才怕狗的。别人遇到一件事，一会儿就过去了，而强迫者遇到一件事，三五天都丢不掉。如果长期纠结一件事，一直"怕"，长此以往，神经递质就慢慢失调了。简言之，持续的"怕"会导致神经递质失调。因此，过头性格导致的丢不掉的"怕"字，才是原因。

因果关系搞清楚了，药物治疗和心理治疗的关系也就清楚了。药物治疗调节神经递质，是对果治疗，或者叫治标；而通过心理治疗缓解"怕"字，优化性格，是对因治疗，也叫治本。

三、过头性格与惰性病理兴奋灶

又有人问，为什么我会揪着"怕"字不放呢？有时候明明知道应该没问题了，但为什么就是不放心？这里就需要大家了解一下神经系统的相关知识了，特别是关于大脑神经细胞的兴奋与抑制功能。

研究发现，大脑神经细胞有兴奋和抑制两个状态，类似于白天工作，晚上休息。白天清醒时，大部分大脑神经细胞的兴奋性增强，抑制性减弱；晚上休息时，大部分大脑神经细胞的兴奋性减弱，抑制性增强。当然，不是所有大脑神经细胞晚上都休息。为什么会做梦？为什么听见闹钟会醒来？正是因为还有一些大脑神经细胞处于兴奋状态，在"值班"。

如果我们的心态很好，生活很轻松，神经细胞的兴奋性与抑制性就会很协调，像活塞运动一样，一上一下，有机统一。当出现心理困扰时，这个有机统一就会紊乱。

拿睡眠来说明我们的症状，道理是一样的。比如，白天大部分大脑神经细胞的兴奋性上升，我们工作效率很高。到了晚上十一二点，大脑神经细胞的兴奋性开始下降，抑制性开始上升，上升到一定水平，就睡着了，再上升一些，就睡得很深了。睡到第二天早上六七点，抑制性就开始下降，兴奋性开始上升，就慢慢醒来了。刚醒来时，脑袋会有点蒙，过一段时间，兴奋性继续上升，人就会很清醒，精力也会很充沛。

如果性格过了头，内心容易冲突，白天已经很累了，到了晚上，大脑神经细胞兴奋性开始下降了，本来该睡觉了，但自己还在担忧一些事情，就会导致兴奋性下不来，抑制性上不去，就很难入睡。熬到凌晨一两点，不经意间睡着了，但因心中有事，睡眠往往比较浅，或睡了一觉正迷迷糊糊时，一旦外界稍有干扰，兴奋性迅速上升，人便醒了过来，很难再睡着了。长此以往，就会导致兴奋与抑制不协调。兴奋和抑制都无法上升或下降到位，总是"悬在半空"，时间长了，就会导致大脑出现疲劳状态。大脑是人体的"总司令部"，"总司令部"乱了，下面的各个分支机构肯定也会乱，就会表现出各种心理或躯体上的不适。

在大脑疲劳状态的基础上，如果"怕"字持续存在，久而久之，在大脑皮质上容易形成兴奋区，医学上称之为"惰性病理兴奋灶"。"惰性"说明这个"兴奋区"不容易消失，"病理性"说明它让人不舒服。这一长期形成的惰性病理兴奋灶就是强迫症状较顽固的原因。

如果只是大脑疲劳状态，没有惰性病理兴奋灶，那可能表现为一般的焦虑或抑郁状态，因为焦虑或抑郁都没有特别明确的"怕"的对象（背后其实还是潜伏有"怕"字的）。如果有病理兴奋灶，就说明有明确的"怕"的对象。

举个例子，某人关门之后总要反复检查，即使已确认多次且明知门已关好，却仍然不放心，总是怕万一，这可能就是惰性病理兴奋灶在起作用了。惰性病理兴奋灶一旦形成，思维就会集中在某一点，如盯着某个"万一"不放。

有人会担心，惰性病理兴奋灶是不是说明大脑坏了？当然不是，它指的是大脑暂时性的功能失调，而非器质性病变。经过心理调整，内心冲突减少了，功能失调情况缓解了，兴奋灶自然就会弱化，症状也就会自然缓解。

第五节　强迫症状的深层理解

这些年来，笔者在研究和推广心理疏导疗法的同时，也在不断学习其他各种心理治疗方法。本节将借鉴精神分析理论的相关概念，帮助大家理解自己的强迫症状。虽然心理疏导疗法不属于精神分析流派，但将精神分析的一些理念引入心理疏导治疗系统，更有利于大家认识强迫症，理解自己的症状，同时也能够帮助大家提高对疏导疗法的掌握与运用，促进疗效。

一、内心的冲突

在了解内心冲突之前，大家需要先了解一下人的本能。精神分析理论的代表人物、奥地利著名心理学家弗洛伊德认为，性欲望和攻击欲望是人类的两大本能。当然，这里的性欲有着广义的含义，是指人们一切追求快乐的欲望。性，是为了和别人建立关系，与别人相融，走出孤独的状态；攻击，是为了让自己不受侵犯，守住边界，与别人有区别，保留自己的个性和独立。这两种本能都是生命力的体现。

那么，我们主要会有哪些内心冲突，它们又是如何导致症状的呢？

（一）意识与潜意识的冲突

意识和潜意识犹如冰山一般，前者处于表层，而后者处于深层（图2）。

什么是意识呢？意识就是你脑海中出现的，能觉察到的一些思维、情绪、感受等。而什么是潜意识？又是如何形成的呢？潜意识包含了原始的冲动、各种本能、通过遗传获得的早期经验以及个人遗忘了的童年时期的经验和创伤性经验，还包括不合伦理的各种欲望和情感等。居于意识和潜意识中间的叫前意识，是指那些虽不能立即回想起来，但通过努力思考可以进入意识领域的主观经验。

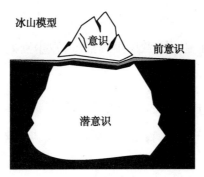

图2 心理结构示意

潜意识又称为无意识,这里的无意识,不是"没有"意识,而是潜意识的另一种说法。虽然感觉不到潜意识,但它们并不是不存在,也不是完全消失了,而是在无意识层面积极活动,以你觉察不到的方式影响着你的意识和行为,如我们常见的失误行为或失误言语。当然,潜意识里也会压抑一些与性或攻击有关的情绪,如愤怒、恐惧等。

至于潜意识和意识的比例,没有人能说得清楚,但潜意识的力量要远远大于意识。潜意识虽然无法感知,但对个体的影响可能非常大。比如,有些人非常怕蛇,即使你拿一条塑料蛇给他,尽管已经提前告诉他这条蛇是假的,但当你把蛇给他看或者拿的时候,他依然会非常害怕。虽然他理智上知道是假蛇,但感觉上却是莫名的、说不出的害怕。换言之,有些人可能明明知道某些事并不可怕或者无关紧要,但由于潜意识中存在冲突,这些"怕"却会一再浮现。这种莫名其妙的、毛骨悚然的恐惧感和躯体反应都属于潜意识的反应。这也说明,有时候意识和潜意识是相反的。

就像有的人对塑料蛇的恐惧一样,强迫症往往也表现为理智与情感的冲突。理智上,自己知道应该怎么做,但感觉上就是怕万一,就是不放心。这个理智是属于意识的部分,而那种怕的感觉多属于潜意识的部分。

每个人都有意识与潜意识的冲突,但当一个人的自我力量不够,无力处理这种冲突的时候,冲突就会出现在意识层面,以症状的形式表现出来,如总怕自己犯错、讨厌脏、怕失控攻击别人、怕说有违伦理的话或做有违伦理的事。其实，这些症状正是对潜意识中做错事、攻击别人、说脏话、性等这些本能冲动的掩饰。

其实这种潜意识里的冲突，究其本源，是来自人格上的冲突。那么，人格上的冲突究竟是怎么产生的呢？那就要涉及弗洛伊德经典的人格理论：本我、自我和超我。

（二）本我与超我的冲突

弗洛伊德认为，一个人的人格由本我、自我、超我三部分组成。

其中，本我是人性中最原始的我、"兽性"的我，遵循的是快乐原则。追求得过且过、及时行乐，怎么过瘾怎么来，不会管别人怎么看，只管自己开心。

超我是后天教育的结果，是"神性"的我，代表良心、道德和规则，遵循的是理想原则。表现为"高标准、严要求、完美主义"，渴望事情做得完美，让所有人都说好。

《西游记》里的唐僧便是超我较强的典型人物。与此相反，本我就有点像初期的孙悟空。结合这两个个性较为鲜明的人物，大家或许能更好地明白本我和超我的关系。

一个本我，一个超我；一个"兽"，一个"神"。超我既要监督本我，以免本我犯错误，但又不能过于压制本我，否则，就会引起本我的剧烈反弹。唐僧后来就明白了，不能过于压抑孙悟空，否则，孙悟空可能会撂挑子不干。管教适当，便皆大欢喜，顺利取经。

超我与本我像在一个跷跷板上，这个跷跷板的平衡状态就代表着自我的状态。自我其实就是现实的我，以社会允许的方式满足本我的需要，遵循现实的原则。

如果这个跷跷板过于不平衡了，就意味着人格的偏差。如果跷跷板全部压在本我这边会出现什么情况？不讲伦理道德，怎么快乐怎么过，只想满足本能的欲望，如性和攻击的欲望。没钱我就去偷、去抢，看谁不爽就骂他、打他。因此，当本我过强时，可能会触犯法律，需要被监狱这个"大超我"再教育。跷跷板完全压到超我这一边时，人会对自己高标准、严要求，伦理道德观念太强，过分严谨、压抑，常自我苛责，自我斗争，自己构建了一座"心灵的监狱"把自己关起来。强迫症便是如此。

健康的人格结构应是自我比较强大，能够站在本我和超我之间，有效地协调本我和超我的关系，这样个人的内心才能比较和谐。如果自我太弱小，站不起来，那本我和超我就会直接发生面对面的冲突。对强迫者来说，就是自我太弱，而超我太强，导致超我过于压抑本我，而本我剧烈反抗，使人感到剧烈的痛苦。所以，克服完美主义、降低标准、允许犯错误或吊儿郎当一些，适当忽视超我的声音，照顾本我的呼唤，才有利于强迫症状的缓解。

介绍完本我与超我的冲突，接下来介绍第三个冲突：内在父母与内在小孩的冲突。

（三）内在父母与内在小孩的冲突

我们出生之后，随着和父母的长期互动，父母和我们的关系会逐步内化为内在父母和内在小孩的关系，成为我们性格的一部分。长大后，我们就会一直带着这个模式生活，即使远离了父母，这种关系依然存在。每个人的内心都有内在父母和内在小孩，内在父母类似于超我，即规则的制定者，提出高标准、严要求；内在小孩类似于本我，即规则的破坏者，想为所欲为，两者关系需要平衡。

一般来说，产生强迫症的家庭严厉而刻板，权威的父母要求子女绝对服从。随着成长，内在父母会严厉地要求内在孩子："你不能丢人！你不能犯错！你不能考低分！你不能太放纵！你不能得意忘形！看你那个样？！"等，就很容易导致子女过于内疚、羞耻等，进而引发强迫症状。

这里用反复回忆的强迫症状来说明内在孩子与内在父母的关系。反复回忆,俗称"捋"。这类求助者的内在小孩会说:"不捋了吧,捋它干啥?挺累的!"而内在父母会说:"小心点,千万别出错!"内心的两个想法反复纠缠,最后,内在父母占了上风,求助者就不得不反复捋下去。这个捋,是给内在父母看的——看我表现多好,你们不会惩罚我了吧?内在父母和内在小孩就是两个冲突的自己。其实,每个人内心都有两者的冲突,而已经出现症状者,只是内心冲突更为严重而已。

我们长大后,内在父母和内在小孩的关系会持续存在,并且构成我们性格的主要成分,对我们的日常生活产生极大影响。一旦遇到挫折,这种关系就会自动浮现出来。对强迫者来说,当遇到不确定的局面时,严苛的内在父母就会出现,内在孩子就会非常恐惧,总怕出错。因此,为了避免被惩罚,就会出现反复检查、反复回忆、仪式行为等儿童式的思维或行为。这种儿童式的思维或行为,真正发生在一个儿童身上,是比较容易理解的,但如果发生在一个成人的身上,自己都无法理解,更甭说别人了,自我冲突就这么产生了。所以,症状都是儿童的部分,也是内在父母与内在小孩冲突时,内在小孩进行的一种自我保护。

二、症状与象征化

首先需要了解的一个概念是"症状都是象征化的产物"。虽然强迫症的症状五花八门,但症状均是外在的表象。就像火山灰或者岩浆一样,只是火山外在能看到的部分,真正的冲突是在地壳底下我们看不见摸不着的部分。

潜意识深处的冲突很难被发现,但潜意识冲突的现实表现却是有迹可循的,这个"迹"就是症状。也就是说,症状都是潜意识冲突象征化的产物。下文中的例子能够帮助大家理解这句话。

案例9 【失控强迫:症状的智慧,痛苦的出口】

曾经有一个小伙子,他的爸爸经常对他妈妈施暴。小时候,他敢怒不敢言。到了十五六岁，有一天，爸爸再次打妈妈时，他突然产生了一种强烈的冲动"我要用锤子砸死爸爸"！当这个冲动念头出现时，他极为恐惧，怕自己真的会控制不住杀了爸爸。爸爸虽然不好，但杀死他不仅犯法，而且是有违伦理的，他绝对接受不了自己这样做。由此，他陷入怕自己会失控杀死爸爸的强烈恐惧中。小伙子痛苦了一段时间后，有一天走在街上，看到一个垃圾桶，突然产生了"我会失控去抱垃圾桶"的冲动。这个冲动出现后，失控杀爸爸的冲动就消失了。

原本这个小伙子对爸爸充满愤怒，甚至想杀了爸爸，但社会伦理不允许他这么做，他只能压抑自己。但被压抑的愤怒不可能消失，总得有个出处吧！这个出处就是症状。以垃圾桶代替父亲，以一种虽然荒谬但尚能接受的冲突代替了绝对不能接受的冲突，从另一个角度看，这不能不说是人类的一种智慧。不夸张地说，很多强迫症状都是被压抑情绪的变相表达，或者说象征化的表达。

在这个案例中，他潜意识中的核心冲突是"杀死爸爸→有违伦理，绝不能杀"，这个核心冲突还算出现了一段时间，露了个脸，让我们能够看到。但在大多数的个案中，核心冲突根本不露脸，直接出现的就是"怕自己抱垃圾桶"这类外在症状，让大家觉得莫名其妙。很多症状就是这么艺术化、戏剧化地以"替代"的形式出现的，以至于我们对核心冲突可能毫无察觉。

案例 10 【吉凶恐惧：症状都是在玩象征化】

某个女性求助者总是怕不吉利，因此，每次看到与死人有关的物品，都会反复洗手。其实，她的手很干净，根本不需要洗，她也知道是自欺欺人，但通过洗手这个象征性的动作，感觉能洗去内心的不吉利感，就能心安。她的核心冲突是"犯了错误会被惩罚→修正错误"。症状是，洗了手就象征化地把错误洗掉了、修正了，就能避免被惩罚了。

通过上面两个案例不难看出，强迫症状就是通过这种象征化的方式来变相表达和缓解内在冲突的。换言之,当我们内心出现无法调和的冲突时,就会以症状的形式表现出来,而强迫症就是其中一种。

本节简要介绍了与症状有关的一些理念,是为了帮助大家更好地理解自己的症状。关于潜意识的部分,第五章会有详细介绍。希望大家结合自己的成长经历,对自己的症状进行简单的剖析,有利于下一步的实践锻炼。

答疑解惑

1. 强迫症状是否会传染?

很多人会担心:看强迫症的书或参加集体疏导班,大家的症状互不相同,看到其他人的症状,"万一"自己也控制不住,和别人一样想或做,怎么办?如果自己原来的症状没治好,又将别人的症状拉到自己身上,那岂不是雪上加霜?因此,有的人连相关的书籍都不敢看。其实这种担心很常见,大多数求助者都曾有过。一方面,说明强迫症让人何其恐惧、无助和痛苦;另一方面,这也正是其不自信、胆小、敏感性格的体现。这也是我们在每次咨询之前都要反复解释的问题,要不然大家会一直提心吊胆的,不能真正投入咨询。不过,根据我们多年的临床经验,有几点理由可以让我们彻底放下心来:第一,能够被传染上症状的情况少之又少,大家往往都很专一,会固守自己的"怕"。第二,即使有极少数人被传染上了某个症状,这个症状保留的时间也会很短,三五天之后,注意力就会重新回到原来的"怕"上。而且在被传染上新的症状时,过去的症状就会退至幕后了。因为,我们不可能同时有两片巨大的树叶——同时有两个巨大的"怕"存在。第三,更能让大家放心的是,心理疏导治疗主要就是解决各种各样的"怕"字的。怕被传染的"怕"和极少数被传染的新"怕",都只不过是强迫思维的不同表现形式而已。你当然也可以把这些"怕"作为一种强迫思维去处理,把它一并解决掉。所以,笔者在疏导时经常会举大量的案例，还经常给大家建议"如果不放心，你尽管可以传染一个试试，正好我们可以用它来练练手！"结果发现，几乎没有被传染上的。

2. 强迫症是精神病吗？

想搞清楚强迫症属于什么样的心理问题，必须要搞清楚三个概念：神经病、精神病与神经症。

神经症是一类常见心理障碍如强迫症、恐惧症、疑病症、焦虑症、癔症等的总称，它是一个很宽泛模糊的概念。神经病是神经系统（分中枢神经和周围神经，中枢神经指大脑和脊髓，周围神经指脑和脊髓以外的所有神经）出现了器质性的变化而导致的躯体症状，如脑出血、高位截瘫、脑炎后遗症、卒中后的嘴歪眼斜等。所以，神经症与神经病有着本质的不同。而在日常生活中，人们往往会用神经病来指代精神病，这是一种不科学的说法。那么，精神病与神经症有什么区别呢？精神分裂症等属于精神障碍，神经症通常属于心理障碍，两者的最大区别在于求助者是否具有自知力。心理障碍者往往知道自己的心理出现了问题，因此，一般会积极求治；而精神障碍者大多数没有自知力，自己意识不到自己精神有问题，一般不会主动求治，往往是被家人送至医院诊治。由于自知力的差异，神经症与精神病的治疗方式存在较大差异：精神病以药物治疗为主，心理治疗为辅；而神经症以心理治疗为主，药物治疗为辅。

精神病有很多类，最常见的是精神分裂症，常见症状有幻觉、妄想等。幻觉是指一种没有相应的外界刺激而出现的虚幻知觉。常见的幻觉包括幻听和幻视。幻视，就是别人看不到的东西他看到了，如看到背后有人跟踪自己。幻听，就是根本没有人与他讲话，他却听到有人讲话，而且说的多是与自己相关的、不利的话，如议论、辱骂、命令性的语言，等等。妄想常表现为关系妄想、被害妄想、影响妄想、钟情妄想等，这些妄想的内容是脱离现实而与现实环境不一致，是一种病态的、错误的判断推理，是一种用现实不能说服的病理信念，所以内容常常是荒谬离奇的。有些心理障碍者常感觉："我总怀疑别人说我不好或看不起我，那算不算精神分裂呢？"这种怀疑往往是一种过度自卑的表现，并不属于妄想。

3. 强迫者的人格发育处于什么水平？

根据人格发育的成熟度，精神分析理论将人格水平分为三类：精神病性人格水平、边缘性人格水平和神经症人格水平。

其中，发育程度较低的是精神病性人格水平。处于这类人格水平的个体往往会出现幻觉、妄想、怪异行为和怪异想法等。核心特征是"现实与幻想分不清"，对自己的症状缺乏自知力，最常见的包括精神分裂症、双相情感障碍（曾称躁狂抑郁症）等。

边缘性人格水平处于中间水平，核心特征是"人际边界不清，你我分不清"。自我中心，往往会随意侵入别人的边界，对自己的心理或行为问题缺乏一定的自知力。因为边界不清，所以边缘水平者往往人际关系不良。

人的心理发育到了比较成熟的阶段才达到神经症人格水平。有神经症的人现实检验能力强，人际边界清楚，分为有症状和无症状两个层次。无症状的，就是所谓的正常人。有症状的，常表现为强迫症等各类神经症。与所谓的正常人相比，神经症只是在人际距离的把握上存在"度"的问题。

如果说精神病水平源于 1 岁之内的创伤、边缘水平源于 3 岁之内的创伤的话，神经症水平的创伤往往源于 3 岁之后（这里只是一种象征性的说法，具体到每个人，要结合其具体情况进行个性化评估，不能这么简单化界定）。从"一元、二元和三元关系"的角度来看，精神病水平是活在最原始的一元世界中，也就是自己的世界里；人格障碍水平往往活在二元的世界里，也就是自己和"妈妈"的关系里；神经症水平则活在三元的世界里，即自己和"爸爸""妈妈"的关系中。

每个人的人格发育水平需要根据其具体情况作出评估。除少数外，大部分强迫者的人格发展居于神经症水平。

4. 强迫症会发展成精神分裂症吗？

不会。虽然部分精神分裂症求助者发病早期会有一些强迫症状，如反复洗手、检查等，但他们对这些症状没有自知力，这也是精神分裂症与强迫症最大的不同。

强迫症之所以不会发展成精神分裂症，有几个原因：

第一，从生理学上看，两者的病因及发病机制不同。目前一般认为强迫症主要是由于脑中 5- 羟色胺缺乏，而精神分裂症一般认为主要是由于多巴胺功能亢进。

第二，从人格成长的角度看，两者源于不同时期的创伤。精神分裂症可能源于婴儿期的创伤，属于"一元关系"问题，而强迫症则是心理发育到一定程度后，遭遇的幼儿期的创伤，属于"三元关系"问题（见上条）。

第三，随访调查的结果。鲁龙光教授曾长期随访 30 多位强迫症患者，随访时间长达 15～30 年，这些人都没有做过心理治疗。结果显示，虽然他们的强迫症状没有好转，但没有一例发展成精神分裂症的。

所以，强迫症与精神分裂症是两回事。强迫症发展下去，可能会万分痛苦，但不是你想分裂就能分裂的。

5. 在做心理咨询时，还需不需要服用药物？

对于心理障碍，可以标本兼治。一般情况下，应以心理治疗为主，必要时辅以适当的药物。情绪过分低落或过分焦虑时，药物能够在一定程度上缓解症状，更有利于心理治疗的开展，此时，可心理治疗结合药物治疗。

打一个比方来说明心理治疗与药物治疗的关系：正常的心理就像平静的水面，有时静水微澜，但水并不沸腾。心理障碍则像一锅水在沸腾，不再平静了。药物治疗相当于向沸腾的锅里加凉水——能暂时起作用，但不能解决根本问题，吃了一段时间药，好一些，但不久之后水又沸腾了，感觉药效不明显了；而心理治疗，相当于釜底抽薪，逐渐把火撤掉，沸腾的水面就会逐渐恢复平静。因此，药物不能从根本上解决问题，药物不可能让一个追求完美、过分敏感、处处顾虑的人变得无所谓，也不可能让一个胆小的人变成"武松"。药物与心理治疗是治标与治本的关系，标本兼治更为科学，效果更好。

需要特别提示的是，减药或停药，需要找专业医生进行指导，切莫擅自决定。

6. 强迫症会遗传吗？

临床上，我们见到很多父母有强迫症，孩子也有强迫症的。笔者接待过一对父女，父亲在二十多年前就因强迫症找鲁教授咨询过，二十多年后，他带着女儿过来找我咨询。难道强迫症会遗传吗？答案是否定的，至少到目前为止，没有证据表明强迫症有遗传性。家长有强迫症，孩子也有，**更大的原因是父母的言传身教，而非基因遗传**。

俗语常说，"儿子像老子"，除两人的相貌外，好像性格也很像。长相当然是先天的。性格相似，笔者不认为是遗传所致，更多源于"影响"。比如，很多人会以为一两岁的孩子不懂事，大人的行为方式对孩子影响不大，其实，孩子的眼睛就像摄像机、耳朵就像录音机，父母的任何举动，如做事方式、待人接物的态度，都会无时无刻、有意无意地影响到孩子，这些都属于后天的因素。在言传与身教对孩子的影响程度上，身教重于言传。**父母是什么样的人，比父母如何教孩子做人更为重要**。

所以，强迫症不会遗传，但一定要注意自身性格的调整和对孩子的教育方式。学习精神分析相关知识，对科学育儿会有很大帮助。

7. 有强迫症是不是脑子坏了？

有的人出现强迫症后，总怀疑自己是不是脑子出了什么问题，是不是有器质性病变？答案是否定的。强迫症只是大脑神经细胞抑制与兴奋功能的暂时性失调而已，也就是功能性问题，而不是器质性问题。如果一个人的脑子里长了一个肿瘤，或者脑部受伤了，通过拍 CT 可以看到脑部的异常，就叫作器质性病变。如果用脑过度，人感到很疲劳了，但是经过一段时间的休息就恢复正常了，这叫功能性。拿手臂的使用打个比方：端起杯子，手臂就处于工作状态；放下杯子，手臂就处于休息状态。该工作时工作，该休息时休息，手臂就不会疲劳。如果让一个人十几个小时一直举着杯子不放下来，等举完了，手臂可能要酸上三五天，就会影响后续的活动和工作。但这个"酸"，休息几天后就恢复了，这就叫作功能性的。如果手臂神经不小心被切断了，没有再接上，那就会导致手臂永远失用。这种失用，就是器质性的。可以说，强迫症就是大脑"酸"了，经过好好休息，不"酸"了，就恢复了。

8. 有强迫症，就不正常了？

有人对强迫症有偏见，一听说自己是强迫症就感觉自己不正常，不但痛苦、绝望，而且充满了羞耻感。其实，心理的正常和异常没有严格界限。

强迫症更多地受后天成长因素的影响，是一种习惯化的自我保护的方式，或者说一种不良的条件反射。说白了，就是一种不太好的习惯而已。谁能没有一点坏习惯或怪癖呢？所以，不用上纲上线，更不用羞耻万分。既然每个人都会有自己独特的习惯，那么，什么样的特征算是一个人的习惯，什么样的心理或行为表现才算是症状呢？其实，习惯和症状之间也没有严格的界限。暂时有些强迫症状，没什么可羞耻的。就怕有的人背了个强迫症的标签，压得自己喘不过气来。甚至有人开口就是"我是强迫症，人家都是正常人"，把人截然分为两类，背上了强迫症的包袱，自我妨碍。

科学地说，**人人都有异常心理，而心理障碍者的大部分心理都是正常的**。多数强迫症属于心理发展到比较成熟的水平后才会出现的内心冲突问题。所以，我们提倡的态度是，乐观面对，勇敢实践，果断撕标签，轻装前行。

9. 强迫症标签的优缺点

有的人出现强迫症状后，以为自己疯了，脑子似乎完全不受控制，或者天下独一份，就自己有这个毛病，因此惶惶不安。后来，知道是强迫症后，终于松了一口气，感觉找到了娘家。如果知道强迫症还很常见，就会更加放松一些。所以，知道自己是强迫症后，好处有两个：第一，普通化——这是一个很常见的心理问题，而不是什么洪水猛兽；第二，可治愈——通过心理和药物治疗，可以治愈。

坏处也有两个：第一，有的人讲强迫症好不了，甚至谣传强迫症是心理上的癌症，就会让不甚了解的人很绝望；第二，我有强迫症，而别人没有，会因此自卑。直到某一天，自己能够坦然面对强迫症，不再回避时，这个标签才算完全撕掉了，也说明性格得到了一定程度的改造。所以，既要敢于面对目前有一些强迫习惯的现实，又要勇敢地撕去强迫症的标签。因为，**人不是症状，更不是标签**。

当然，有的求助者对"自己有强迫症"这个事情并不在意，那倒是个好现象。

10. 总感觉自己的问题最特殊、最难

大家经常觉得自己的症状和别人的不一样，自己的问题最特殊、最难。在集体疏导班上，大家互相了解对方的症状后，往往会说："**你的症状要是放在我身上，根本就不算事**，你纯粹是想多了。我的才是最可怕的，因为……"因为痛苦在自己身上，只有自己能体验到。从表面看，别人的状态好像都不错，能说会笑，而自己却痛苦异常，因此，都有一种自己的问题最可怕、最难解决的感觉。一方面，说明你面对症状很无助，对症状失去了信心，对自己也失去了信心；另一方面，这是你被自己的症状"催眠"的结果，导致太过关注自己的症状了。旁观者清，站在局外，理智地看问题，当然分得清楚。而当局者迷，当潜意识（非理智、非逻辑）运作产生症状时，当事人的意识（理智）就会作用甚微，会陷入与症状的纠结中，难以自拔。这就是"我的问题最痛苦、最难"的原因。

不同的强迫症症状上会有很大差异，即使是同一类强迫症，也不可能症状完全相同。但无论症状的差异大小，实际上都是大同小异。你的各种"怕"，

很多人都会有,只不过是在乎程度的不同。而且,你的症状也永远超不出"人类"的心理极限。所以,不要认为自己是特殊的,和别人是不一样的。否则,就是为自己的"怕"找借口,就是在逃避。

11. 强迫症是缺乏意志力吗?

很多强迫者反复纠结于症状,为此放弃了学业、工作甚至自己的兴趣,因此,就有人会说,"他是太缺乏意志力了",其实并非如此。由于强迫思维的干扰,求助者对很多事情都无法投入,容易烦躁不安。就像在你看书的时候,旁边拴了一只大老虎,而且这只老虎随时都有可能挣脱绳子扑过来咬死你,那你还能看得下去书吗?你的成绩还能很好吗?所以,不是大家缺乏意志力、不能吃苦耐劳的问题,而是有"怕"干扰,不能很好投入而已。

换个角度看,也许强迫者是意志力最强的一群人。因为,和"不重复到一定的感觉,决不罢休"的强迫行为背后的意志力相比,天下没有人敢说自己可以出其右。这说明大家并不是缺乏吃苦耐劳的精神,只是将意志力用错了地方。等到症状的干扰减少以后,大家将意志力和钻研精神投入自己感兴趣的事情上,聪明才智得到了发挥,那创造出的成就将会是无比巨大的。

12. 想法有好坏之分吗?

有的人说"我有好多坏想法"。"坏想法"这个说法是有问题的,或者说是错误的。行为有好坏之分,但想法、情绪、感觉不能用好坏来衡量,因为这些都是人的本能的一部分。

思维是人类大脑的本能,天马行空的想象或思维正是人类创造力的源泉。2005 年,美国国家科学基金会发表的文章显示,普通人每天脑海里会闪过 1.2 万～6 万个念头。其中 80% 的念头是消极的,95% 的念头和前一天完全相同。念头很多,只是大部分我们没有关注到而已。所以,想限制自己想象,"只能这样想,不能那样想",本身就是反本能、反自然的。不能说,我感觉很伤心——这个"伤心"就是坏的,或者说,"想抢银行"这个念头是坏的,而"我想去做慈善"这个念头是好的。其实,念头没有好坏之分,行为才有。比如,抢银行这个行为就是不好的,而做慈善这个行为是好的。人的思维千千万,选择注意各不同。可以说,你有任何思维都是正常的,只是你的视角出现了问题,为其贴上了好或坏的标签而已。

案例11 【社交恐惧:念头无好坏,为何要消灭?】

在一次集体疏导班上,有个女孩对笔者说:"黄老师,我有个想法,不好意思开口。"我们谈了很长时间,最后她才战战兢兢地讲了出来。本来以为是什么让人羞耻的事情,结果,她讲的也就是一个很常见的、人人都会有的念头。不过,我能理解她,在她的"性格哈哈镜"中,自有她的歪曲的逻辑体系,一个小黑点被扭曲成大铁饼,把某种正常思维当作不正常,也很正常。

所以,将某些念头或感觉套上"坏"的标签,本身就是一种逻辑错误。因为,按照念头来判罪的话,世界上将无无罪之人。念头没有好坏,念头更不需要消灭。所以,你试图用一个念头消灭另一个念头,只能是火上浇油。

13. 绝望的背后是习得性无助

"无助"即身陷绝境,没有出路。"习得性"即一点一滴、长时间积累或养成的习惯。

1967年,美国心理学家塞利格曼用一只小狗做实验,他把狗关在笼子里,只要音响一响,就给狗施加难以忍受的电击。狗关在笼子里无法逃脱电击,于是在笼子里上蹿下跳,屁滚尿流,惊恐哀叫。多次实验后,只要音响一响,狗就趴在地上惊恐地哀叫,不再狂奔。后来实验者把笼门打开,只要音响一响,狗不但不逃跑,而且不等电击出现,就倒地呻吟和颤抖。它本来可以主动逃跑,却绝望地等待痛苦的来临,这就是习得性无助。为什么它会变成这样甚至连"狂奔,屁滚尿流,惊恐哀叫"等本能行为都没有了呢?因为它知道,动也没有用,争取也没有用,于是就放弃了努力,这就叫习得性无助。

上述研究显示,反复对动物施以无可逃避的强烈电击会造成动物的无助和绝望情绪。那么人呢？结果显示，在人的心理问题上，是和动物一样的。控制不住出现的"怕"就是反复的"强烈电击"，遇到的事情就是"音响"，"笼门之锁"就是从小形成的性格之"过"，合适的办法及勇气相当于那把开锁的钥匙。面对"怕"字绝望、无助，有的人放弃了，不再努力，为什么？是由于慢慢积累导致的。开始还有点勇气，还有点战胜"怕"字的勇气和希望，但多年下来，慢慢地就完全丧失信心了。最后，连尝试一下的勇气也失去了，就像一个人在坑底下，他也知道外面的世界很美好，但当有梯子放下来帮助他跳出深坑即他的"笼门"被打开时，他也不愿意去尝试一下。

有些强迫者放弃求助、拒绝就医、逃避在家、不做任何努力、破罐子破摔等行为，就是习得性无助的表现。

14. 为何记忆力会衰退？

出现了心理障碍后，由于病态思维的干扰，绝大多数人的注意力会不集中。"怕"、紧张感、心境不佳等都容易影响注意力。在做事情的时候，那些担心、忧虑不断冒出来，必然会干扰自己的注意力，使人无法专心地从事手头的工作。

很多人出现了心理障碍后，会发现记忆力大大下降，感觉自己"笨"了许多，并因此困惑不已，有的甚至怀疑自己是不是大脑出了什么问题。实际上，记忆力和注意力密切相关，当注意力常常不集中时，记忆力就不可能好。因此，当注意力不集中时，不少朋友就会出现"每句话我都明白，但一段话是什么意思，我却不明白了"，甚至"每个字都认识，但一句话是什么意思，却不明白了"。这正是因为紧张，进而注意力无法集中所导致的，并不是大脑出了什么问题。等某一天，你的强迫症状逐渐消除，不再抑郁、焦虑时，你的记忆力自然就会恢复了。

案例12 【回忆强迫：智商低？只是注意被干扰】

十年前，笔者接待过一位在某精神专科医院进行过智商测试且测试结果为 70 多的小伙子。他的症状是强迫性回忆，总爱回忆过去的事情，不把清楚就不放心。我一听就觉得有问题，智商 70 多，怎么可能如此敏感？有如此缜密的思维逻辑？和他仔细聊了以后，才真相大白：即使他在做智力测试题目时，强迫思维也在持续干扰他，他是在焦虑不安和注意力严重被干扰的情况下完成智力测试的。同样的时间，他的注意力连一半都集中不了，在这种心境下，能测出这种结果，已经很不简单了。后来，经过疏导，他先后上了大专和专升本，目前已经顺利工作了。

15. 心身疾病有多少？

人体有九大系统，每个系统都会受到心理因素的影响，但不同的人心身反应的靶器官不一样。有的人一紧张，会心跳加快、脸红出汗等，或者四肢冰冷，这都是心血管系统的反应；有的人一紧张，就提心吊胆、胃疼，这就是消化系统的反应。

胃是第一情绪器官，情绪最容易引起消化系统的反应。但不同的人，同样的情绪引起的消化系统反应却可能不一样，甚至会出现完全相反的反应。比如，有的人一焦虑就吃不下，而有的人会吃很多；有的人一紧张会拉肚子，而有的人会便秘。大家还记得"习得性无助"那个实验吗？后来心理学家换用小白鼠进行电击实验，当小白鼠经历数小时毫无规律而且无法逃避的电击后，解剖发现，大多数小白鼠会很快患上严重的胃溃疡。胃溃疡并不是电击直接造成的，而是小白鼠的心理应激导致的生理疾病，属于典型的心身疾病。长期焦虑的人，一般会有浅表性胃炎。在消化科，很多慢性浅表性胃炎、胃溃疡、十二指肠溃疡都和心理因素有关。有的人胃部没有病菌，但是胃炎十年二十年都好不了，这往往是持续焦虑或抑郁引起的。

免疫系统也和个人的情绪状态密切相关，甚至有的学者把感冒都列为心身疾病了。有的人处于抑郁状态，就容易感冒。因为心情不好会影响免疫力，免疫力下降，就容易感冒。比如，有的人亲人去世了，他自己的精神支柱就坍塌了，免疫力一差，疾病可能马上就来了。

泌尿系统心身反应也很多。比如，有的人一紧张就尿意频繁，而有的人，一紧张就尿不出来。有的人一紧张、焦虑，就容易阳痿、早泄、不射精等，这属于生殖系统的心身反应。

心身一体，好心态是身体健康的重要保证。临床研究更能说明心理对身体健康的重要性。有个研究追踪调查了100个胃癌早期的求助者，手术以后，有的人能存活二十年甚至三十年，但有的人过两三年就去世了，这说明，除了体质的因素，心理作用也很重要。有的人知道自己得了胃癌，一瞬间就被打倒了，整个精神支柱就坍塌了，总感觉自己很倒霉，每天都生活在这种消极的暗示之中，悲观、恐惧、焦虑、抑郁，身体很快就会垮下去。而存活时间长的往往是性格比较乐观的，他能坦然面对现实，而不是自怨自艾。

16. 性幻想正常吗？

当大家进入青春期后，逐渐开始对异性感兴趣。往往会有性幻想，对异性产生好感甚至喜欢关注异性敏感部位等，这些都是很正常的。如果到了青春期，还没有性幻想，那才奇怪呢。性幻想本身是人类进入青春期之后的正常心理现象，也是应该接纳或者享受的一件事情，但少部分青少年因为过于严谨、伦理道德观念过强等性格问题，会极力压制自己的性幻想，导致出现"越想压制，出现越频繁"的强迫思维，部分青少年更因为乱伦的性幻想而陷入剧烈恐惧中。

进入青春期后，青少年的性幻想会比较强烈，性幻想对象可能是任何人，比如某一个老师、同学甚至某个亲人，这都是很正常的。但如果青少年性格过于严谨，性幻想中一出现亲人，一下就陷进去了——"不能这么想，如果我这么想的话，那简直十恶不赦，还算个人吗？"因此特别恐惧，就会从此一发不可收拾。实际上，作为青春期的孩子，第一性幻想的对象是父母很正常，因为他和外面的人接触得比较少。按照某些心理学家的理论，第一性幻想对象，无论你意识到或没意识到,往往是你的异性父母。非常正常的想法,为什么认为十恶不赦呢?把其当成洪水猛兽,那可就自讨苦吃了。

所以,关于性的任何想法都是正常的,没有怪想法,更没有坏想法。出现幻想,接纳即可。想法不等于行动,即使是乱伦的幻想,也要接纳。不加排斥,这种想法就会慢慢淡去,或者被对同龄人的性幻想代替。

17. 要不要戒除手淫?

所谓手淫,是指通过对生殖器官(通常也包括身体其他一些部位,如肛门、乳头等)进行有意识的刺激,从而获得性满足的活动。手淫是人类性活动中最常见的一种形式。美国学者金赛在 1948 年和 1953 年分别进行的两项著名的调查中发现,92% 的男性和 58% 的女性曾经有过手淫行为,并达到了高潮。我国调查结果虽然比以上数据低一些,但考虑到中国人在性问题上所持的谨慎态度,估计实际手淫的百分比与国外基本接近。手淫本来是正常的,手淫作为一种正常的性欲满足渠道,是青壮年解决性欲的一种途径。人具有社会性,不同于动物。当动物的性与生殖能力成熟后,即可本能地产生性交活动以繁衍后代。但人类在性生理基本成熟后,一般有 10～15 年的缓冲时间才能结婚。这段时间正是青春期生理发育的高潮,性腺分泌及新陈代谢最为旺盛,性冲动一般是很强烈的,所以,出现手淫、遗精等是很自然的事情。人的性欲需要释放,适当手淫不但可以解除性冲动所引起的心理压抑及性紧张感,而且有利于提高婚后的性适应能力,甚至有着不干扰异性乃至减少犯罪的作用。因此,在某种意义上讲,手淫对于心身健康是无害而有益的,不应把手淫视为"不道德的"甚至产生"犯罪感"。有的人之所以因手淫而终日焦虑不安,自卑自责,甚至为此而轻生,主要原因是对手淫没有全面、正确的认识。

由于传统错误观念的影响,很多人认为手淫不好,手淫后往往会后悔、自责、恐惧、焦虑,给自己一些负性暗示。**手淫本身对身体并无伤害,但手淫后的这种负性暗示对人的伤害才是最大的**。如果手淫者受到错误观念的影响,认为手淫有害,手淫之后就会产生恐惧心理,后悔、自责。"手淫会生百病""精液宝贵、手淫有害""一滴精,十滴血"等说法,都是毫无科学根据的。由于旧的传统观念的影响,不少积极向上的青年因缺乏科学的性知识,往往把手淫这个正常的生理现象看得太过神秘,而且与罪恶、羞耻等道德、伦理观念纠缠在一起,给自己带来了极大的精神压力。正因为有些宣传对手淫进行歪曲性的渲染,致使一些青少年性冲动时,一旦有手淫行为,就会因心理负担过重而终日内疚自责,心神不宁,陷入一种不良循环,具体表现为:手淫前焦虑、紧张、恐惧;手淫后又自责懊恼,怨恨自己。在严重的心理冲突中,精神处于疲劳状态,长此以往会使手淫者背上沉重的精神包袱,轻者萎靡不振,重者悲观厌世甚至自杀身亡,这些都是由于不良的暗示引起的,并不是手淫直接造成的。

有的青少年因为手淫的苦恼而极力压抑自己,并想尽各种办法戒除手淫,并因为无法彻底戒除而痛苦。这就要反思了,问题究竟出在哪里?究竟是你的手淫危害大,还是你过头的性格危害更大?如果与你过头性格有关,那你就要改一改。手淫是性压力的一种释放方式,为什么要克制呢?不过,这里并不是鼓励大家手淫,而是说要科学看待手淫。当然,有的人为了减少手淫的次数,将性压力转移到学习、工作或其他兴趣上,也是可以的。

第二章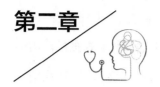

了解心理疏导疗法

第一节　心理疏导疗法简介

心理疏导疗法是具有中国特色的心理治疗方法，由鲁龙光教授（1930—2023）创立。1954年，鲁龙光教授从大连医学院毕业后到南京脑科医院（旧称南京神经精神病防治院）工作，直至81岁离休。前三十年，他一直在精神科工作，接触到大量的心理障碍患者，他在临床实践中逐步总结心理疏导经验，于1983年创立了心理疏导疗法。1984年，该疗法通过了全国九名权威专家的鉴定。1987年，心理疏导疗法获得部委级科技进步奖，1988年被评为国家科委科技成果（编号：870156）。

疏导疗法以"认识与优化性格"为主线，以"少想多做"和"实践和领悟"为主要方法，通过逐步克服"怕"字，减少困扰，直至达到"自我满意，平和心态"的最终目标。疏导疗法的形式包括个别疏导和团体疏导，适用于各类心理障碍、心身疾病、精神病康复期复发预防及青少年适应障碍等。

一、概念

心理疏导是指通过对求助者阻塞的病理心理进行疏通引导，产生良性影响，使之畅通无阻，预防和治疗疾病，促进心身健康。心理疏导疗法针对求助者不同的病症和病情阶段，以准确、鲜明、生动、灵活、亲切、适当、合理的语言分析疾病产生的根源和形成过程、疾病的本质和特点，教以战胜疾病的方法,激励求助者自我实践、自我认识和自我矫正,促进求助者自身病理心理的转化,减轻、缓解、消除症状,并帮助他们认清疾病的运动规律,改造性格缺陷,提高主动应对心理应激的能力,巩固疗效。

"疏通",指通过医患的信息交流,通过信息收集与信息反馈,有序地把求助者心理阻塞的症结、心灵深处的隐情等充分表达出来。"引导",即在系统获取信息的基础上,抓住主线,循循善诱,通过实践锻炼,优化求助者认知结构,这也是病理心理向生理心理的转化过程。"疏通"与"引导"是辩证的关系,"疏通"是为了正确的"引导",是"引导"的前提,"引导"是"疏通"的目标,是"疏通"的继续。只有疏通与引导达到统一,才能使疏导沿着正确、健康的方向发展。

二、信息反馈模型

疏导疗法建立了一个完整的疏导治疗模型,主要通过医患互动,实现治疗信息与反馈信息的转换,达到患者认知结构优化的目的。医患互动的过程为:

1. 患者输出信息。提供真实、翔实的自传性病情材料。

2. 根据患者的材料进行分析,作出初步诊断。

3. 治疗信息输出。根据患者的病情输出相关信息,如心理障碍的可能原因、本质、特点和治疗方法,取得患者配合,树立信心。

4. 患者接受治疗信息,争取做到认识与实践一致,并写出反馈(体会)材料。

5. 根据不断变化的反馈信息,输出新的治疗信息。

6. 整个治疗按以下图解(图3)循环往复进行,循序渐进,消除症状,优化性格,巩固疗效。

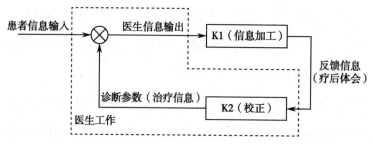

图3　疏导信息反馈示意

K1——患者对治疗信息变换(加工处理):理解(深、透)→联系(自我)→转化(认知结构优化)→反思(总结、记录)。

K2——医生对患者的反馈信息变换(校正):设计新的方案,预输出新的治疗信息。

⊗——综合器:提取诊断参数,预计新的治疗信息输出。

以上治疗程序反复循环,不断提高、优化认知结构,直至痊愈。

　　只要是对克服症状、深化自我认识有帮助的理论和方法都可以"拿来",整合到疏导治疗系统中来。

　　为什么让大家写反馈呢?就是为了搜集大家的"信息",便于"控制"大家前进的方向,完善"人"这个"系统"。比如,我们从A地要向B地发射一枚导弹。"A地"代表着有症状困扰,有很多病理性的条件反射,"B地"代表着什么呢?症状很少了。A地就是"1",B地就是"2"。在导弹发射的过程中,导弹所到达的位置,要通过卫星随时定位,位置信息就要不断地反馈给A地的指挥基地,基地收到信号后,知道你走对了还是走偏了,如果走偏了,基地就要重新输入调控信号,帮你纠正。接下来,导弹重新反馈信息,基地再次输入信号,再调整。通过不断的"走偏、调整、走偏、调整",直到击中目标,这个在控制论上叫作负反馈。**心理疏导就是一系列负反馈的过程,通过负反馈,让你的情绪调控系统趋于健康和稳定。**那么什么叫正反馈呢?正反馈就是越调控距离目标越远。比如某人刚开始学骑自行车,上了马路,对面驶来一辆汽车,他很紧张,车有点偏,他一看到车偏了,就更加紧张,试图调整方向,但越紧张,动作越失控,偏得越厉害,最后就摔倒了,这就叫正反馈。

三、心理疏导治疗的原则

（一）辨证施治

心理疏导治疗以辨证施治为原则，要求"一把钥匙开一把锁"，切忌生搬硬套。需要详细搜集个案的信息，了解其成长历史和当前的社会 - 心理刺激因素，具体地进行分析，然后施之以恰当的心理疏导。注重采用图片、视频等媒体，引用故事、多讲实例等，帮助求助者深化认识；注重提问，启发求助者联系自身实际；根据每个求助者的实际，商讨个性化的实践方案。因此，疏导治疗强调内容的科学和通俗易懂，强调结合个案实际，注意针对性、灵活性和多样性。以"从患者中来，到患者中去"为宗旨，通过实践，不断深化和完善理论。

（二）疗法整合

心理疏导治疗强调各疗法的整合，认为一切对患者有利的方法和理念，都可以"拿来"，整合到心理疏导治疗系统之中，以更好地达到最优化的治疗目标。由图 3 来看，患者（求助者）接受治疗信息后，通过认识与实践，写出反馈材料，反馈给医生（咨询师）后，咨询师会根据不断变化的反馈信息，输出新的治疗信息。从咨询师接受反馈信息到再次输出治疗信息的过程中，咨询师就可以引入一切有利于帮助求助者的心理理论和方法，将其整合到心理疏导治疗过程中，提高疗效。例如，在心理疏导治疗过程中，可以引入精神分析对心理问题的解释，以帮助求助者自我认识；可以引入人本学派对于人性和自我实现的理解，以帮助求助者发现和整合内在资源；可以学习和引入现代行为操作技术，以更好地帮助求助者调整行为模式，促进领悟。在心理咨询与治疗流派日趋整合的今天，心理疏导治疗系统具有较强的适应性和生命力。

（三）心理教育

心理疏导疗法十分重视对求助者的心理教育。在个体或集体疏导中，在获取足够的信息并对求助者进行了评估和诊断后，借助图片、模型等向求助者讲述心理生理的一般知识，讲述心理疾病的病因和一般规律，并重点阐述心理障碍的本质和特点。心理教育能让求助者心中有数，相信心理治疗是有效的，同时能帮助其培养自我认识和自我矫正能力，这也是建立良好的治疗关系和获得疗效的基础。

（四）案例示范

在疏导实践中，尽可能地列举同类典型病例（征得当事人同意，并隐去可能暴露当事人身份的个人信息），具体地介绍各种同类案例的症状发展与治愈的过程。也可以分享其他求助者的反馈材料，让求助者从他人的反馈和心路历程中，汲取经验和力量。典型案例能够治愈的事实，不但能让求助者产生同病相怜、并肩战斗的感受，而且能极大地鼓励其治愈的信心和调动其治疗能动性。同时，同类案例能起到很好的榜样作用，便于求助者模仿实践。此外，案例示范还能帮助启发求助者自我认识过程中的领悟，促进认知结构的转变。

（五）知行合一

疏导治疗强调"知行合一"，秉持"知是行之始，行是知之成"的观点，认为求助者无法康复的原因既有不了解什么是心理问题、自己为什么会得心理问题而导致的恐慌、不安、无所适从，还有"敏于言、讷于行"，查阅了很多相关的资料，甚至做了很深的研究，但却因一个"怕"字极少付诸行为与实践，导致"道理都懂，却依旧走不出来"。

疏导疗法非常强调认识与实践同步，尤其是行为上的实践，如接触"怕"的事物或情景，避免逃避等；强调认识一点做一点，反对没有实践的认识。道理都清楚，但一接触实践，一接触"怕"，就逃避，只能称为"知道"，而不能称为"认识"。认识是实践后源自内心深处的领悟。认识与实践并重，治疗才能取得进展。很多求助者疗效不佳，多是因为逃避心理。

（六）强调陪同实践

陪同实践，即咨询师陪同求助者一起进行挑战"怕"字的实践锻炼。对于那些具有单纯强迫思维者来说，因为思维看不见摸不着，只能靠自己慢慢实践、摸索。而对于具有明显强迫行为如反复洗手、反复检查、强迫仪式、回避恐惧对象、社交回避等的求助者，因为行为看得见、摸得着，而且受个人主观控制，所以，利用行为的这个特点进行"越怕什么，越去挑战什么"的实践，能够更加快速地克服"怕"字。但如果咨询师只进行当面疏导，告诉其如何"实践"，然后将"实践"交给求助者个人去完成，他们往往会因为太过恐惧而不敢走出第一步，或者只敢进行轻微的挑战，如果稍微加大难度，他们就会逃避，后面也就很难有进展了。因此，疏导疗法非常强调咨询师陪同求助者一起实践。如陪同"洁癖"的求助者接触脏东西，陪同社交焦虑的求助者接触人群，陪同恐惧症求助者接触其恐惧的事物等。在良好的咨询关系基础上，求助者有了一定的信心，往往会鼓足勇气，敢于挑战平时恐惧和逃避的事物，通过"行为"促进"认知"的转化，获得疗效。这种陪同实践往往能起到事半功倍之效。离开咨询师后，求助者能将陪同实践的经验和体验迁移到个人生活实践中，进一步巩固疗效。比如说咨询师上午带着某个"洁癖"求助者一起先摸地板，然后再摸自己手背、头发，之后提出要求：到晚上睡觉洗漱之前，无论是吃饭还是上厕所都坚决不洗手。咨询师保证做到不洗，求助者需要和咨询师一样，也要进行"不洗"的挑战。若干次后，求助者怕脏的恐惧就会大大减轻。

陪同实践有几个原则：①**适当的矫枉过正**。挑战的度如何把握，以大多数人能够承受的极限为准。比如，怕脏的，可以用手摸地板，然后摸头发，不洗手吃饭。而不能过于极端，比如让摸大小便，这是大多数人也难以承受的。②**任何行为都是咨询师先做，求助者后做**；③**以求助者能够承受的限度为准，不逼迫**。④挑战之后，耐受不安，坚持**不做回避或抵消性行为**。

（七）外化技术

人的心理问题不像躯体疾病，可以通过仪器检测等方法直观地看到病灶。倘若能将心理问题外化，理解和处理起来会容易很多。疏导疗法将心理障碍及调整方式进行了具体、形象的外化阐述。尤其是将心理障碍的核心情绪——"怕"字比喻成一个"小痞子"，并揭示其虚假空的本质和欺软怕硬的特点，在此基础上，阐述了面对"小痞子"的误区和正途。这个外化，将很难厘清的病态思维与病态行为等极大地简化了，非常便于求助者的理解和掌握。此外，将心理障碍比喻为一棵树，将心理治疗的过程比作登山之路，将心理治疗比作走独木桥等外化理念，也都非常通俗易懂。

第二节　树　状　模　型

一、病理之树

在第一章里，我们介绍了心理障碍的树状模型（见图1），该模型对强迫症的模式是完全吻合的。树的四部分树叶、干、根、土壤分别代表症状的外在表现（思维和行为）、"怕"字、过头性格和从小成长的家庭和社会环境。

面对这样一棵病态之树，我们该怎么办呢？是将树连根拔掉吗？心理疾病的树根，即求助者过头性格，形成少则十几年，多则几十年，可谓根深蒂固，怎么可能在朝夕之间拔除？那么将树根所依存的土壤换掉？改变土壤就意味着要改变社会或自然环境，这显然也是不现实的。因此，在无法拔除树根、改变土壤的前提下，把树干和树根分离开来，即砍掉树干，去掉"怕"字，是最切实可行的办法。树干断了，众多的枝叶就会枯死，各种症状自然消失。待症状消失后，我们再进一步挖根，改造性格上的缺陷，预防症状的反复。

为什么说这个树状模型适合于强迫、恐惧、抑郁、焦虑等诸多症状？因为每个症状背后都有"怕"的存在，都有性格的影子。

二、各类症状与"怕"字

强迫、恐惧、焦虑、抑郁，听起来似乎差异颇大，但往深处分析，这些心理障碍都与"怕"字密切相关。有的人感觉自己是抑郁症，给自己扣上抑郁症的帽子，似乎只是情绪低落，没有"怕"。其实，深入思考一下，为什么会抑郁？究其原因，正是诸多的顾虑、担忧所导致。顾虑是什么？不就是"怕"嘛！

这个"怕"，不是我们见到老虎时的那种恐惧感，而是莫名其妙的"怕"，是自己有时也感到不应该的"怕"，但却如条件反射一般不由自主地发生了。其同义词有："担心""不放心""恐惧""忧虑"，怕"万一""也许""可能""会不会发生""够不够好"等诸如此类。不同的心理问题"怕"的内涵不尽相同：

强迫之"怕"：怕"万一"，或怕不完美。过分追求完美、循规蹈矩、过于刻板、敏感、悲观等构成了强迫性格。

恐惧之"怕"：怕某个具体的事物或场合，有明确对象。一般人都有恐惧心理，都怕一些东西，但如果这种恐惧超过了一定限度，影响了自己的日常生活，自己无法摆脱了，就是一种病态。陷入恐惧症的人，同样是一些过于谨慎、小心、自我中心、安全感不足、要求百分之百放心的人。

焦虑之"怕"：焦虑的定义就是没有原因的惶惶不安感。求助者往往会担心焦虑本身或者担心焦虑感的出现，为了不焦虑而焦虑，陷入一种越怕越焦虑的怪圈之中，无法自拔。焦虑者容易出现心身症状，如心慌、心悸、胸闷、头晕头胀、失眠、食欲差等，对这些症状的关注很容易形成"靶器官效应"，越焦虑、越不适，越不适、越关注，就会更加焦虑。为什么会陷入这种情绪怪圈？依然可以用"树"的模型来解释，根源在于过分敏感、谨慎、不自信等性格。

抑郁之"怕"：抑郁的人多敏感、要求完美，总是对某些事情过分钻牛角尖。很多抑郁其实类似于强迫，他们知道那么想或那么做是不好的，但因为内心有深层的不安，总是怕被抛弃、被嫌弃、被评价，总觉得自己很差、不配。因此，通过"远离人群"的方式，保护自己不受伤害；或者通过"完美主义"，逼迫自己变得更优秀，才能让自己感觉更好一些，别人才不会那么嫌弃自己。这些困扰背后都是"深深的恐惧"——怕。

三、少谈症状，莫摘树叶

心理疏导治疗主要是围绕着上述的病理之树进行的。疏导过程中，我们一般不揪树叶，很少就症状谈症状。如果你只揪树叶，就树叶谈树叶，分析来分析去，一个叶子落下去了，另一个又长出来了。对于症状来说，也是如此，大家应该都有这个体验：一个担心没了，新的担心就冒出来了。例如，分析某个"怕"会不会是真的？可能不可能发生？分析过后，可能不是真的，放下了，但第二个却冒出来了，再次分析，可能不是真的，第三个……那就糟糕了，就陷入"就症状谈症状"的误区了。

"万一"是个死循环、无底洞。比如，有的人就自己的"怕"反复求证，每次求证，也许能暂时获得一点心安，但没过多久，往往会出现新的"万一"。严格意义上说，强迫者"万一"的逻辑体系是没有问题的，仅仅通过论证，很难证明其错误所在。就像怕"过一会万一地震了怎么办？"这个"怕"该如何求证？如何才能保证百分之百不会地震？证明百分之百不会发生，等于需要证明发生的概率是"0"，怎么可能呢？比如，一个恐惧艾滋病的小伙子去疾控中心检查，结果是阴性，心安一些，但没过多久，转念一想，"万一有新的艾滋病亚型出来，检验处还没有这种亚型的标本，那即使染上了艾滋病，不是也化验不出来吗！"所以，如果就症状谈症状，就会"万一"套"万一"，只能是"万一"不休了。所以分析症状本身，就是一个误区。因此，问题的关键不在摘树叶，而在砍树干或挖树根。只要树根在，有能量的供应，树就会枝繁叶茂。如果我们的注意力只停留在症状上，就症状谈症状，而不看到症状背后的"怕"以及"怕"的来源，那只能是摘一个出来一个，甚至一个树叶也摘不下来。因此，接受疏导治疗时，要注意的是防止"摘树叶"——在症状上进行过多的纠缠。

那么，咨询师经常要了解你的症状，了解症状究竟有什么作用呢？其作用有二：①用来帮助诊断，看看你的心理过程哪个环节出现了问题。②判断疗效。比如，原来症状对你干扰很大，经过治疗后，干扰少了，或者你不太在乎了，就说明你进步了。因此，不要过多纠缠症状，而要分析症状怎么来的？为什么我有，别人没有？过多纠缠症状，而不深入思考，是治疗的一个误区。

第三节　登山模型

一、"登山"之路

我们以"登珠穆朗玛峰"打比方，来说明心理疏导治疗的任务和过程（图4）。

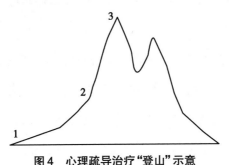

图4　心理疏导治疗"登山"示意

珠穆朗玛峰有"1""2""3"三个位置，"1"相当于在山脚下的大本营，海拔5 300米。"2"相当于在半山腰的营地，海拔7 500米。"3"相当于在山顶，海拔8 848.86米。三个位置就代表我们三种不同的心理状态。

"1"的位置，代表心理上有困惑、有症状。在这个位置的人很多时候总是怕"万一"，顾虑重重，自我斗争，自我挑剔。在山脚下，一叶障目，不见森林，没有了视野，看不到远方，感觉不到自由，不知道路在何方。

"2"的位置，代表心理素质一般。社会上的大多数人在"2"上下。没遇到问题的时候，心态还行，一遇到问题，就会焦虑、恐惧等。但事情过了，也就不再纠结了。

"3"的位置，代表心理素质非常好。但很少有人能真正到达山顶。可能有一部分人能到达"2.7～2.8"，靠近山顶的位置。这样的人我们每个人周围都有，他们最大的特点是能够面对现实，即使现实中出现了什么倒霉的事，也很快能放下。

所以，"1"的位置，没事找事；"2"的位置，有事烦恼，没事轻松；"3"的位置，有事也能淡定自若。这是三个不同的境界，不过三个位置之间并没有那么严格的界限。

那么，这座山高吗？很高。攀登难度大吗？很大。因此，才把心理疏导治疗比作登珠穆朗玛峰，因为这是一个艰难的过程。为什么难？因为心理疏导治疗的过程也是改造性格的过程，江山易改，禀性难移，所以攀登起来难度会很大。

虽然笔者没有亲自登过珠穆朗玛峰，但是曾亲耳听过登山家描述登山过程的煎熬。首先，登山者容易身心俱疲，如身体会特别累，体力不支，呼吸困难。其次，外部的环境极其恶劣如温度低，氧气稀薄，常有狂风暴雪。这跟我们的心理疏导治疗过程其实是一样的。第一，实践的时候，特别容易心力交瘁，很多时候会感觉快要扛不住了，想逃避、想放弃，这是内部因素。第二，外部社会环境复杂，如有错综复杂的人际关系，各种各样的困难和挑战。内外交困，很容易让我们心身俱疲。只有内部逐渐强大起来，我们才能顶得住内外交困的压力，才能坚持到最后，登顶成功。

想登顶珠穆朗玛峰有什么要求吗？当然有。如果你没有一定的基础，就强行登山的话，必败无疑。所以我们把"登珠穆朗玛峰"划分为三个阶段：第一阶段，先在山脚下"1"的位置进行一些基本的训练。在心理疏导治疗里，相当于先了解一些心理障碍的知识和心理疏导治疗的要求，再进行下一步的实践，这也是本书前面部分的内容。第二阶段，就是要从"1"走到"2"的位置，也就是从大本营攀登到半山腰。等到"2"的位置了，就相当于我们的症状逐渐消失了，不那么在乎了，不再恐惧了，也不会无谓地纠结了。所以，从"1"到"2"，是我们近期的任务。到了"2"以后，虽然不再为症状所纠缠，轻松了很多，没有遇到事情的时候心态还不错，但遇事还是很容易烦恼。所以，接下来第三阶段，就是要从"2"往"3"继续攀登，这是每个人都要终其一生的任务。为什么呢？我们每个人都要修炼，谁越接近山顶，谁就能活得越潇洒、越自由，越能放下。

二、"登山"过程的注意事项

关于"登山"的过程，需要重视以下几点：

（一）角色与任务

有的人在山脚下，独自苦苦寻觅多年甚至几十年，就是找不到出路。所以在这里，大家是"登山者"，而咨询师是大家的向导，就像攀登珠穆朗玛峰时的向导，咨询师知道登山的路该如何走，也带很多人上去过，这次是和大家组成一个登山队，再次出发。

讲到这里，大家可能都很关心自己究竟能登多高？会不会登不上去？每个人情况都不一样，最终大家能不能登上去、能登多高，谁也不清楚，这主要取决于你自己。就像登珠穆朗玛峰，没有一个人是被向导背到顶上去的，必须自己登。向导的任务是什么？第一，为你指一条正确的路。第二，在你特别艰难的时候，如摔倒了或者在特别陡峭的地方卡住时，及时扶你一下。向导虽然很重要，但作用是有限的。咨询师作为向导，也许只能起到 10% 的作用，你们自己要起到 90% 的作用。因此，大家的任务就是百折不挠地、努力地去攀登。你有没有勇气拼一下、再拼一下，是极其关键的。

（二）反复

在强迫症的治疗中，症状反复是很常见的现象。比如，经过一段时间的实践，自己去挑战各种怕，慢慢有些信心了，好像不怕了。但一段时间后，再遇到事情，就又开始怕了，又被"打回原形了"，这就叫反复。相当于我们从5 300 米开始爬，经过一段时间的拼搏，爬到 6 000 米了，结果遇到陡峭处或风雪交加时，顶不住，又滑了下来，甚至跌落到山脚下。这时候怎么办？放弃还是坚持？回到原点了，难道前面白爬了吗？当然不是。在 6 000 米这个位置，你第一次掉下去了，那第二次就有经验了，再次掉下去的可能性就变小了，我们这一次或许能爬到 6 500 米了。在 6 500 米遇到困难，又掉下去了，没关系，休息一下，再来。心理治疗的过程就好像登山的过程，是不断的"进三步、退两步"的过程。有的人经过努力，一直在"2"的位置好几年，但遇到事，又一下子回到"1"了，甚至感觉症状比当初在"1"的时候还剧烈，濒临绝境，陷入危机，这也是很常见的。症状反复确实是令人痛苦的，但"危"中有"机"，反复是再次锻炼和提高的机会。曾经的汗水不会白流，以前曾经有登上去的经验，再次攀登时，上去的速度就会更快一些。如果掉下来，你放弃了，那就没机会了。

案例13 【强迫思维：每次反复都是一次提高的机会】

笔者曾接待过一个女孩，她高二时有比较严重的强迫思维，接受心理疏导几个月后，症状慢慢缓解。后来上了大学，参加工作，结了婚。六七年间，很少出现症状。结果，在怀孕四五个月时，因为特殊原因，不得已做了人工流产。她因此非常自责，觉得对不起老公。遇到这个巨大打击，她的心态一乱，强迫思维就卷土重来了。她觉得祸不单行，绝望之际，再次寻求心理疏导。

之后，经过两三个月的努力，慢慢走出来了，生活又步入了正轨。所以，反复不可怕，放弃才可怕，只要你不放弃，坚持攀登，就一定有机会成功。

（三）长痛与短痛

当大家还在山脚下时，会面临两个选择：一个是努力攀登，拼一下，不怕流汗流血，也许几个月就登到半山腰了。另一个是躺在山脚下，唉声叹气，怕过程太过艰难，总鼓不起攀登的勇气，就只能一直停留在原地。所以，攀登是短痛，而躺下来是长痛。如果用"-10"到"10"来分别代表极其痛苦和极其快乐的话，躺在山脚下的痛苦指数可能是"-3"。如果你不攀登，"-3"可能持续很多年甚至一辈子。而登山的痛苦指数可能是"-10"，要流汗流血，但是经过一两个月或者一年半载，可能就可以享受半山腰"5"的快乐了。在山脚下的"舒服"，是真的舒服吗？"-3"，肯定不舒服。为什么？自我斗争能舒服吗？别人为什么都不在乎，而我却总这么在乎？别人同样也都在上学、工作、人际交往，而我为什么这样逃避？对自己的不满也就在这样的质疑与矛盾中产生。所以，这个舒服是要加引号的。

比如，有些社交恐惧的朋友，因为见人紧张，图一时舒服，便躲在家里不出门。但躲在家里真的舒服吗？不见得，躲在家里也难过，只是比与人交往时相对轻松一点而已。但如果一直这么逃避，他的社交恐惧症就会持续，甚至持续一生，这就是长痛。有些洁癖的求助者，让他忍住几次不去反复洗手，但他顶不住痛苦，就会反复洗。洗了比不洗虽然会稍微舒服些，但这样下去症状很难好转。

遇到问题，就逃避；怕见人，就躲着；怕脏，就反复洗，这些都是长痛。所以，不管使用哪种治疗方法，如果自己不付诸行动去实践和改变，还是遵循原来的行为模式，图一时"舒服"，那可能一辈子也好不了。

第四节　心理疏导治疗的阶段和模式

一、心理疏导治疗的三个阶段

结合前文树状模型和登山模型的内容，心理疏导治疗分为以下三个阶段：

第一阶段，疏通阶段，即认识病理之树。认识心理障碍的特点及其产生的原因、机制，将心理疏导理论形象化地描述，达到求助者与自身联系、密切结合、举一反三的效果。要想战胜敌人，必须要知道敌人的底细和虚实，才能寻找战胜他的方法。否则，盲目迎战，不可能获得胜利。这一阶段的目的就是"知己知彼，百战不殆"，即认识"为什么我有这个障碍？其根源是什么？""这个障碍有什么特点？"等。此阶段相当于我们在珠穆朗玛峰脚下进行体能及登山技术训练。

第二阶段，实践锻炼阶段，即砍"树干"。重点是认识"怕"字，克服"怕"字，即如何淡化病态思维，减少病态行为，摆脱病态思维的困扰。在求助者提高了对疾病认识的基础上，指导其进行实践锻炼。以"视而不见，少想多做，习以治惊"为原则，对所怕的事物多听、多看、多做、多接触，认识与实践锻炼相辅相成，相得益彰，促进求助者认识、实践、领悟，逐步矫正病态的条件反射，减轻和消除"怕"字。这个阶段，有的人进步较快，一两个月症状就基本消失了，而有的则不然。此阶段相当于我们已经从山脚下攀登到了珠穆朗玛峰的半山腰。

第三阶段，优化性格阶段，即挖"树根"。在症状减轻或消失后，继续提高对疾病产生与性格缺陷之间密切关系的认识，说明性格是可以通过认识和实践逐步改造的，只有不断完善和优化性格才能巩固疗效，减少反复。这将是一个长期的、艰苦的过程。此阶段也是我们从半山腰继续向珠穆朗玛峰山顶迈进的过程。

当然，这三个阶段是有机统一的，不要将其截然分开。实际上，也不可能分得开。比如，我能不能先把它完全认识清楚了，再去实践？等实践完了，把症状完全克服了，再去改造性格？不可能。为什么？因为三个阶段是有机统一的。第一阶段，随着对病理之树的认识越来越清楚，对自己的性格越来越了解，你的改造性格就有了一定的基础，同时你的"怕"就会逐渐减少。你认识提高了，其他两个阶段都会受益。第二阶段，通过实践锻炼克服"怕"字的过程中，就会对自己、对症状看得越来越清楚，原来很害怕的情景和事物，现在不太害怕了，这不就是改造性格吗？第三阶段，改造性格，这是更为基础、影响更大的部分，随着自己的性格改造，对自己的认识会更加清楚，"怕"字也会逐渐减少。克服症状是治标，认识和改造性格是治本，有机结合，方能标本兼治。

二、心理疏导治疗的模式

心理疏导治疗的模式是"不知→知道→实践→认识→效果→再实践→再认识→效果巩固"，是一个螺旋式上升的前进过程。

"不知"，即对自己的心理问题一无所知，到医院看了几年，医生给你说，这是强迫症，然后给你开药，你自己都搞不清是怎么回事。现在，通过阅读本书，我们就"知道"了它是怎么回事。那下一步该做什么？实践。通过实践，逐步改变原来的一些不良模式，逐渐转化成新的认识，这就是"不知→知道→实践→认识"的过程。其中，从"不知道"到"知道"容易，但从"知道"到"实践"的过程往往是最艰难的。因为，人是习惯的动物，任何习惯的改变都会不习惯，都会伴随着不适感甚至痛苦，很容易回到老路上去。如果你敢于实践，持之以恒，一定会有一些新的体验，这个新体验，即领悟或认识。

"知道"和"认识"的区别是什么？这里拿开汽车打个比方。比如你看了汽车驾驶指南，知道怎么开汽车了：挂挡、松离合器、踩油门，甚至脑子里演练了很多遍。但是当你真正开车时，可能就没那么简单了，可能开不了，至少开不好。经过多次练习，才真正懂得如何驾驶。前面是知道，是明白，后面是认识，是懂，这是两个不同的层次。"知道"是书本上的东西，认识是内化为自己的经验或体验的东西。再如，你目前对某个问题很困惑，总钻牛角尖，但十年之后，对其看法可能就完全不一样了，也许就"呵呵"而过了。或者对某一句话，虽然字面上的含义很容易明白，但60岁时的理解和20岁可能完全不同。这就是知道和认识的差距，四十年的人生阅历是这个差距的来源。这和心理治疗的道理是一样的。"认识"了，就提高了，就看开了，就不再纠结了，这就是"效果"。有了一定的"效果"之后，继续实践，即"再实践"，"再认识"，直至"效果巩固"，这是一个往复循环、螺旋式上升的过程。就像那些高僧，不也就是这种修炼过程吗？他们研读经文，结合自己的生活实践，慢慢提高。人在深山，却洞明世事。

认识的过程，是由"黑"到"白"、逐步积累的过程。比如一个物体是白色的，大多数人看起来就是白色的，就不会有困惑。但是少数人说"不对，这是黑色的"。当他和大家看法不同的时候，就开始困惑了。同样一个事情，别人看了没关系，无所谓，"呵呵"就过去了，但是，有的人就感觉"不得了了""糟糕透了"。可能经过疏导治疗，经过一段时间的实践、挑战、摸索、体验，感觉到好像不是"黑色"了，好像有点"黑灰色"。什么意思呢？过一段时间，发现自己好像确实想多了，没那么可怕了。再过一段时间呢，不是"深灰色"了，变成"浅灰色"了，好像不太怕了。再经过一段时间，变成"白色"了。"不应该怕的，我怕它干什么"，一点也不怕了。心理疏导就是这么一个过程，从"黑"到"深灰"到"浅灰"到"白色"的过程，从"特别害怕"到"比较害怕"到"有点害怕"到"不害怕"的过程。这是一个需要实践和时间的过程，实践中会有新的体验和领悟，这也是我们人生成长的必由之路。

关于知道与认识的区别，以笔者疏导过的一个案例来说明。

案例14 【社交焦虑：知道距离认识多远？若干年】

这是一位很有文采的女士，她的强迫症状是：总怕自己紧张，结果越怕紧张越紧张。每天要靠吃镇静催眠药才能上班，否则她在单位就会紧张得待不下去。虽然已经结婚三四年了，却从来没有过性生活。为什么？因为她对性交恐惧，会阴道痉挛。她曾有点自豪地说，"我们单位领导出去吃饭，每次都会让我陪同，而不敢让其他女同事陪同。因为，大家都相信我的人品，和领导出去，领导不怕有什么绯闻。"我问她："这究竟是你的优点，还是缺点呢？"她后来才意识到，这个过于严谨、传统的性格也许正是自己心理问题的一部分。

在找我咨询的四年前，她曾经读过《心理疏导疗法》一书。她在给我的反馈材料里写道："第一次看鲁教授这本书，是妈妈买回来的，由于之前她跟我说起过鲁教授的辉煌史，当时深陷苦海求救无门的我把这本书当成了救命稻草，觉得看了书我就会好了。因为相信自己的理解力，觉得书中的内容全掌握了。结果，症状减轻仅仅一个星期就反复了，并且掉进了更深的深渊，我一度被打击得放弃了治疗。"确实有不少强迫者是很聪明的，他们以为自己了解了心理疏导治疗的方法，凭借自己的理解力，很容易就能战胜强迫症。但对付强迫症完全不同于做数学题，不是纯理智层面的运作。强迫症的"怕"，更多属于情绪的、潜意识的范畴，你懂得方法，只是理智上明白了，要战胜怕的情绪，只有将方法付诸实践，通过新的、不同的体验才能慢慢战胜"怕"字。单纯的思考与理解，是很难撼动"怕"字的。

这位女士说："时隔四年，再次细读，才意识到自己犯了一个最严重的错误：当时的我唯一期盼的就是让症状消除，好让我尽快恢复到追求完美的理想生活状态的征程中，实现自己'远大的抱负'。却没有意识到，我所信奉追求的人生价值、理想状态才是我的病根。好比一个人在荒山丛林中历尽千难万险，只为了去采一株光艳亮丽却至毒无比的花儿。完美主义、虚荣心就是这株花，我深深地被它的光芒吸引，深到仿佛得不到它，人生便失去了意义，任由它将毒液注入我的血管，流遍全身，却无怨无悔。直到今天，毒液即将把我吞没，我才幡然醒悟，愚蠢的我所为何求。"可以看出，她的症状就来自完美主义，但是她在克服症状的过程中，再次犯了完美主义的毛病，以完美克服完美，能进步吗？不但会更加痛苦，还会对方法、对自己失去信心。

她说："我曾经很不屑于书中所说的从'知道'到'认识'的过程，觉得是故弄玄虚，可是，走这一步我花了四年的时间。并且，我觉得，四年以后再回头看，现在的'认识'也可能仅仅是一知半解而已。人心难测，但最难看清的还是自己。现在的我，一边努力地砍树，一边竭尽全力去挖根，但我已经不强求自己。既然没有'力拔山兮'的气魄和能力，就做一个愚公吧，日复一日，总有一天，会连根拔起这心魔之树。我试着学会享受这个过程，痛并快乐着。"

看来，经历了四年的痛苦，她才明白"知道"和"认识"的区别，才幡然醒悟，完美主义性格才是她的问题。所以，她不再强求自己，慢慢来，才是前进的方向。

答 疑 解 惑

1. 心理疏导疗法属于什么流派？

目前，世界上主流的心理治疗流派有三大类，精神分析、认知行为和人本主义（以来访者为中心）治疗。心理疏导疗法总体上属于认知行为流派，在局部如认识与调整性格部分整合了精神分析的部分理念。疏导疗法非常强调行为上的实践，强调通过实践的体验逐步改变认知，因此可以称之为具有中国特色的认知行为疗法。但与传统认知行为疗法不同的是，疏导疗法很少出现认知行为治疗的专业术语，如"负性自动思维、歪曲认知"等，而是采用了更通俗的模型、更容易理解和操作的治疗模式，更具中国特色，更适合中国人。

2. 请介绍心理疏导疗法的新进展？

自 20 世纪 80 年代鲁龙光教授创立心理疏导疗法后，随着对疾病认识的加深、治疗理念的更新、治疗方法的创新，该疗法也在临床实践中得到进一步发展。目前，该疗法保留了鲁龙光教授提出的"树模型""登山模型"等基本思路，以及"少想多做、习以治惊"、陪同实践等治疗理念。在此基础上，笔者增加了"独木桥模型"的重要理论模型，阐释了两个误区的概念和表现，指明了对病态思维和病态行为的识别及应对方法，大大增强了疗法应用的可操作性。认识与优化性格部分，笔者借鉴了精神分析的相关理念，帮助个体深化对性格成因、性格结构、性格改造等的理解，为优化性格打下良好的基础。理论和临床实践的结合，促进了心理疏导疗法的新发展。我们后续也出版了多部相关著作，对心理疏导疗法的最新理论和应用成果进行了详细介绍（具体书目见书后推荐阅读）。

3. 请介绍一下集体疏导疗法？

根据多年的临床研究，鲁龙光教授总结设计了一套针对强迫症、恐惧症等的团体疏导模式，每年定期举办集体疏导，延续至今。目前由笔者举办的集体疏导已有数十期。

集体疏导治疗一般采用地面集中训练的方式进行，每期 7 天，人数在 10～30 人。通过集体讲座、反馈分享与点评、分组交流、问题解答、集体实践等方式，帮助大家深化理论认识，加强实践锻炼，逐步克服"怕"字，进而缓解症状。常有学员分享感受："这是我这么多年来最放松、最快乐的 7 天。"

集体疏导的特点：①系统讲解理论，学习形式多样，包括小组讨论、问题解答、经验交流等，并陪同指导实践，促进理论学习向实践运用转化，确保效果；②求助者在一起，同病相怜，抱团取暖，能减轻病耻感和焦虑，感受到被理解和支持，有利于加强自我认识，促进自我反思和学习；③团队互助的良好氛围和团体动力的微妙影响，有利于增强大家的勇气和信心，促进个人改变，提高学习效率；④课程中有很多典型案例的介绍，以及他人成功经验的分享，能给学员们提供很好的借鉴作用；⑤集体疏导结束后，老师会通过线上形式组织定期交流，"扶上马，送一程"，有利于巩固疗效，同时继续发挥团体联结对个人成长的促进作用。

4. 疏导疗法的优缺点有哪些？

心理疏导疗法是具有中国特色的心理治疗方法，其植根于中国文化，"从患者中来，到患者中去"，较受求助者的欢迎。疏导疗法适用性广，除了心理障碍人群外，也适用于普通人群；其来自于临床，是广大求助者智慧的结晶，有较好的临床适应性；疏导治疗系统具有较强的包容性，有利于与其他心理治疗理论的整合；疏导治疗相对短程化，较为容易将主动权交给求助者，适合求助者自我疏导；疏导疗法的理论通俗易懂，容易为不同文化的人群所接受；疏导疗法将非理性思维外化，易于求助者的理解和操作。集体疏导治疗模式，时间短，效果好，离开咨询师后，求助者间仍能组成相对完整的治疗集体，同时，集体治疗能有效降低求助者的医疗成本，值得普及和推广。

疏导疗法也有其局限性。疏导疗法强调外部的行为实践和内部的思维实践，而对心理问题的致病机制理解较浅，需要进一步地探索。对于一些执行力差、容易逃避现实的求助者，疏导疗法疗效较差。疏导疗法理论对人格探索的系统性和深度相对都比较浅，也需要进一步的实践研究。疏导疗法虽然颇受求助者欢迎，但在国内的研究和推广较少，理论体系尚不够成熟，需要进一步深化研究。

5. 变化的症状，都是相似的。

在不同的求助者身上，强迫症有着不同的表现特点。有的是几十年如一日只有某一类症状，如有的人就一个洁癖症状。而有的人是几个月换一个症状，这几个月怕 A，过几个月怕 B，再过几个月又怕 C。当怕 B 的时候，不再担心 A，觉得怕 A 纯粹是自己想多了，B 才是真正可怕的。担心 C 时，对 B 又不在乎了。但仔细观察，强迫者所担心的症状，从出现症状开始，无论换与不换，他们所陷入的排斥和 / 或屈从的误区，往往都是不会换的。即使变换，症状往往都是相似的。比如，有的求助者最开始出现对失眠的恐惧，后来又出现对余光的恐惧，这两个恐惧都是"排斥"的误区——不想关注睡眠，却愈加关注；不想关注余光，却越发关注。

6. 强迫症的内因与外因是什么？

强迫症的出现，往往是个偶然的机会。有的人受某个外部因素刺激，开始出现强迫症，而有的并无外因，仅仅是一闪念，就进入强迫症的怪圈。从强迫症"树"的模型来看，过头性格是症状产生的根源。所以，强迫症的产生，内因是主导，外因是条件；内因是炸药包，外因是导火索。没有炸药包，即使再粗的导火索，也炸不起来。

狂犬病恐惧者往往有个幻想：如果把世界上的狗都杀了，我的病就好了。即使把狗都杀光了，就会有用吗？你把所有的狗都杀了，那还有小猫呢，猫有时候也会传染病毒的。你把猫都杀了，还有其他动物，或其他传染病呢。这里，狗和猫都只是一个导火索，炸药包其实在你身上。炸药包是什么？就是过头性格。如果一个人胆子大，性格不过头——没有炸药包，那你再"点"，也不会有大问题。有的人，即使你明确告诉他"不要染上这种症状，染上了就完蛋了，那你从此就没有好日子过了"，人家呵呵一笑就过去了，反而会很奇怪，"你们怎么会这么钻牛角尖呢？"为什么人家不强迫？就是因为人家没有内因，性格不过头。

7. 导火索点爆了什么？

人，往往会被过去尤其是幼年的经历限定。过去留下的创伤或压抑的欲望会成为个人的核心冲突，人们会为此不断寻求治愈的方法。伤疤未愈，自己会不断地碰触，内心渴望"说不定已经好了"的结果。但每次触碰，都会带来痛苦的体验。就像人会不断舔舐活动的牙齿一样，即使痛苦，但还会忍不住去碰。到了某个阶段，某个情境、某个人或某件事就会像导火索一样，点爆内心的核心冲突。当然，这些导火索往往会以象征化的形式出现，象征物和核心冲突可能毫无关系。

案例15 【询问强迫：脚疼要医头，问题不在脚】

比如，一个小伙子怕犯罪，怕养鹦鹉犯法，为此反复纠结。其实，就他的强迫症来说，鹦鹉只能算是导火索，或者说，怕养鹦鹉犯法也只是火山外面喷发的火山灰。而炸药包——他内心的核心冲突是"严重的乱伦恐惧"，是对于父亲惩罚的恐惧。一方面，父亲极其严苛，他很恐惧；另一方面，他乱伦的愿望又控制不住地出现，导致严重的内心冲突。养鹦鹉犯罪，只不过是乱伦犯罪的象征物或妥协物而已。

当然，对于某些经历过严重创伤的人，周年反应、某些特定的情绪记忆或躯体记忆等，也很容易像扳机一样，让其出现创伤性反应。

8. 为什么症状多在青春期爆发？

有人讲，青春期是人生最绚丽的时期，会留下许多美好的回忆。五颜六色的绚丽是有的，但回忆是美好的还是痛苦的，并不一定。为什么？因为这个时期往往是内忧外患。内部，激素内分泌旺盛，充满着对异性的向往，却缺乏经验与自信；外部，学业压力、工作压力、亲密关系问题等负担很重，充满了冲突、不安与困惑。因此，也有人说，青春期是人生最痛苦的时期。

如果一个人在早年形成过头的性格，就相当于在早期埋下了炸药包。炸药包积聚到一定程度，遇到导火索甚至不需要导火索，就会爆炸或者自燃，而青春期恰好就是这样一个时期。青春期可以类比为动物的"发情期"，强烈的本能冲动与内在规条一旦发生剧烈冲突，爆发的能量就会附着在某些心理现象上表现出来，表现为各种症状。

此外，到了青春期，人会更加在意他人的评价，因而产生诸多苦恼。

案例 16　【抽动障碍：习惯不可怕，觉得不好才可怕】

比如，一男生在幼儿园大班就出现了强迫症状，如反复挤眼睛、模仿用剪刀扎眼睛等行为，但他并不为此痛苦。到了初中二年级，有一天突然对自己挤眼睛的行为开始在意，觉得丢人，反而陷入"越不要挤，越挤"的痛苦中。初二之前，他有强迫症状，但并没有强迫症。初二之后，陷入痛苦了，才能算有了强迫症。

实际上，你的过头性格作为炸药包早已潜伏在那里了，只不过到了青春期，碰到了导火索（某个事件甚至是自己的想象），将这个炸药包点爆了而已。可以回顾一下症状出现前的自己性格，通常已经有症状的苗头了，只不过那时没有引起困扰而已。

9. 有包治强迫症的咨询师吗？

在所有的心理咨询中，咨询师都是协助求助者解决自己的问题。心理问题和躯体疾病不同，往往和求助者的成长经历以及由此形成的性格密切相关，所以无论任何流派的心理咨询，求助者永远是主角，咨询师只能是个协助者，求助者自己才是自己心理问题的治疗师。咨询师的角色是帮助求助者看清前面的路，努力前行，向着自己的目标前进。所谓包治，颠倒了主角与配角，也违反了心理发展的规律，如果有人说能够包治强迫症，那我们就要怀疑他的动机及职业伦理了。

10. 疗效的影响因素有哪些？

在强迫症的心理疏导治疗中，疗效会受到多种因素的制约，如咨询关系、求助者的主观能动性、求医经历、疗法的匹配性、外部压力、家属的支持情况等。

其中，求助者的主观能动性是重要的因素之一。治疗强迫症如同登山，即使有向导协助，别人也永远无法帮你攀登哪怕一米的高度。一切都需要靠自己攀登，如果没有较强的求助动机，内外交困时，就会没有胆量、勇气，很容易放弃。

求助者个人的经历,包括求医经历以及和强迫症斗争的经历,也是影响求助者治疗进程的重要因素之一。求医经历丰富是把双刃剑。一方面,了解心理疏导疗法后会眼前一亮,觉得很适合自己,就会努力实践,取得进步。另一方面,有的求助者会因为四处求医没有进展而失去信心,甚至放弃努力。

咨询关系也是疗效的主要相关因素之一。咨询师能够真诚、共情、尊重地对待求助者,就容易获得求助者的信任,为良好的咨询关系打下基础,而良好的咨询关系能够给求助者带来战胜困难的勇气和力量,为疗效打下坚实的基础。

11. 咨询关系有多重要?

在不同的心理治疗中,由于所用方法的不同,咨询师和求助者的关系是不同的。在心理疏导治疗中,咨询师相当于向导,而求助者相当于登山者的角色,或者说类似于教练和运动员的角色,向导在前面带路,求助者在后面努力攀登,慢慢就能取得进步。而在精神分析疗法中,咨询师类似于陪伴者或镜子的角色,陪同求助者一起去探险,看看前进路上有什么艰难险阻,也许是地雷,也许是悬崖。随着咨询的进展,咨询师能协助求助者看到并排除这些障碍。所以在心理疏导疗法中,咨询师是比较主动的,而在精神分析中,咨询师是相对被动的。前者引导、搀扶、扶上马、送一程,后面自己走;后者从开始就让求助者做自己,往前走,慢慢成长,直到内在冲突得到缓解。

在少数心理疏导治疗个案中,数年甚至数十年的症状,通过短短几天或几次实践就能取得神奇的效果,这让咨询师有时也百思不得其解,仔细分析后就能发现是咨询关系在其中起了很大的作用。这些求助者往往是在痛苦中挣扎了很久,治疗的主观能动性很强的人,通过与咨询师交流,对咨询师产生较高的信任感,所以激起了胜利的信心,努力实践,短时间就克服了"怕"字。从潜意识的角度看,这些求助者无形中借助了咨询师的自我,壮大了自己的自我。当自我得以成长后,就有力量去协调本我和超我的关系,失衡的跷跷板就得以恢复平衡。具体来说，就是胆子大了，打破了一些条条框框，能够敢于面对怕了，"怕"字就"弃硬找软"去了！

当然，再深入分析的话，在心理疏导治疗中也有"移情"的发生，即在潜意识中咨询师或许充当了求助者理想化的父母，变得包容、安全，允许求助者犯错，求助者就会变得胆大起来，不怕犯错。当一个强迫者不怕犯错或犯错也不会被惩罚时，自我力量就会强大起来，超我就能得到一定的抑制，本我得到一定的解放，冲突减小了，症状随之得到缓解。

12. 为什么只有咨询师陪同，求助者才敢实践？

通过陪同实践，能够比较快速的帮助求助者体验"和'怕'的较量"，从而比较快速的消除"怕"字。但在陪同实践中，有个比较奇怪的现象，咨询师陪着，大多数求助者敢于挑战，而其他人如家人陪着，求助者却不敢实践。原因是什么？①咨询师的理解。日常生活里，大多数人包括家人对求助者的强迫症状及回避行为并不理解，求助者愤懑至极，知音难觅，而咨询师对强迫症和求助者的充分理解和包容，其他案例的示范等，均能让求助者获得同频感，进而鼓起战胜"怕"字的勇气和希望。②对咨询师的充分信任。症状的部分都是儿童的部分，面对"怕"字，求助者会迅速退行到孩子般的无助、无力的状态。陪同实践时，咨询师类似于一个理想化的、充满力量的父母，能够给求助者提供极大的保护和信心。求助者就像一个无助的孩子一样，有了强大的父母的鼓励和示范，求助者会调动自己的能动性，在"战战兢兢"中，跟着咨询师做同样的行为。

13. 什么情况下会反复？

强迫症的反复会有很多因素。拿攀登雪山打个比方，什么时候会滑下来？会受内外因素的影响。内部因素如登山技术不好、体力不支、身体疾病、心情不好（过于急躁或失去信心）等；外部因素如风雪过大、坡度过陡等。和登山的滑落一样，强迫症的反复也会受到内外因素的影响。内部因素如没有掌握应对"怕"字的理念（相当于登山技术不好）、过头性格依然没有大的调整（相当于体力不支）、抑郁或焦虑情绪严重（相当于身体疾病）等都会引起症状的反复。外部因素如压力过大（相当于风雪交加）、遇到挫折（相当于坡度过陡），或遇到某些与过去的创伤类似或有关的情境时，这些情境就会像扳机一样，让自己再次陷入纠结之中。

14. 什么时候才能好？

强迫症这么容易反复，那什么时候才能好呢？反复到何时才能结束呢？强迫症的反复，会到你完全掌握了应对"怕"的规律的时候，或者说到你"不怕"为止。

砍树干——克服"怕"字是一个相对短期的过程，但挖树根——认识和改造性格是一个相对长期的过程。树根不除，遇到合适的湿度、温度，就有可能重新长出树叶来。所以，克服强迫症也是一个不断战胜反复，累积量变直至达到质变的过程。在大的质变之前，性格的惯性会持续冲击你，"怕"字会习惯性地出来考验你。在你不断战胜反复，两极化有所调和，不再黑白过于分明，性格的过头部分得到一定的削弱后，症状才能平息下去；当你的自我逐渐强大，超我变得温和，本我得到关照，你的心身不再那么刻板、机械、僵硬时，症状自然就会得到缓解。所以，遇到反复后，如果失去信心，就会滑下来，重新陷入不良循环中；如果能够屡败屡战，在不断战胜反复的过程中，逐步掌握症状的特点以及应对症状的规律，症状就会逐步消失。

至于说强迫症多长时间能好，这和个人的主观能动性和领悟力有关。不逃避或逃避不严重的话，少则一两个月，多则一两年；逃避严重的话，数十年也很难好转。

15. 短程与长程咨询的优缺点

对于强迫症，短程咨询（以心理疏导疗法这类认知行为流派为代表）的优点是：对于执行力好的求助者，能够相对快速地缓解症状；并且咨询时间短、花费少等。但短程咨询的缺点是：疗效不易巩固，一般会经历多次反复后，才能逐渐稳定下来。对于执行力差、易逃避的，或者反复后就放弃的求助者，短程咨询就略显无奈了。此外，短程咨询往往难以触及人格深层的东西，如创伤、被压抑在潜意识深层的冲突或情感等。

长程咨询（以精神分析为代表）的优点是：能够较好地理解和处理上述人格深层的东西，相对更加人本，能够帮助求助者更好地认识自我，对于处理那些成长中的各类创伤均有比较好的效果。缺点是：咨询不直接针对症状，疗效相对慢一些，时间长，花费较多。

当然，随着心理治疗进入整合时代，很多咨询师采取的是长短相结合的方式进行咨询。比如，先通过短程咨询处理症状，然后对于那些有需要、有条件的求助者，再进一步做长程咨询，处理其人格深层的冲突。短程咨询用来帮助大部分求助者缓解症状，长程咨询则帮助少部分求助者处理深层问题。

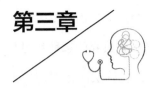

第三章

认识病态思维与病态行为

走出心理障碍首先要从认识心理障碍开始，做到知己知彼，方能百战百胜。如果总是感觉敌人很神秘，不知道长什么样？从哪个方向来的？它有什么特点？那就很难应对和战胜它。

第一节　界定病态思维

任何想法都是正常的，但对待"想法"的态度有病态与非病态之分。在实际生活中，每个人偶尔都会有"怕万一""怕不够好"等这样或那样的担心、忧虑，甚至有些更为稀奇古怪的想法。无论多么奇葩的想法，你不是第一个，更不是唯一一个，而是很多人曾经有过或者遇到过的。比如，有时出门后怕门没有关好；去参加面试会紧张，且对紧张有排斥心理；到了一定年龄，出现性幻想甚至涉及乱伦的画面，会有点"怕"和困惑；冒出杀人放火的念头，会有担心等。相当于我们正在走路，突然有个"小痞子"跳出来，大家都会被吓一跳。这些心理现象很普遍，很多人也都偶尔出现过。不过，对大多数人来说，面对这些怕，他们的想法是"应该没关系"，很快就过去了。但是个别性格严谨过头者却会毫无限制地悲观推测，"万一没关好呢？那样就完了"，于是就回头反复检查；"怎么能紧张呢？那样就太丢人了"，结果不想紧张却更加紧张；"怎么能冒出性念头呢？太可耻了"，不让冒，却冒得更严重；"怎么能出现杀人念头呢？我不会真的杀人吧？"越想越可怕，难以自拔。"小痞子"就是这么缠上你的。

因此，"怕万一"想法本身并不是问题，问题在于对"怕万一"的错误反应，也就是对大家干扰最大的病态思维。那么，如何分清哪些是正常思维，哪些是病态思维呢？首先要明确病态思维的定义。

一、病态思维的界定

我们知道，强迫者往往过分追求完美，总是瞻前顾后，因此"怕"字在他们心中才会如此猖狂和顽固。基于这一特点，我们对病态思维是这么界定的："**对性格严谨过头者来说，凡是怕万一的、怕不完美的、担心的、怀疑的甚至让自己情绪低落的想法，都可以当成病态思维。**"通俗一点说就是，只要你怕了，但你搞不清楚这个"怕"是来自现实的还是自己的想象的时候，就可以把这个"怕"当成病态思维。这样界定，是为了避免总是忍不住"担心"和怕"万一"，或者一再陷入犹豫不决、纠缠不清的误区，因此才需要贴上标签，采取"快刀斩乱麻"和适当的"矫枉过正"等方式来解决。在这里，有几点需要详细说明。

第一点，对于"怕万一"或者"怕不完美"等，这种"怕"本身并不是病态思维，而是人之常情。对"怕"的排斥或屈从，才是病态思维的表现。每个人都会出现"怕"，但在大多数情况下，大家在面对"怕"时，都能够选择"视而不见，一闪而过"，不会陷入和"怕"的纠结之中。只有那些"性格严谨过头者"，才会对"怕"过分排斥或屈从，进而陷入和"怕"的纠缠中，无法脱身。因此，"怕"本身不是问题，关键在于如何面对"怕"。

第二点，这个界定仅适用于"性格严谨过头者"，而对于没有这些特点的人并不适用。由于性格过头者的"条条框框"过小，经常把微小的"不确定"放大为"十分糟糕"，因此很容易就被卷入"怕"的旋涡。所以需要适当扩大对病态思维的界定范围，即"只要不是明显的现实的'怕'，都可以当成是自己性格放大的结果，都可以当成病态思维来对待"。其实，"怕"到底是现实的还是想象的，站到圈外都很容易看清楚，但对于深陷"怕"困扰中的当局者来说，往往是"迷"的，分不清楚的。这一界定就是为了帮助大家在分不清楚的时候，快速贴上标签，以便更勇敢、更果断地去打破自己过小的条条框框，砸碎过紧的金箍。

第三点，这个界定可能会将极少数的现实的"怕"也包含在病态思维中。这与"矫枉过正"有相似之处。所谓"矫枉过正"是什么意思呢？举例说明，一棵树向左边倾斜时，为了矫正，必须用绳子向右多拉些，过一段时间再松开绳子，这棵树才能直立生长。在这里，"矫枉过正"指的是"只要是让自己情绪低落的想法，都可以当成病态思维"。在现实生活中，大家都会有情绪低落的时候，如被人辱骂、摊上倒霉事等。在这种情况下，情绪低落是正常的。然而，这里的"矫枉过正"也是针对那些具有过头性格的人而言的。原因就在于性格不过头的人遇到烦恼可能并不在乎，或者短期内就能从纠结中解脱出来，而性格过头者却可能会纠缠不休——一直为打翻的牛奶哭泣。因此，对我们来说，即使是由现实原因所导致的"怕"，为了尽快摆脱情绪低落的困扰，也可以给它扣一个病态思维的帽子，少啰嗦，不纠缠，快刀斩乱麻，这对矫正我们犹豫不决的性格也甚为必要。

案例17 【人际敏感：凡属低落，一刀切】

有一个女大学生，从高一起出现强迫症状：第一，严重失眠，怕噪声，要戴耳塞才能睡觉；第二，人际敏感，不会拒绝，特别讨好别人，遇到比较凶的同学，就会绕路躲开；第三，对成绩过分看重，考前极为紧张，总怕失败，考后又反复自责。一年前，接受心理疏导治疗后，她就是通过矫枉过正的方式来界定病态思维的。一年来，她取得了比较大的进步。她反馈说："前几天的考试中，我有一门课的成绩非常不理想，换作以往，估计好几个月都要因为这门成绩痛苦挣扎，但这一次我开始有意识地提醒自己：是自己性格过头了，不能一直深陷其中，所以，只要出现痛苦责备自己的念头，就立刻给它贴个标签，告诉自己这也是'病态思维'，不要再与它继续纠缠下去了。然后便紧接着投入下一门的复习中，随着注意力的转移，没过多久就不再为此纠结痛苦了。"

当然，这种扩大要适度。"矫枉过正""贴标签""快刀斩乱麻"等并不是要否定我们的情绪，而是在性格比较过头、容易陷入"怕"字时的一种理念。在现实中，遇到让我们不开心的事情，当然可以感到难过、悲伤、愤怒等。人不是机器，自然会有喜怒哀乐、七情六欲。

需要补充说明的是，病态思维并不单单指强迫思维，还包括其他的一些担心、怀疑，以及你所顾虑的都属于病态思维。这些担心顾虑和强迫思维差不多，即你感觉没什么必要，但却控制不住，一直深陷其中。比如，个别朋友认为自己是抑郁，而不是强迫，感觉与我所讲的好像联系不起来。实际上，我所说的病态思维当然也包括抑郁情绪背后的思维。你为什么会抑郁？为什么会不高兴？你不高兴的原因就是你顾虑太多，或者无法适应这个环境。为什么无法适应？无非是因为想得过多，过于担心、顾虑了。你这种担心和顾虑是不是怕？可不可以当成病态思维来看待呢？

二、病态思维的本质和特点

上文我们界定了病态思维，那么病态思维到底是真是假呢？为什么它一出现，我就感觉它像是真的呢？为什么别人却能做到不在乎呢？这涉及病态思维的本质和特点。

首先，"怕"的本质是"虚假空"。病态思维本来类似于"小猫""纸老虎"或者"小痞子"，并不吃人或杀人，但是经过过头性格这个哈哈镜扭曲或放大后，往往就会把"万一"当成即将发生的事，就会把这个"小猫""纸老虎"当成真老虎，把"小痞子"当成杀人凶手。如果判断出错，我们的后续反应自然也会出错。所以我们才说，万中有一，才是强迫者最大的敌人。相对于"纸老虎"，病态思维更像个"小痞子"，无所事事，到处转悠，找人陪他玩；或者是找个老实人吓唬一下，掏点钱给他花。他的目的就是装出很吓人的样子，骚扰你，吓唬你，最终控制你。你感觉他带着刀好像要杀人，实际上他拿的可能是一把塑料刀，只不过是吓唬你而已。如果你胆子过小、过分谨慎，它一出现，你就感觉他像个"杀人犯"，害怕了，那他就真的缠上你了。

为什么说"怕"的本质是"虚假空"呢？因为相对于真老虎、"杀人犯"而言，"纸老虎""小痞子"难道不是"虚假空"吗？一个人怕"万一地震，楼塌了，把他压死了"，于是就不敢上楼。他的"怕万一"是不是"虚假空"呢？是不是有些可笑呢？当然可笑。实际上，地震有可能发生吗？当然有可能，但这只是一种"万一"的情况。如果因为怕"万一"而不敢上楼，把"万一"当成即将发生的事，那就是"抱着虚假空"不放。大家想一想，我们怕的"万一"，和这个怕地震的"万一"有什么本质上的区别吗？并没有。你或许会笑他，"他怕的绝对是虚假空的，根本不可能嘛！我怕的和他的不一样，我怕的还是很有可能发生的！"其实这不足为奇，为自己的"怕"找理由、找借口也是人之常情，认为别人"纯粹想多了，放在我身上的话，我根本不在乎！"总觉得别人的问题都好解决，而自己的问题最难。但事实上，大家的"万一"都是虚假空的，相差无几。

其次，"怕"的特点是欺软怕硬。"小痞子"并不会只盯着你一个人，他会在每个人身边游荡，但为什么最终没缠上别人，却唯独缠上你了呢？因为他欺软怕硬，而你太"软"了。他专门欺负那些胆小、在乎他的人，而那些不在乎他、胆大的人，他不敢欺负，也欺负不了。比如，有个"小痞子"四处乱逛，试图骚扰别人。别人刚开始可能也会被吓一跳，但"定睛一看"，看清了"小痞子"的真面目，就不再搭理他了。然而，当他骚扰你的时候，由于你胆子小，没胆量"定睛一看"，没看清他的真面目，就会觉得很可怕，继而出现恐惧反应，最终就被他缠上了。因此，是否会受到"怕"的纠缠，关键不是别人没有"怕"，而是有没有"定睛一看"的胆量。有这个胆量，才能认清这个"怕"的真面目。

案例18 【注意力强迫：逃避外界，不如调整内心】

有一个小伙子，有严重的怕自己注意力不集中的强迫思维。起因是在他上初中的时候，他的同桌上课经常唱歌，最开始他并没有太在意，直到有一次上数学课，有一道题目他没有听明白，于是就对自己特别愤怒。他从小就是完美性格，自我要求极高，成绩也一直很好。一道题目没听明白，他觉得很严重，"我怎么能没听明白？！"后来他隐约觉得，是因为同桌在课上不停地哼唱影响、打扰了自己，使自己的注意力不集中了。万万没有想到的是，这件事竟成了他强迫思维的起点，从此一发不可收拾，泛化到了生活、学习的各个方面，无论做什么事情，他都怕听到同桌唱歌的声音。后来，他跟老师申请调离了座位，但没有想到的是，"小痞子"并没有离开，如影随形，他还是会怕，尤其是在听课或是考试的时候，怕自己注意力不集中，怕被干扰，他越想摆脱这种思维，就反而陷得越深。

这其实就是"小痞子"的特点，欺软怕硬。别人声音的干扰只是表象，对注意力不集中的"怕"才是导致强迫的核心原因，越怕当然就会越不集中。关键是他缺乏"定睛一看"的胆量，这个"定睛一看"，即"偶尔注意力不集中很正常，偶尔听不懂也很正常，甚至成绩波动也很正常，没什么大不了的。不行就课后补一下呗！"话又说回来，谁又能做到注意力一直很集中呢？

我们一直说"怕"像"小痞子"，大家结合自身想一想，是不是确实很像？当然。两者有很多相似之处：

第一，不杀人，但让人痛苦。"怕"字、不完美、他人的评价等杀不死你，但却会严重干扰你，让你痛苦不堪，甚至有一部分人因为"怕"而选择自杀，这并不是"小痞子"杀了他们，也不是"怕"杀了他们，而是他们自己杀了自己。

第二，不讲理，无法控制"他"何时出现。"他"的出现几乎没有规律，你越是在乎"他"的时候，"他"就出现得越频繁，似乎根本不受你控制。"他"似乎软硬不吃，我们想尽各种办法，都送不走"他"。如果"他"讲理的话，我们早就把"他"赶走了。

第三，**欺软怕硬**。"他"专门欺负那些很善良、很老实的人，绝对不敢去欺负那些胆子比较大或者完全不理"他"的人。

案例19 【回忆强迫："怕"字当成"小痞子"，不捋清楚又如何】

曾经有一个患病二十多年的强迫者，他的症状是对做过的事情都要反复捋几遍，直到完全捋清楚之后，才能做其他事。他在全国各地做过心理咨询，后来参加了集体心理疏导，半年后，他的强迫症状慢慢减轻了。他说，参加集体心理疏导对他启发最大的就是这个"小痞子"的理论。所以，大家把"小痞子"看清楚了，就知道如何应对强迫思维了。

第四，**强迫思维分为排斥与屈从**。此部分将在本章第三节论述。

既然"小痞子"这么让人讨厌，那我们应该怎么对付他呢？在搞明白此事之前，让我们先了解一下如何对付一个真正让人害怕的"杀人犯"。

试想一下，倘若现实中有一个真的"杀人犯"，要过来杀你，你要怎么做才能让他不杀你？方法肯定有，但要根据他的具体情况采取不同形式的应对策略。

如果他比你弱小怎么办？当然可以和他对抗，骂他或者打他，把他赶跑。如果比你强壮很多怎么办？当然要逃跑。跑不掉怎么办？那只能听人家的了。即便人家有无理的要求，为了保命，只能听他的。概括起来就是两种方式，要么硬，要么软，都能成功应对"杀人犯"，保住性命。然而，对付"小痞子"，采取类似的对抗或投降的方式，可能不太管用，反而可能因此上了他的当。

案例17 【人际敏感：主动出击，你硬它就软】

前面提到的那位考试紧张、怕人就绕路的女孩，她是如何面对"小痞子"的呢？她写道："生活中，我常会被突然蹦出来的'小痞子'吓得心惊胆战，之前特别怕控制不住自己的动作和眼神，得罪别人，让人误会，从而让别人讨厌。我焦虑、恐惧到失眠，还拼命逃避，每次出门都选择人少的路线，生怕遇到害怕的人，被这种恐惧折磨到崩溃。后来认清了这是'小痞子'，并不是'杀人犯'，出现这种担忧时，我就告诉自己这是'纸老虎'，吃不了人，然后尽量去做一些有价值的事情或者自己感兴趣的事，转移注意力，慢慢地，我就发现其实这些担忧都是自己吓自己。后来，在老师的鼓励下，我还选择主动出击，挑战自己害怕的路线，不久之后，就不再对路线恐惧和逃避了。"

"小痞子"是不是虚假空的？是不是欺软怕硬的？大家应该都清楚了。

第二节　认识病态行为

前面我们谈了以"怕"为主要内容的病态思维，接下来我们将谈谈因"怕"而引发的病态行为。

病态行为主要包括强迫行为和逃避行为。强迫行为指的是那些自己觉得没必要，但受制于"怕"而越怕越出现的身体抖动、抽动等对抗性行为和反复洗涤、检查、询问、仪式性动作等屈从性行为。逃避行为则是指在受到强迫思维或行为的干扰下，回避正常社会功能，表现为不能上学、工作、进行人际交往等。

强迫行为可分为两类。一类是由于紧张等心理引起的不自主的躯体行为，如手抖、头抖、抽动、咽口水、出现余光等。这类行为的特点是"不由自主""求完美""越怕出现越出现"，内心有对抗的感觉，结果"越想控制，越失控"。另一类是为了缓解内心的恐惧而采取的自主行为，如反复检查、洗手、询问、仪式性行为、回避某些场合等。这类行为的特点是"自主""怕万一""求心安，求确定感"，屈从后能心安，于是，行为逐渐泛化且增多。

由于这两类强迫行为都让人感到极为痛苦，如果长期无法摆脱，大家就会出现逃避行为，如逃避人际交往、学习、工作、日常生活甚至闭门不出。

那么,病态思维与病态行为之间存在什么样的关系呢?

有病态思维,一定有病态行为吗?不一定。从病态思维与病态行为示意(图5)可以看出,有些人既有病态行为,又有病态思维,而有些人似乎只有病态思维,病态行为很少。也就是说,大家出现强迫症状,肯定是有病态思维的,但并不一定有病态行为。这也是为什么不少强迫者痛苦多年,他不告诉别人,别人就完全感觉不出来的原因。比如那位有乱伦画面强迫的女孩,在学校上课时,内心非常纠结,一直陷在"不让出现—出现更猛烈"的不良循环中,但几乎没有任何外显行为。

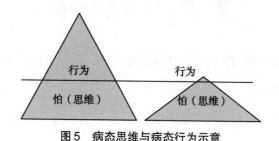

图5 病态思维与病态行为示意

有病态行为,一定有病态思维吗?是的。比如反复洗手或者反复询问和确认的行为,必然是由怕"万一"这类病态思维驱动的。如果没有这种"怕"的思维,他还会反复洗手、反复询问吗?当然不会,谁不想洒脱离开啊?谁不知道这些行为既浪费时间又累还羞耻啊?正因为存在"怕"的思维,才会有后续的"确保"或"求证"行为。因此,病态行为是继发于病态思维的。

有人可能会问,每个人都有一些与大多数人不一样的习惯或者行为,这也算病态行为吗?并不一定,这取决于行为背后有没有"怕"字。比如,"左撇子"算是强迫行为吗?当然不是。有的人喜欢用左手,有的人则喜欢用右手,这是一种个人习惯,并没有"怕"字存在。我们的病态行为背后往往都是有"怕"字存在的。同样,逃避行为也是如此。比如,有人很懒,算逃避行为吗?不一定,也要看其内心有没有"怕"。比如,社交恐惧者的"不敢与人交往"和一个人"懒得与人交往"也不一样,前者回避交往,是因为"交往有恐惧,不交往又自责",而后者是因为懒或者累了,不想与人交往,是不存在"怕"和自责的。

大家可以结合自己的情况思考一下,你的痛苦是不是大多源于病态思维,即对各种各样"怕"字的放大呢?

第三节 应对"怕"的两个误区

这节我们重点介绍面对"怕"字时可能进入的两个误区。

前面提到,面对"怕万一"这个"小痞子"时,我们常常把他当作"杀人犯",会采取两种态度:要么来硬的,跟他对抗,骂他或者打他,把他赶走,这算是第一种态度;要么来软的,尽量躲着,躲不了就投降,这算是第二种态度。但是用这两种方式来对付"小痞子",那就正好落入了"小痞子"的圈套了,可能导致和他永远纠缠不清了。为什么这么说呢?

第一种,排斥他,和他斗。你打他、骂他,赶他走,表面看起来好像是不怕他,但这种胆大只是假象而已。实际上,"小痞子"一下子就看清了你的真相:"他是怕我的,要不然,他为什么反应这么大?"所以你越排斥他、越是试图赶他走,他就越不走。你骂他,他会和你对骂;你打他,他会和你对打,这样是摆脱不了他的。

第二种,向他投降。现实生活中的"小痞子"来追你,你可以选择躲在家里,甚至钻到被窝里,或许还有点用。然而,这种方法对"怕"是没有用的。一旦"怕"字出现,便会钻入你的脑子里,持续干扰你,让你无处可躲。逃不过,你便只能选择投降,被他牵着鼻子走。然而,你听命于他,他就会放过你吗?不会,因为他不讲道理。他不会因为你的顺从而放过你,"小痞子"永远是"小痞子",他不会因为你听他的话就变成谦谦君子,不再骚扰你。他会一直控制你,不撒手。比如,你刚交完钱,过一会,他的钱花完了,就又会回来找你,因为你听话嘛!这样一来,就真的是没完没了了。这也是强迫症状难以摆脱的原因。

实际上,在面对"怕万一"这个"小痞子"时,我们很容易陷入两个误区,表现为两种不同的病态思维及继发的病态行为(图6)。

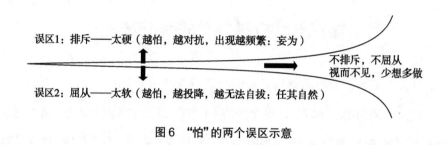

误区1:排斥——太硬(越怕,越对抗,出现越频繁:妄为)

不排斥,不屈从
视而不见,少想多做

误区2:屈从——太软(越怕,越投降,越无法自拔:任其自然)

图6 "怕"的两个误区示意

从图上可以看出,有三条路可走,两边都是误区,都是"悬崖",中间的才是正途。

从左至右,从一根"钢丝绳"到"独木桥"再到"大路",在这过程中有两个误区。

误区一:排斥。越是排斥它,它就越是出现,对自己干扰越大,进入恶性循环。排斥的同义词还有对抗、逞强、压制、控制、堵、硬斗、硬扛、刹车等。越是试图通过强硬的手段赶走它,它就越是死缠烂打。

误区二:屈从。越是屈从,它就越会觉得你好欺负,出现的次数越多。同义词还有投降、服软、投诚、屈服。你越是投降,就会陷得越深,最终进入恶性循环,最后逼得你无路可逃。有些人会选择躲到家里,甚至钻到被子里,这对于现实中的"小痞子"可能是有效的,他们最多是在门外敲门骚扰,不能拿你怎么样,但这对"怕"字是没有用的。一旦"怕"字出现,你躲到被窝里也没用,它会钻入你的脑子里,持续不断地干扰你。

一、误区一的表现

误区一最明显的特点就是"排斥"。"小痞子"来了，你烦他、怕他，越是赶他走，他越是纠缠你。多表现为对"念头、情绪、身体感受"等的排斥。比如有些人特别关注周围的噪音，可能会出现"噪音强迫"。还有些人对身体某靶器官的不适感或关注感过分排斥，进而出现"靶器官强迫"，比如口水强迫或者舌头强迫。以舌头强迫为例：平时我们讲话是流畅而很自然的，但当刻意关注到舌头在发音时，就可能感到不自然。比如大家关注一下在讲"南京"两个字时，舌头是怎么动的？是怎么发出"南京"这个音的呢？包括笔者自己，一关注，也会感觉不舒服。然而，越不让自己关注，就会越关注。最后，可能对自己的"不自然"很排斥，对自己"对舌头的关注感"也很排斥，纠结下去，甚至都不知道如何讲话了。

这种误区常出现在哪类强迫症里呢？余光强迫（越怕关注余光，越关注）、念头（或画面）强迫（越怕冒出某些念头，冒得越厉害）、关注异性敏感部位强迫（越怕自己关注异性敏感部位，越关注）、注意力集中强迫（越想集中注意力，越无法集中）、社交恐惧（越怕紧张越紧张、越怕脸红脸越红）、失控恐惧（越怕失控，觉得越控制不住自己）、靶器官强迫（越不想关注身体的某个部位，越控制不住地关注，如口水强迫、呼气强迫或者越怕手抖手越抖）等都会常陷入这一误区。

"排斥"的特点是不由自主，这种恐惧感、紧张感、关注感往往不受自己控制，在某些情境下条件反射般地就出现了。因为不由自主，所以当我们试图控制它出现的时候，反而出现了"越控制、越失控"的结果。

误区一，既可表现为思维误区，即对"念头、情绪、身体感受"的抗拒；也可表现为行为误区，即对身体反应的抗拒。

二、误区二的表现

误区二最明显的特点是"屈从"。常见表现是被这个"怕"字追着跑或牵着走。如分析、推理各种可能性（总是想到最坏的后果）；毫无根据、毫无限度地想象和假设（越想越可怕）；以及检测、核实、尝试、感受（结果仍然摆脱不了"怕万一"）。具体表现为"怕"字一出现，就被它牵着走，分析来分析去，为自己的"怕"字找借口。或者它让自己做什么自己就做什么，如反复检查、询问等。有的人是一出现"怕"字，就让它追着跑，不断地陷入各种"想象"中，接着便逃避日常的社会功能，如人际交往、学习、工作、日常生活等，甚至被"怕"字逼入绝境而选择自杀。

屈从性强迫思维可以被比喻为"悲观推测链条"：由一个很小的细节，引发一些系列想象并推测出可怕的后果。比如，对于特别怕踩到狗屎的强迫者来说，走一趟马路，最后能推测出"狗屎可能进到嘴里"的后果。这条"悲观推测传染链"是：如果我在外不小心踩到狗屎（或者接触其他不洁物），回家换鞋子，通过交叉区域传染到家里的拖鞋上，然后家人不注意，可能传染到沙发上，再传染到床上、枕头上，那最后就有可能进嘴里或者身体里。

"屈从"的特点是自主，即都是个人的自主行为。尽管"怕"的出现是条件反射般、不自主的，但屈从于"怕"的部分思维或行为往往是自主的。比如怕脏的人，刚开始会不由自主地（这部分是不自主的）出现怕"万一"，然后就会顺着"万一"链条推测下去，越想越糟糕，最终不得不去做"洗手"的强迫行为。在顺着"万一"推测的过程中，他可能无暇顾及其他事情，只能越想越害怕，这部分推测——"想"是有自主的部分的，而后续的"洗手"行为更是自主行为。

这种误区在大多数强迫症、恐惧症中很常见。从强迫症的总体数量来看，陷入误区二的人数要多于陷入误区一的（表1）。

表1 两个误区分类表

误区	思维	行为
误区一（排斥）	怕出现或关注某些思维（念头）、情绪、感受（躯体感受）导致出现或关注加剧：如怕出现某些画面、怕紧张、怕关注身体某部位、怕关注注意力、怕关注呼吸等	怕关注某些部位或出现某些行为，反而导致某些部位出现不自主的行为，如紧张导致的手抖、头抖、咽口水、身体抽动、肠鸣音等
误区二（屈从）	悲观推测链条，越想越可怕。如传染链、报应链以及其他可怕后果链等	为缓解恐惧或回避痛苦而出现的自主行为。①强迫行为：如反复洗手、检查、记录、询问、分析、感受、回忆、仪式动作等；②逃避行为：如不上学、不见人、不工作等

三、两误区的混合出现

实际上，大多数强迫者两个误区都有。比如，刚开始可能是怕某个念头或感觉出现，会排斥它，但发现这个"怕"字怎么也排斥不掉，就会越来越恐惧，最终才出现屈从或逃避行为。然而，有些求助者好像没有第一误区，只有第二误区，实际上往往是多年来面对"怕"字时，反复努力无效，最终放弃努力、任其摆布的结果。以洁癖为例，有的洁癖者一遇到某个情境就怕脏，似乎并没有出现排斥怕脏的念头，就已经自动化地出现"要去洗"的念头。刚开始的时候，他可能也会觉得自己怕脏有些过头，不想让"怕"字出现，但无法做到，所以越想越可怕。后来，一有"怕"字，第一误区这种排斥感就很少了，只要一出现"怕"字，就迅速投降，赶紧去洗。

案例20 【口水强迫：逞强与摆烂，都不可取】

举个口水强迫症的例子来说明一下两个误区的表现。有一位男士，高一的时候，在同学们拿大便开玩笑的时候，恰好咽了一下口水。一刹那间，他就觉得很糟糕，怎么能在想到大便时咽口水呢？结果，烦恼就来了。开始时，他怕自己想到大便的时候咽口水，到后来，只关注咽口水，总想把对口水的关注感解决。结果，越怕自己关注越关注，越关注口水出得越多，且怎么都摆脱不了这种不良循环。他对口水的排斥感以及对口水关注的排斥感，都属于误区一，即对偶尔跳出来的"小痞子"或者说人人偶尔都会有的担心过于排斥了。结果，就陷入越排斥、干扰越严重的怪圈。后来，随着口水强迫的加剧，他开始怕别人关注到自己咽口水的行为，怕自己讲话时带着口水，会口齿不清。因此，他对别人的表情极其敏感，别人的一举一动都能和自己的口水联系起来，怀疑是对自己咽口水行为的回应。因此，每次在大家面前讲话都会异常紧张和尴尬。后来，他出现躲避公众场合的行为，集体活动能不参加就不参加。这种对自己咽口水行为及其后果进行的毫无根据和限度地推测，就属于误区二。当然，逃避公众场合的行为也是误区二。也就是说，让"怕"字牵着鼻子走，越投降陷得越深，越无法自拔。

当然，无论是第一误区还是第二误区，最终在部分求助者身上往往会导致共同的结果：除了思维上的痛苦，行为上往往表现为不思进取或破罐子破摔，如出现不上学、不上班、不和人接触等逃避行为。尽管这类逃避行为算不上是强迫行为，但同样也是战胜强迫症的大敌。切记，如果你逃避了，想取得进步是不可能的。

第四节　两误区的分类举例

在以下误区中，因为强迫困扰而无法实现正常的社会功能（包括学习、工作、人际交往、生活等）的，均列入误区二中，具体细节就不在每一类中赘述了。

一、洁癖类强迫症

第一种，怕现实的脏，如怕细菌、病毒等。

误区一：相对较少，虽然也怕自己出现"怕"，但一遇到某种情境，"怕"会条件反射般地出现，想排斥，但排斥不掉，然后迅速滑入误区二。

误区二：

1. 思维表现 参考上节提到的"悲观推测传染链"，由一个可能的不洁行为推测出一系列可怕的后果，比如传染重病、自己或家人致死等。

2. 行为表现 反复洗手、洗澡；过度使用酒精等；不敢上公共卫生间，外出前不敢喝水；躲避医院，除非迫不得已，不敢去医院；躲避垃圾桶或其他"脏"的地方；要求家人反复清洗；走路反复回头检查，总怕踩到脏东西。

第二种，怕象征意义上的脏。

误区一：参照洁癖类第一种的误区一。

误区二：

1. 思维表现 出现性念头或者可能的"不合伦理"的性接触，会陷入对"报应"的悲观推测，比如自己或家人倒霉，或者失去重要关系等。看到或想到不吉利的事情／事物，会瞬间陷入对"报应"的恐惧之中。想到接触过讨厌的人，就心生厌弃。

2. 行为表现 为缓解"报应""晦气"等不安感，表现为反复洗手、洗澡；回避某些人；回避与死人有关的一切场合和物品，如殡仪馆、墓地、白花、黑纱等；回避某些不吉利的数字；贱卖或扔掉不吉利之物；回避宗教场合，害怕出现与宗教人物有关的性念头，并通过洗手来缓解。

轻微者，洗手次数较多或者每次洗手次数略长；严重者，不敢出门，或者洗手洗澡长达十多小时甚至 24 小时以上。

二、检查类强迫症

误区一：参照洁癖类第一种的误区一。

误区二：

1. 思维表现 其悲观推测链条是，如果自己不小心犯了错，没做好、没搞清楚或者东西不慎丢失，就会有非常严重的后果，如家中被盗、失火淹水、隐私外泄、名誉扫地、耽误重要事情、失去工作、重大财产损失等"灭顶之灾"。有时候也会觉得应该不会有那么严重的后果，但总怕"万一"，容易被"万一"牵着走。

2. 行为表现　反复检查；反复回忆梳理；反复拍照录像；反复询问；反复截屏录屏；反复清理手机电脑；反复记录事情的细节；反复囤积用过的废品。

轻微者，消耗时间精力，耽误日常生活；严重者，回避某些场合，严重影响社会功能。

三、仪式类强迫症

误区一：参照洁癖类第一种的误区一。

误区二：

1. 思维表现　悲观推测链条是，如果自己不小心接触了不吉利的物品或者犯了什么错，就会遭遇霉运和报应，而且这种报应有时是摧毁性的。轻则办事不顺、考试挂科、失去关系，重则家破人亡，如家人或自己猝死、车祸、癌症，更重则担心"下辈子"也不得安宁。

2. 行为表现　主要是以仪式类行为抵消恐惧感或通过回避行为逃避恐惧感为主要表现。如洗手，反复做某个动作到吉利遍数或者找到吉利的感觉为止，扔掉或贱卖不吉利的物品，默念某些吉利或者"保护者"的名字，想象人像、画面或者音乐覆盖讨厌的人像或者音乐等，回避认为不吉利的事物如人、物品、场合、数字、图片或视频等，反复摆放物品直到满意为止。

轻微者，仅表现为个人日常习惯，不影响日常生活；较重者，较为惶恐，影响日常生活；严重者，惶惶不可终日，甚至不能出门。

四、注意力相关强迫症

误区一：思维表现为怕自己注意力不集中或者怕自己关注不相关的干扰，

导致努力排斥自己对干扰的关注,陷入"越不想关注,越关注""越想放松,越放松不了"的怪圈。越想拉回注意力,越拉不回来。

误区二:

1.思维表现　悲观推测链条是:如果注意力不集中(不能放松),就学不好,考试就考砸了,考不上好大学,找不到好工作,没法娶妻生子,那我这辈子就完了。另一个恐惧是:如果一辈子注意力都没法集中(不能放松),那就更糟糕了。

2.行为表现　余物者,会把余光里的东西拿走;余人者,躲避人群、调整座位;怕噪音的,会想办法消除噪音、换住的地方等;有性画面的,躲避相关人群;怕失眠的,早睡或总想补觉。

这类强迫以误区一为主,少数也有误区二的表现。

最轻微者,仅表现为个人日常习惯,不影响日常生活;严重者,较为惶恐,影响日常生活;"余人"严重者,惶惶不可终日,甚至不能出门。

五、靶器官类强迫症

误区一:

1.思维表现　怕注意力关注到"靶器官"这类不该关注的部位,无法注意在当下的事情上,陷入与注意力相关强迫类似的"越怕关注,越关注;越怕紧张,越紧张;越想拉,越拉不回来"的怪圈。

2.行为表现　控制不住的手抖、头抖、躯体抽动、口吃、脸红、吞咽口水等行为。

误区二:

1.思维表现　悲观推测链条是:如果注意力拉不回来,一直关注在"靶器官"的部位,回不到正常生活,那就完了。另一个恐惧是,如果注意力一辈子都拉不回来,那就彻底完了。例如,口水强迫者可能会感到别人关注到自己咽口水，会特别羞耻，甚至觉得旁边的人能听到自己咽口水的声音，进而干扰别人，因此而感到羞耻。

2. 行为表现　反复吐口水、反复小便、不敢当众小便、因担心自己性功能而不敢恋爱、触感强迫者反复调整衣服，不上学、不工作等。

这类强迫以误区一为主，少数也有误区二的表现。

轻微者，消耗时间精力，耽误日常生活；严重者，回避某些场合，严重影响社会功能。

六、失控类强迫症

误区一：参照洁癖类第一种的误区一。

误区二：

1. 思维表现　悲观推测链条是，如果自己控制不了自己，就会做出后果不可收拾的事情，比如家破人亡、身败名裂，越想越可怕。

2. 行为表现　主要以回避相关场合和人群为主要表现，如躲避人多的场合、不见某些人、不去高处、不敢开车、不敢拿笔、反复检查核对写过的东西、反复推理论证自己没有做过某事、藏尖锐物品等，同性恋恐惧者表现为反复分析、验证自己的性感受等。

轻微者，消耗时间精力，耽误日常生活；严重者，回避某些场合、某些人、某些物品等，严重影响社会功能。

七、传染病强迫类

误区一：参照洁癖类第一种的误区一。

误区二：

1. 思维表现　悲观推测链条是，如果自己不小心被传染了严重疾病，或者传染给了家人，就完了。

2. 行为表现　反复到医院检查检验、反复搜索、反复询问，躲避人群、躲避医院、躲避小猫小狗等甚至连动物活动的场地也要回避、走路反复回头检查、反复清洗等。

轻微者，消耗时间精力，耽误日常生活；严重者，回避某些场合、某些人群或动物，严重影响社会功能。

答 疑 解 惑

1. 人的烦恼，大部分也源于两个误区

虽然这里介绍的是强迫症的两个误区，但实际上，这两个误区也适用于人们的日常烦恼。比如，一位老师在讲课之前刚刚和人吵了一架，心情很不爽，但上课又没法推迟，怎么办呢？只能硬着头皮去上课。如果他对刚才吵架的情境以及负面情绪不排斥，也不屈从，慢慢投入到讲课之中，过一会可能就忘了刚才的烦心事了。等课讲完后，可能才会再次想到此事。但如果他是一个完美主义的性格，可能就会陷入两个误区而无法自拔。比如误区二：越想越生气，"这个人太差了，我真倒霉"，可能会一直陷在愤怒的情绪中，无法自拔，严重影响上课效率。或者误区一："上课怎么能想这个呢？讲不好，学生会怎么看我？"努力排斥自己的负面情绪或念头，反而会越排斥越激烈，也会严重影响上课效果。因此，人们绝大部分日常的烦恼都是因为陷入了这两个误区。不陷入这两个误区，就会"忘却烦恼"。

2. 为什么会越关注，身体会越不舒服？

越在意身体就越不舒服，这本身也是一种条件反射，也是一种强化的过程。之前没有把精力和注意力放在某个部位，注意力会被分散。但当注意力集中在这个部位时，身体的感觉阈值会降低。在反复的感知中，求助者的不适感会被放大并强化。本来痒，就会更痒，本来痛，就会更痛。在个体身上，也就表现为越关注身体，越能够感觉到身体上的不适，进而出现过度紧张、担心、恐惧等情绪，形成恶性循环。

另外，一个人长期关注或者担心自己某一方面的问题，就会影响自主神经功能，造成自主神经功能紊乱。自主神经又称植物神经，它包括交感和副交感神经，交感神经使人活跃，副交感神经使人安静。两者相互配合，支配着整个机体和全身的脏器活动。植物神经在调节机体运行的过程中，需要用到一些媒介，即神经递质。在正常的情况下，功能相反的交感和副交感神经处于相互平衡，制约着这两个神经系统。当一方起正作用的时候，另一方则起副作用，很好地平衡、协调和控制身体的生理活动，这便是植物神经的功能。如果大脑中枢神经受到外界不良因素的刺激，比如受到我们内心一直丢不掉的"怕"字的干扰，就会导致自主神经系统的平衡被打破，神经递质也会被干扰而出现异常，从而出现各种各样的感觉异常甚至功能性障碍。

3. 为什么会悲观推测？

悲观推测，又被形象地称为雪崩式推测，是强迫者常见的性格特点。表面上看，悲观推测是一个坏习惯，自己吓唬自己，变风和日丽为狂风暴雨，总是纠结于事物糟糕的一面，让人苦不堪言。其实，这是潜意识的花招。为什么呢？悲观推测最大的好处是：一切尽在掌握之中。一个人为什么会警戒范围过大或者控制范围过大？因为他特别怕失控，特别缺乏安全感。过去非常糟糕或无助的经历可能早已忘记，但再次遇到类似的情境时，人的情绪记忆和躯体记忆会被唤醒，自动化的反应仍然是"会不会像过去那样糟糕？""如果那种糟糕的情境发生了怎么办？"所以他要提前做好预防措施，有备无患。尽可能地把各种可能的后果想得坏一些，到时候如果真的有"万一"的情况发生，至少在我的预料之中，不至于毫无防备，糟糕透顶。因此，悲观推测的好处是，一切尽在自己的掌握之中。这么看，悲观推测也算是一种心理防御机制。在极端的环境下，偶尔用一两次，倒也有益无害，但如果让自己的日常生活持续处于悲观推测之中，那只能是有害无益，生活就真的成为悲剧了。

一朝被蛇咬，十年怕井绳。潜意识有个特点，吃过一次亏，遇到类似的情境，就会过度报警。也就是说，潜意识无法做出精确的判断，往往会把井绳当作蛇来报警。哪怕危险有万分之一的概率，也要做好能给我们带来安全的百分之百的准备，宁肯错杀一千，不肯放过一个。因此，潜意识才会盯着"万一"不放，有点"傻子摸住一条路"的味道。

4. 症状是天使还是魔鬼？

症状究竟是天使还是魔鬼？这要看你是关注表面现象还是深层本质。

说它是天使，因为它有火眼金睛，总能发现你的弱点，然后一次又一次地提醒你，"这里有缺陷，请补上"，锲而不舍。当我们内心的城墙有豁口或太过薄弱时，敌人就会乘虚而入，我们就会感受到各种混乱与痛苦。

说它是魔鬼，因为它是如此让人无奈和抓狂。

魔鬼身段，天使心肠，集魔鬼与天使于一身的怪物，让人无助彷徨。无论天使还是魔鬼，既然它如此锲而不舍，那我们就要看看它光临寒舍的目的——为什么只光顾我这里？这里有什么在吸引它吗？

5. 症状是负强化的产物

强化是指通过某个刺激增强某种行为的过程。通俗地说，就是一个人通过接触某种东西后，他的某些行为会出现得越来越频繁。比如，有一天，一个小狗偶然从你门前走过，你扔了根骨头给它吃，第二次偶然走过，你又扔了根骨头，几次之后，它每次饿了都会跑到你门前来。相当于你通过骨头增强了小狗出现在你门前的频率，这种现象就是强化。

那正强化和负强化有什么区别呢？为了帮助大家理解，就拿喝酒来打比方。如果有一天一个人喝酒之后感觉非常舒服，那他之后就会经常喝酒，因为喝酒带来享受。原来几天喝一次的，后来可能一天喝一次甚至两次。特别是那些酗酒的，酒对他来说就是很过瘾的东西，喝酒会给他带来快乐，喝酒次数就会增加，这就叫正强化，我们称之为"一醉方休"。

而负强化呢？如果我并不喜欢喝酒，但是有一天我特别烦恼，怎么办呢？弄点酒喝喝。喝醉之后不烦了，痛苦一下就减轻了。喝酒虽然不能给我带来快乐，却能够帮我减少痛苦，下次只要一痛苦我就喝酒。这样下去，我喝酒的次数也会增加。这就叫负强化，可以叫"一醉解千愁"，最后也能喝成酒鬼。

如果用 −10 到 10 代表快乐指数的话，原点是 0，代表不快乐也不痛苦。正强化相当于从 0 到 7，喝了酒以后很快乐，喝酒的次数便会增多，没事时就会弄点小酒喝喝。负强化相当于从 −7 到 0，我本来很烦，喝点酒就不那么烦了，但并不像正强化，一喝酒就很开心，而仅仅是烦恼减少而已。正强化就是增加快乐，负强化就是减少痛苦，二者虽然原理不一样，但方向是一样的，可以叫"7 的诱惑"。还拿小狗打比方，小狗到左边的角落时，每天打它三次，到右边的角落时，每天打它一次，你想它更愿意出现在哪个角落？肯定是右边的角落多一些，而左边几乎不去，因为到右边被打的次数会减少，这就是负强化。

我们症状的产生和小狗选择右边的角落，道理是一样的。比如，有的人担心某些事情有严重后果，怎么办呢？反复检查、询问或洗涤，好像轻松了很多，实际上还是纠结，但至少比不做要好，于是，这些行为就会巩固下来。还有些人，症状出来后，总想去排斥一下。自己知道排斥没用，但是排斥以后，觉得"我已经做了努力了"，这样心里好像会有控制感。如果不排斥的话，失控感会更加强烈或好像自甘堕落一样，就会更加自责和痛苦。

从这个角度来说，症状算是变"最怕的、最难以接受的"为"有些怕、尚能接受的"的一种人类智慧的"妥协物"。

6. 要接纳"如果真的发生了最坏的情况"吗？

有的咨询师会提出"如果最坏的结果发生了，又怎么样？"会劝求助者做好接纳最坏结果的准备。然而，笔者不主张采用这种推理方式。首先，这是按照"万一"的逻辑进行雪崩式推测的结果，把"万一"当作现实，推理的过程是各种虚构、"万一"套"万一"，这样的推理必然导致主次颠倒，其可信度难以保证。

其次，如果总是将"万一"当作现实，想象即将面临最坏的结果，任何人都会感到恐惧，都会惶惶不安。比如，求助者把纸老虎当成真老虎，怕真老虎会吃掉自己。让他去想象"吃了又怎么样？"那谁会不怕？一味地让自己视死如归、不在乎、放下，这谁都做不到。因此，不是让自己接纳任何的后果，而是要思考"我为什么总是怕，而别人不怕？"这样，才能及时刹车，从无限的想象中拔出来。

第四章

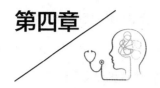

正确应对病态思维与病态行为

第一节 独木桥模型

上一章讲述了面对"怕万一"的两个误区，接下来我们将详细介绍应对"怕万一"的正途。

我们知道，"怕万一"是一个极其难缠的"小痞子"，他来势汹汹，装出要杀人的架势。性格不过头的人很快就能看清楚状况，就不搭理他了。而性格过头的人，一看到"小痞子"，可能就会将其错当成"杀人犯"而惊慌失措。为了减少恐惧，求得心安，就会采取对抗或者投降这种对待"杀人犯"的方式对待"小痞子"，结果恰好上了"小痞子"的当，陷入与"小痞子"的纠缠之中，无法摆脱。

在现实生活中，当我们受到"小痞子"干扰的时候，坚持不搭理他，也就是每次他过来干扰时都不理他，对他视而不见，继续做手头的事情，会怎么样呢？比如，他出现一两次，我们不理他，可能不会有什么明显的变化，但是经过一两百次后，我们仍旧不理他，依然不为所动，他还会有耐心吗？他可能会感到很无趣、被冷落，慢慢就对我们失去了兴趣，出现的频率和每次出现的时长就会逐渐减少，对你的干扰也越来越少，最终就会慢慢离开。这才是让"小痞子"离开的正确方式。

和对待现实中的"小痞子"一样，对待"怕万一"也需要采取这个态度。我把它总结为八个字——"视而不见，少想多做"，这也是我们接下来要讲的独木桥模型的关键策略（图7）。

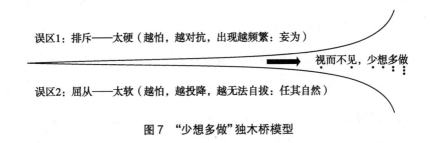

误区1：排斥——太硬（越怕，越对抗，出现越频繁：妄为）

视而不见，少想多做

误区2：屈从——太软（越怕，越投降，越无法自拔：任其自然）

图7 "少想多做"独木桥模型

视而不见的"视"，就是我看到病态思维又出来了（当病态思维浮现时，我察觉到病态思维的存在）；"不见"，就是不与它多纠缠，既不排斥，也不屈从；"少想"和视而不见所要表达的是同样的意思，即减少对病态思维的关注，更多关注正常的事情；"多做"，是指多做正常的事情。

具体而言，当病态思维出现时，无论它怎么干扰我，我都不搭理它，继续做自己的事情。一切非病态的事情，如工作、学习、聊天、娱乐等能够将病态注意力转移、淡化对病态思维关注的事情都能做，该看电视就看电视，该看书就看书，该去娱乐就去娱乐。只要是正常的事情，都可以被用来作为"视而不见"、转移注意力的手段，而不是把这些该做的事情放到一边不做了，却和"怕"纠缠不清。通过"做"将对病态思维的关注转移到正常的事情上，是为了更好地做到"视而不见"。简言之，"爱咋想咋想，该干什么干什么！"这样，"视而不见"和"少想多做"才能相得益彰。

"视而不见，少想多做"这八个字中，"视而不见，少想"这六个字，是从应对病态思维的角度考虑，即"如何对待病态思维"。而"多做"则是从如何调整行为的角度出发，也就是从"怎么样多做正常的行为，减少病态行为，从而更有利于淡化病态思维"这个角度考虑的。需要注意的是，"少想"并不是不想，而是尽量不要与病态想象多纠缠，不排斥，也不屈从。其中，最重要的是"多做"——通过"做"才能逐步淡化病态思维，而"想"往往是在强化病态思维。想象往往是无法控制的，而多做是可以主观控制的，通过"多做"才能间接实现"视而不见"和"少想"。如果什么事也"不做"，很容易陷入"多想"以及与"怕"的纠缠（排斥或屈从）之中。

一个人注意力的总量是有限的，对正常事情的关注和对"怕"的关注就像拔河一般，都试图吸引你的注意力，当你更多地关注正常的事情时，对"怕"的关注就会慢慢减少。否则，没有事情做的时候，注意力就很容易被"怕"这个"小痞子"所占据。

为了帮助大家理解误区与正途，我打个比方。如果你现在要过一条小河，无其他过河途径，河上只有一条钢丝绳可供行走，怎么办？只能试着走钢丝。怎么走？要不偏不倚走中间，尽量避免掉到两边去。当然，刚开始的时候，你没有走钢丝的经验，很容易掉到两边去。那怎么办？只能忍着疼痛，上岸继续练习。练习多了，就能掌握了。

面对病态思维也是如此。虽然想要走中间没那么容易，因为对于病态思维的恐惧使人在面对它时往往习惯性地采取排斥或屈从的方式，就很容易习惯性地掉入两个误区中。然而，如果你能屡败屡战，坚持"视而不见"的"走钢丝"的实践，随着你对病态思维"虚假空"的真面目看得越来越清楚，慢慢不在乎它时，它对你的干扰就会越来越小，你掉入误区的可能性也会越来越小，走上正路的可能性就会越来越大。也就是随着不断的实践、锻炼，这根"钢丝绳"会越走越宽，慢慢变成"独木桥"，直到最终变成"宽阔的大路"。就如同现实中走钢丝的艺人，练得越多，走得越熟练，胆子越大，走钢丝绳就会像走大路一样了。

简单来说，就是对待病态思维要视而不见，既来之，则安之，不排斥也不屈从。不搭理、不回避，愿意来就来，愿意走就走。我所能做的就是"该干什么干什么"。虽然面对各种干扰很难做到，但我能做的就是在痛苦中坚持，屡败屡战，直到迎来胜利抵达彼岸的那一天。

如果可以将"少想多做"理念列成一个公式的话，那应该是：只要自己一出现"怕"字（或想得多而情绪低落了）→**立即**提醒自己：是自己想得太多或太在意它了，过分在意的就是病态思维→既然是病态思维，是"小痞子"，不是"杀人犯"，我为什么还要像以前一样怕他呢？→改变做法，少搭理他，做正常的事情进行注意力转移→长期坚持，慢慢放松，"习以治惊"，就逐渐不在乎了。

第二节　正确应对病态思维和行为

下面结合"独木桥"模型和两个误区分别谈一下如何应对病态思维与病态行为（表2）。

表2　走出两误区的正确理念

误区	思维	行为
误区一（排斥）	怕出现或关注某些思维（念头）、情绪、感受（躯体感受）导致出现或关注加剧：如怕出现某些画面、怕紧张、怕关注身体某部位、怕关注注意力、怕关注呼吸等	怕关注某些部位或出现某些行为，反而导致某些部位出现不自主的行为，如紧张导致的手抖、头抖、咽口水、身体抽动、肠鸣音等
正确理念	允许上述思维、情绪、感受的出现，减少排斥，带着"怕"字，坚持"多做"	允许上述行为的出现，减少排斥，带着"怕"字，坚持"多做"
误区二（屈从）	悲观推测链条，越想越可怕。如传染链、报应链以及其他可怕后果链等	为缓解恐惧或回避痛苦而出现的自主行为 ● 强迫行为：如反复洗手、检查、记录、询问、分析、感受、回忆、仪式动作等； ● 逃避行为：如不上学、不见人、不工作等。
正确理念	能停止就停止，不能停止，也不排斥，带着"怕"字，坚持"多做"	带着"怕"字，坚决不做强迫行为和逃避行为，坚持"多做"

一、应对排斥类病态思维

从第三章我们了解到,病态思维有两类,一类是由排斥所导致的,另一类是由屈从所导致的。无论哪一类,都是因为我们对其过于关注、越描越黑的结果。如果我们对病态思维总是分析来分析去,就相当于在为病态思维提供能量,病态思维会更猛烈地干扰你,使你陷入情绪旋涡,就像拍打篮球一样,越拍,篮球可能弹得越高。这种对病态思维的关注感就相当于物理学上的作用力与反作用力,你对它的作用力(关注和担心)越大,它对你的反作用力(干扰)就越大。

应对排斥类病态思维的原则是:允许上述思维、情绪、感受的出现,减少排斥,带着"怕"字,坚持"多做"正常行为。当病态思维出现的时候,自己慢慢去摸索"既不排斥、也不屈从"的"走钢丝绳"的感觉。这种实践是一种内心的摸索过程,是一种综合性的体验,包含情绪上的、身体上的、认识上以及行为等多个层面。

案例21 【注意力强迫:用心恰恰无】

下面笔者结合自身走出强迫症困扰的经验,谈一谈当强迫思维出现时,我是如何进行"少想多做"的实践的,尤其是如何淡化强迫思维,回归正常(自然)思维的。

我最早的困扰出现在高三开学不久,有一天,我在床上半天睡不着,突然就怕自己以后会不会都失眠。从此开始,每天晚上一躺下来,就想快点入睡,但是越想快点睡着,就越睡不着。每次入睡要花三四个小时,早早上床,最后在煎熬中入睡。睡得晚,醒得早,每天只能睡四个多小时。这个问题一直到上大学也没有好转。

后来上了大学,除了被失眠困扰,又出现了新的问题。大一开学不久,有一天上课时,教室外面的鸟叫声吸引了我的注意力,脑子中突然跳出一个念头："万一我的注意力一直飘到外面去，回不来，怎么办？"从此，跌入了痛苦的深渊。刚开始，只是上课时注意力无法集中，但一两个月后，症状迅速蔓延开来（泛化），看书、看电视甚至散步的时候也无法集中注意力，越急越糟糕，整天处于一种紧张状态。我的担心似乎没有具体的对象，就是一种怕自己注意力被干扰的紧张感。总在担心不集中的感觉冒出来，非常排斥这种感觉，怕一直这样下去怎么办？越想尽快摆脱这种感觉，越摆脱不了，因此陷入恶性循环。到最后，从早上醒来的那一刻，一直到晚上好不容易睡着为止，这种不集中的感觉和自己的监控感、排斥感、在乎感都会持续存在，没有放松过一秒钟，因为已经不知道如何解开这个死结了。我当时的感觉是：只要我醒着，我就会关注自己的注意力，而只要关注，注意力就会分散。那岂不是只要我醒着，注意力就没办法集中了？那岂不完蛋？难道只能睡着或者死了才能解决这个问题？当时，根本没意识到，是我的"怕"和"控制"才导致这个不良循环的，更不知道如何破解这个循环。

直到三四年后，接触了心理疏导疗法，我才知道这些症状和我要求完美的性格有关系，但当时并没有找到应对强迫思维的要领。一年多后，我按照"允许自己紧张和不集中，减少排斥"的理念，在"多做"中慢慢摸索。前几个月，怎么也找不到哪怕一秒钟的不监控的、轻松的感觉。但后来有一天，有那么一两秒钟，我竟然没太关注那种感觉，好像把那种关注感忘掉了。我当时非常激动，这是可是久违了的感觉，但内心接着就出现了"竟然没了？！太好了，千万别来了！"的念头，那种强迫的感觉瞬间就回来了。想留留不住，让走走不了。后来的几天，那种"忘记感"再也未出现过。虽然那天只有一两秒钟的忘记，但那是一个很好的开端。后来继续摸索，没有强迫干扰的时间从偶尔几秒钟逐步增加到一次几分钟。一年多之后，情况大为好转，强迫念头一天出现一二十次，一次一两分钟到三五分钟。三四年后，有时一两天才出现一次那种关注感，但几秒钟或一两分钟就消失不见了。现在，我让这种感觉出现，它也不出现了。这就是作用力为零，反作用力也为零的感觉。在此之后，慢慢地，我的失眠问题也得到了解决。也正是这六七年的经历，让我对强迫症有着非常深刻的体会。

我原来总怕自己注意力不集中，总怕自己关注自己的注意力，甚至总怕自己关注自己的关注，其实都是来自完美主义要求：期望自己的生活不要被任何事情甚至念头干扰。谁的生活能没有瑕疵呢？这种洁白无瑕般的完美要求，本身就是反自然的。当我允许自己不那么完美，开始试着接纳自己的注意力不集中，接纳自己对注意力的关注的时候，那个枷锁慢慢就松开了。就像解开一个死结，你越急，就越乱。你越不急，慢慢找，反而越容易解开。

这个就是由"特别在乎→比较在乎→不太在乎→不在乎"的过程，是一个实践、体验、领悟的过程，也是一个顺其自然的过程。功到自然成，不可强求。否则，又会陷入越急越慢的误区一之中。所以，与其说克服强迫思维，倒不如说淡化强迫思维。

二、应对排斥类病态行为

对于这类因紧张而引起的不自主行为，既然不由自主，说明它和人的情绪、思维等一样，是人的本能，并不受人的主观意志控制。因此，我们只能采取和病态思维一样的策略，即"视而不见"。**允许恐惧，允许关注，允许排斥，允许对排斥的排斥。允许**这类不由自主的动作出现，带着干扰和不安继续做事，允许自己表现不好，慢慢淡化"怕"字。也就是采取随遇而安的态度，随它去，不排斥它，也不逃避它，在"多做"的实践锻炼中慢慢放松，这些不自主行为才会自然得到缓解。

应对排斥类病态行为的原则是：思维上，增加允许，减少排斥，具体见上节排斥类病态思维的应对。行为上，允许上述行为的出现，减少排斥，带着"怕"字，坚持"多做"正常行为。

案例16 【抽动障碍：允许是最有力量的】

前面曾讲过反复挤眼睛的那个小伙子，笔者是2007年接待他的，当时他正上大四，因为症状严重，从国外回来求医。他从幼儿园大班开始就有强迫行为。小时候，妈妈讲暖水瓶开水太烫，不要摸，他就偏要摸几下；剪刀太尖，不要拿，他就非要对着眼睛试几下。后来，会控制不住地挤眼睛，持续了多年。初二之前，他只有这类强迫行为，而没有"不该摸、不该拿、不能挤"等反强迫思维，所以并没有感到痛苦。上了初二之后，开始出现反强迫，认为自己总是挤眼睛，和别人不一样，总是怕挤，结果越怕挤眼睛挤得越厉害，由此陷入强迫症的烦恼。到高三时，挤眼睛的症状莫名消失了，因为出现了控制不住擤鼻子、咳嗽、伸舌头等强迫症状。结果，越怕越出现，而且除伸舌头没有声音外，擤鼻子、咳嗽的声音还很大。进入"怕擤鼻子、怕咳嗽、怕伸舌头→紧张→习惯性地擤鼻子、咳嗽、伸舌头→怕别人歧视、自责等→怕下次再出现此类行为→紧张，强迫行为再次出现"的恶性循环之中。越是正式的场合，如考试前、人多的场合等，强迫行为出现得越频繁，他越痛苦。因为他的强迫行为是由于紧张导致的不自主的行为，属于误区一，对于这类行为，也只能视而不见，不能太过排斥。否则，就会陷入越怕越出现的怪圈。

咨询中，我提醒他："不要对自己要求太严，减少控制擤鼻子（怕咳嗽、怕伸舌头与此类似，下面省略），实在难受的话，擤就擤吧，擤了之后的关键，就是继续做手头的事情，不要对这个'擤'这么排斥。**允许对擤鼻子的关注、恐惧和排斥，允许对这种排斥的排斥。减少对擤鼻子关注感、恐惧感、排斥感的排斥。允许擤鼻子的动作出现，带着干扰和不安继续做事，允许自己表现不好，是进步的关键。**"他按照这个理念不断摸索，对自己也不那么苛刻了，允许自己出现擤鼻子等感受和行为，反而这些强迫行为就减少了。虽然他后来在找工作面试时症状再次反复，但他一直在努力挑战，甚至把面试的机会也当作一次次的挑战。他先后换了五个工作。2023年年初随访，近十几年他一直在国外一家大公司工作,各方面情况良好,症状也没有再反复过。

三、应对屈从类病态思维

单纯的屈从类病态思维非常少,大多数伴随着强迫行为或逃避行为。比如,对"脏"产生的屈从,病态思维就是"悲观推测传染链",接着就出现了反复洗手的强迫行为。对于没有强迫性格的人,偶尔出现担心,可能只是一闪而过,从"1"(不担心)掉到"2"(略有担心),很快就出来了。而对于强迫者,一旦出现了担心,就会悲观推测,迅速从"1"掉到"10"(恐惧至极),陷入"怕"的漩涡,很难出来(图8)。或者好不容易出来了,一遇到下一个刺激,就会再次陷入其中。心理健康者的生活似微风吹过,静水微澜,而强迫者却是狂风大作,巨浪滔天。

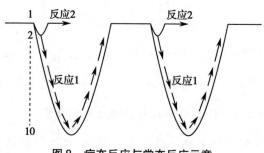

图8　病态反应与常态反应示意

应对屈从类病态思维的原则是:**对于悲观推测,如果能停止就尽量停止,如果不能停止,也不要排斥,带着"怕"字,坚持"多做"**。比如,原来由"1"想到"10"的,现在想到"7"就尽量刹车,去做别的事情,慢慢把注意力拉回到该做的事情上去,这就是一个进步。如果刹车刹不住,在"10"的位置纠结,无法自拔,那也不要排斥,而是带着"怕"继续做该做的事情。坚持"做"下去,当你不再为悲观推测注入那么多关注和能量时,你的"怕"也会逐渐减轻。其中的关键仍然是"做",通过"做"间接调控"想"和"怕"。

通过下面两个案例,我们可以看一看求助者是如何通过行为来调控屈从类病态思维的。因为单纯的屈从类病态思维很少,多数都会伴有强迫行为或逃避行为,所以,这两个案例也有此特点。

案例22 【余光恐惧:旁观者心态】

男,25岁。他从14岁出现余光恐惧症状,十多年来,一直非常痛苦。具体表现是:害怕别人发现自己的余光,严重时会斜视;害怕别人的评价,总觉得别人以奇怪的眼神看着自己;害怕与人对视,紧张到无法进行正常的工作。此外,他在生活中仪式化的行为也比较多,如轻微洁癖、按程序做事、害怕咳嗽声和脚步声等。25岁时,他开始通过收看"集体心理疏导视频课程"进行自我疏导,一年后,取得了很大的进步,下面是他写的经验总结。

心理疏导疗法应对强迫思维的过程包括"分清是非真假、贴标签、快刀斩乱麻,视而不见,少想多做,习以治惊,系统脱敏"等,其中包含了一个"U形"的转移注意力的过程,特别像开车换挡,需要先从倒车挡换到空挡,然后从空挡换到前进挡。当强迫思维来袭时,就像挂了倒车挡,我们很难换到空挡或者前进挡。我们一直希望的是切换到"脑子冷静,即使不做事也不紧张、不怕"的状态,相当于空挡。但是在实践"少想多做"的时候,我们容易过度紧张,急着转到前进挡,在工作的时候还好,一旦闲下来,就很难接纳强迫思维,急于把强迫思维赶走,这时误区一或误区二都容易出现,就会继续挂在"倒车挡"出不来。

贴标签,是把强迫思维归因于"怕",但在没有接纳的情况下,这种贴标签很难把注意力转移出来,人就很难冷静,即使紧接着做该做的事了,但是我们也总会陷入误区二。而当我以一种旁观者的心态来贴标签的时候,就感觉很容易转移注意力,能够快刀斩乱麻,并且能够带着这种紧张的状态去冷静地感受"怕"这种"小痦子"的表现,就是可以选择换成空挡——不做事;也可以选择换成前进挡——做该做之事。在此之前,没有旁观者心态的话,是做不到换成空挡的,或者换成空挡也极度紧张,也许这就是我们无法接纳的原因。

旁观者心态收回了我的注意力,让我有精力来体验和看清楚"怕"。旁观者心态让我自动回到了独木桥上,既不排斥也不逃避,我既能看看"怕"是不是纸老虎,也能选择不看它,而做我的正事。有了这样的心态,"怕"的程度会有瞬间降低的感觉。当然,也有可能是我实践多了,没以前那么怕了,所以才敢停下来看看"怕"这个"小痞子"的样子。这个旁观者心态总算让我把"快刀斩乱麻"中的"快刀"自然地砍出来了,让我能够自动拔刀了。我实践中最明显的感受是,当强迫思维来袭时,我立刻以旁观者自居,以前很僵硬的我竟然能很自然地深呼吸、然后能叹口气了,脑海中自动浮现出"小痞子,你来了啊!"的这种很轻松的感觉。然后就是"来就来呗,让我瞧瞧!"或者说"来啦,我有事要做,你乖乖待着吧!"

这种旁观者心态或许可以算作快刀斩乱麻的小技巧,而且能极大地降低我们的羞耻感,增加勇气和耐受度,减弱失控感。当"怕"不再过于压制我们生命力的时候,我们的执行力才能被真正释放出来。

当然,在我们经验不足、实践不够时,旁观的时候,容易陷进去。此时,宁可感受也不要思考,感受紧张度由高到低的过程,"让子弹飞一会儿",延迟反应。当然,最好的办法还是该做什么做什么,转移注意力。转移注意力其实就是注意力的比重更偏向"当下的真实"的过程。

案例23 【焦虑症:根治于不治之中】

此个案虽然是焦虑症,但本质上和强迫症没有严格区别。该求助者因为过于纠结"焦虑下去就完了""怎么样才能不焦虑"而导致焦虑加剧,因此陷入不良循环,所以称之为"焦虑性强迫症"也可以。他虽然也有排斥性强迫思维,但更多的是屈从性强迫思维——对焦虑后果的悲观推测。

男,41岁。18岁时,曾出现过短期的死亡焦虑,当时他很执着地思考"人死了以后会到哪里去"这个问题，不过后来慢慢就忘掉了。但是，到了他40岁的时候，这个问题突然又冒出来了，虽然他知道过多思考这个问题没有多大意义，但却难以自控，继而引发了持续的焦虑，导致睡眠受到严重的影响。后来，他的问题逐渐演变为"如何才能不焦虑"，陷入"焦虑→不好，这样下去可能会崩溃→去除焦虑→去除不了→更加焦虑→完了、活不了几天了"的悲观推测链中。每天，脑子中总是充满了挥之不去的"完了，活不了几天了"的悲观念头。每天吃四片镇静催眠药，才能睡两个小时。高度焦虑下，安眠药作用甚微，静不下心，凡事无兴趣，向单位请了长病假。

他来找笔者之前已经做了各种尝试，到专科医院心理科开过很多药，但最后还是老样子。前期，我给他做了三次心理疏导，并一再强调，一定要找些事做，先忙起来，焦虑感才能得到缓解，而不是等焦虑完全缓解了，才去工作。后来他回去了，没有再和我联系。

过了几个月，他又来找我了。问起这段时间的经历，他说："一点都没有改变，还是老样子。"我问他有没有去找事做，他说："没有，一点心思也没有。"我知道他打牌水平很高，上次咨询时，曾建议他和别人一起打牌或者爬山之类的。他说他试过几次，还是不行，他说："感觉都活不下去了，哪儿有心思打牌啊！"静不下来，爬山、逛公园等都不想做。他总担心这样焦虑下去，自己可能活不了几年了。我看他这样下去，天天缩在家里，消极被动，恐怕是很难走出来了。就和他商量，"我帮你联系一个小店，你去做义工怎么样？"他同意了。我把他介绍给了一个我比较熟悉的复印店老板，他第二天就去上班了。当然，是没有工资的。之后，因为我休假，就再也没联系过他。二十多天后，我到小店去看他。去之前，我曾猜测他很有可能已经不在那里上班了。为什么？我觉得他如此焦虑，还去做那些琐碎的工作，不一定能坚持下来。但我没想到的是他竟然还在店里。见面第一句，我问他怎么样了。他说："我好了，没问题了！"我问："怎么好的？"他说："我也不知道是怎么好的，忙着忙着，慢慢就好了。"他前后在这个店工作了近一个月。而从那以后到现在十几年了，他的状态一直都很好。

这就是"根治于不治之中"，或者叫"工作疗法"：将注意力放在生活本身上，生命的河流自然会重新回到正确的轨道上，这也是我经常强调的"生活永远大于症状"。不然的话，为治疗而治疗，就本末倒置了。

四、应对屈从类病态行为

对于屈从类病态行为这类用来缓解恐惧而出现的强迫行为或逃避行为，怎么办？

（一）针对"怕"字，绝不逃避，甚至主动出击

之所以出现屈从性的行为，就是因为面对"怕"字时你的态度太软了。如果想战胜"怕"字，必须要硬一些，力争做到"坚决与果断"。面对"怕"字，要掌握主动权，而不是被动地被它吓得无处可躲。怎么取得主动权呢？尽管"怕"的思维我们暂时没办法控制，但因缓解"怕"而出现的屈从性的病态行为，却是可以通过行动慢慢改变的。

应对屈从性的强迫或逃避行为的原则是：①**坚决不做病态行为，坚决去做正常行为，坚决不逃避**；②**找出自己最怕的东西，也就是"怕的主线"，主动出击，进行挑战。**

我们可能有很多"怕"，但"主线"一般就是那么一两个，当然，除了主线，其实还有很多"副线"，也就是次要的"怕"。有些求助者问，先从最轻微的"怕"开始挑战，然后再去慢慢挑战最怕的行不行？这当然是可以的。换句话说，战胜"怕"字可以从两个方向着手。一是从最怕的开始，适当"矫枉过正"，这在心理学上称为"满灌疗法"或"冲击疗法"。相当于把长歪的树向相反的方向适当拉一点，能够更快地让这棵树恢复到直立状态。试想，最怕的都能战胜，其他的"怕"自然也会迎刃而解。二是从最轻微的"怕"开始，逐渐升级，循序

渐进。遇到自己原来怕的情景，尽量不逃避，在日常生活中锻炼自己，像大多数人一样，该怎么做就怎么做，一点点战胜它。比如，怕脏的人不一定要专门去挑战摸地板，而是原来需要洗手五遍的，现在只洗一遍，果断地拼几次，坚持下去，也能有所进步。这种方法在心理学上被称为"系统脱敏疗法"。相当于只要把长歪的树慢慢拉正就可以了，而不必过度向相反方向拉。这两个方向均可，从哪个方向入手取决于个人情况。个人实践时，可以从轻微的"怕"开始，逐渐升级。不过，这种方法的缺点是很容易反复，难以坚持。如同戒烟，从少抽几根开始，很容易回到从前的状态；一下戒断，反而容易一些。在咨询师陪同下实践，通常从最怕的开始，因为有咨询师的支持和示范，大家胆子会大很多，实践效果也更好一些。

下面，将通过洁癖的实践来说明我们是如何挑战"怕的主线"的。

笔者在给有洁癖症状的求助者做咨询的时候，一般会先做几次心理疏导工作，与他们建立了比较信任的关系之后，再逐渐开始做一些挑战，这也是从鲁教授那里学到的。首先，我自己会先做个示范，用手摸摸咨询室的地板，再摸自己的手和脸。理论上咨询室人来人往，地板肯定是很脏的，甚至可以说地板上肯定有从卫生间带过来的"大小便分子"，所以一般人是不会去摸的。但是为了克服"怕"字，我会带头先摸一次地板，然后让求助者向我学习。由于大家对我比较信任，在我的鼓励下，几乎所有的求助者都愿意挑战，去摸地板、摸脸。在摸之前，我通常都会提出要求：摸过地板后，一直到晚上睡觉前都不要洗手，吃饭时也不要洗，反正饭也不用手抓着吃；去过卫生间也不用洗，除非大小便沾到了手上。为此，我多次摸了地板，一天都不洗手。虽然吃东西时会偶尔想起手有点脏，但为了遵守"睡前不洗的承诺"，我会劝自己一下，"脏感"也就一闪而过了。当然，我的"脏感"能够一闪而过，比较轻松，但求助者恐怕这一整天就不好过了，被"脏感"困扰，这就是短痛的代价，也是"登山的血汗"。

我上面这种做法就是主动出击——越怕什么，越去做什么。但是这个限度必须是大多数人能接受的也敢做的范围。什么叫"适当"的矫枉过正呢？摸地板就是适当的，或者说是适度的，而摸大小便往脸上涂，那就不是适当的，不是矫枉过正，而是"矫枉太过"了。

这里要跟大家强调一下，在挑战过程中，信任感有很大的作用。建立了良好的咨询关系后，我会陪求助者做一些挑战，如我经常陪有洁癖的求助者一起吃橘子或者包子，不洗手直接吃，我会先吃，他跟着我吃。当然，我吃了没什么问题，他吃了肯定会惴惴不安，这就是他为了克服"怕"要付出的代价。我还多次陪同怕死人的求助者去太平间，所有动作都是我先做，他跟着做。你会发现，如果有一个你信任的人陪在身边，你的自我会更加有力量，会更有勇气去完成这些挑战。

我陪同求助者实践的形式很多，除了摸地板不洗手、去太平间之外，还陪同反复检查的人实践"起来就走"、怕不吉利的人"写咒语、设带霉运的手机壁纸、口袋里装白花"、狂犬病恐惧的人"摸狗"、传染病恐惧的人"去医院、用带血的棉球擦皮肤"、怕失控的人"站楼顶"，等等。所以，我在这里建议大家，如果你没有条件找咨询师，找一个特别信任的亲人或者朋友陪同你一起挑战，也是可以的。你可以先看看他是怎么做的，然后让他带着你做几次。慢慢地自己开始"依葫芦画瓢"，这样也是能逐步提高的。

下面这个案例，大家看看求助者是如何挑战"怕的主线"的。

案例24 【洁癖：主动出击，矫枉过正】

求助者，女，42岁。找笔者咨询时，强迫症已困扰她四年了，洁癖对她的生活造成了极大的困扰。比如，她外出从来不敢喝水，因为怕喝水后上厕所。公共厕所或其他单位的厕所，她是绝对不能接受的，一定要上自己家或自己公司的厕所，嫌外面的公厕脏。有一次，有个患过乙肝的亲戚到她家，她非常恐惧。后来，她把亲戚坐过的地方全部都擦洗了一遍，亲戚衣服碰过的墙上用粉笔画圈做标记，回避这些位置。她洗手的次数也很多。她对各种病毒、细菌都特别害怕，尤其是医院，不到万不得已，绝对不去。

集体疏导结束的那天，我问她："要不陪同你实践一次？否则，来参加集体疏导，不实践一次，岂不遗憾？"她比较怕医院，但在我的鼓励下，还是同意了。我就和另外一个求助者一起陪她去附近医院实践。首先，到了她最害怕的抽血窗口。窗口对面有一排塑料椅子，我们就坐了下来，让她适应一下。她特别紧张，聊了几分钟之后，我说我要去看看化验单。她很怕化验单，因为都是患者的，而且被很多人翻过。我先摸了摸那些化验单，然后再摸摸自己的头发，我问她："要不像我一样，挑战一下自己？我用手摸摸你的头发怎么样？"尽管她非常害怕，但还是答应了。适应了几分钟之后，又进一步增加了她挑战的难度。我抽了一个肝炎患者的化验单，让她看了，鼓励她挑战一下，她也同意了。我摸过那张化验单，首先摸了我自己的头发，再摸了旁边那个求助者的头发，又摸了她的头发。之后，我拿化验单又往头上蹭了一下，然后我问她："敢不敢也蹭一下这张化验单？蹭过了，我们的挑战就结束了！"她虽然心里还是害怕，但也照做了。离开医院，我们不太在乎，她却非常紧张。跟她说话的时候，她心不在焉，十分紧张。我们来到了对面一个小公园，一路上她都处于紧张状态，我就开始跟她聊一些其他话题，比如她老公、孩子、她的工作，等等。陪聊半个多小时后，慢慢地，她的紧张感消退了。之后我们就分开了。

当她特别紧张时，一定不能和她讨论关于那张化验单的问题，或者问她是否紧张，因为这一类问题只会令她更加关注"怕"字，更加紧张。而聊其他无关的话题，能有效转移注意力，缓解其恐惧心理。

半年之后随访，她说上次集体疏导结束后，过了半个月就恢复了，一点也不在乎了。虽然偶尔还有小的反复，但很快就能克服。五年后，她主动和我联系，说四五年来，一直很好。

（二）习以治惊

为什么行为的锻炼和实践能够帮助我们摆脱病态行为呢？这就涉及中医心理学的一个概念"习以治惊"。

"习以治惊"的案例最早出自金元名医张子和。他治疗过一个恐惧症女患者。该患者在一次旅途中听到旅店外面有抢劫、烧房子的声音，吓得躲在床下，非常惊恐。后来她只要听到大的响声就会惊吓得晕过去。尝试了各种治疗方法均无效，直到她找到张子和。张大夫先在患者面前放了一张茶几，然后突然用木块猛敲，这个患者顿时惊慌失措。缓了一会儿以后，张子和又时不时地继续敲几下，甚至让人到屋外毫无规律地敲打门窗。慢慢地，患者就不再那么惊恐了，反而觉得这些声音有些好笑。最后，甚至连打雷她都不怕了。

怎么来理解"习以治惊"呢？张子和说："**惊者，猝然临之，使之习见习闻，则不惊矣！**"意思是，对于令人惊恐的事物或者情境，多接触、多练习，慢慢就**不会恐惧了。**

"习以治惊"实际上是一个由正常条件反射逐步替代病态条件反射的过程。具体而言，就是从"怕"的病态思维的出现，一味排斥病态思维，或一出现病态思维就被其牵着鼻子走，到病态思维出现后既不排斥，也不屈从，逐步减少病态思维对自己的干扰，直到达到"不惊"的状态。

案例25 【手抖恐惧：不怕出丑，精神抖擞】

曾有一位怕手抖的女性求助者，因为怕在别人面前写字手抖，有两三年都不敢工作，逃避任何需要写字的场合，快递送货上门让她签字，她都不敢。她有误区一的不自主手抖行为，但也有误区二的逃避与人交往的屈从性行为。为了帮她战胜逃避行为，笔者鼓励她在宾馆前台让服务员看着她写字。她很紧张，我对她说，"肯定会紧张，但这是登山的血和汗，要想走出来需要你尽量拼几次，控制住手和脚，尽量不逃避。"她后来对我说，如果她在其他场合早就跑掉了，但是今天她思维上"翻江倒海"，但行为上坚持"该签字就签字"，没有逃避,终于战胜了自己一次。

这里要澄清一下对"习以治惊"可能的误解。在"习以治惊"的过程中,取得进步**不仅需要行为上的勇敢挑战,更重要的是对待"怕"的内心活动过程的调整和改变,即需要摸索"如何避免误区,走上独木桥"的体验和领悟**。换言之,通过行为的实践去摸索思维方式的转化,实现认识的转化。这是因为思维是看不见、摸不着的,所以只能以行为作为工具和手段,达到认识转化的目的,也就是"由怕到不怕"。逐步深化认识,体验"怕"的特性和脾气,摸清对付它的门道才行,而不能单纯地"斗"。否则,往往会越斗越恐惧,越斗越痛苦。

案例26 【手抖恐惧:挑战有诀窍,避免老一套】

十多年前,另一位怕手抖的女士就曾陷入"习以治惊"的误区。她看书里说,要与"怕"字做坚决的斗争,就要不断去实践。本来害怕聚会手抖的,遇到聚会她就勇敢地参加,不逃避。但是一段时间后,她发现自己越抖越厉害,越实践越痛苦。最后,除了在众人面前手抖的难堪回忆,好像恐惧并没有多少减轻。她这是光实践,不认识。虽然去实践了,却认识上还在误区一里兜圈子,心里还是老一套:"不要怕,不能抖,一定不能抖,要不然就太丢人了、太糟糕了",结果当然难以改观。后来参加了集体疏导,笔者鼓励她当着大家的面"随便抖",她反而不抖了。为什么?允许自己紧张、允许关注、允许抖、允许丢人,不那么害怕和排斥抖了,认识上有了改观,行为自然就改变了。

(三)三步走策略

在鲁教授的《心理疏导疗法》一书中,针对"怕"字,提出的是三步走策略,其实和"少想多做"策略是一样的,大家也可以参考。

第一步,分清是非真假。是的、真的,就坚持;非的、假的,就坚决地丢掉。这个类似于我所说的"病态思维的界定"。

第二步,少想多做。此处不再多谈。

第三步,想到就做。即一想到"怕"字,就果断地做别的事情,果断地转移注意力。在这个策略中，关键仍然是"果断"。比如，你出了门，就开始担心"门有没有关好"，尽管担心控制不住，但是一担心，你就提示自己要果断地去做该做的事情——控制自己的腿，坚决往前走，坚决不回头、不检查。

第三节　应对病态思维和行为的有关提示

一、应对病态思维与行为的异同

综上所述，对于病态思维和病态行为，实践的方式各不相同。

思维上，对于属于误区一排斥，减少排斥，试着接纳；对于误区二的屈从和悲观推测，试着截断，暂时截不断时也试着接纳，让它"飘一会"。

行为上，对于属于误区一的不自主的行为，同样需要"减少排斥，试着接纳"；对于误区二的屈从和逃避社会功能的行为，需要果断截断，越坚决、越果断，越有利于认清病态思维，有利于性格改造。对于属于误区二的病态行为，"看得见，摸得着"，容易现实操作，可以大胆挑战，反其道而行之：不敢上台，怕丢人，那就坚决上台，允许丢人；怕与某些人接触，那就大胆接触；怕目光对视，那就坚持对视；反复回忆，就尽可能地转移注意力，尽量少给自己留下纠结的时间；反复询问，就坚决不问……而对于单纯的病态思维，尤其是以排斥性为主的病态思维，因其只存在于大脑中，看不见、摸不着，实践起来，可能较为困难，无从下手。由于这类强迫思维无法通过强迫行为来缓解，甚至很多时候无处可躲，迫使你不得不面对，"被迫实践"。例如，反复洗手的人，只要反复洗到位了，或者回避脏，他就可以很放松。而排斥性的病态思维，如余光恐惧，只要看着一个东西，就会不由自主地恐惧并纠结于余光，那我总不能闭上眼睛不看东西吧？"被迫实践"也是实践，总比逃避起来强。从这个角度讲，一旦方向明确了，这类排斥性病态思维比屈从性的强迫行为如反复洗手等更容易见到疗效。所以，对于单纯的病态思维，我们的实践更多的是"无形的"和"策略性"的斗争，采取"少想多做"策略——"不硬斗、不屈从、不逃避"等，试着"不怕""不在乎"，慢慢淡去。而无论是病态思维还是病态行为，最后的优化和改善都源自"实践"后的体验和领悟——认识的改变。

总之，在应对病态思维时，要学会与病态思维走"平行线"，它干扰它的，你做你自己的事情。对于病态思维，要试着接纳；对于病态思维的关注，也要试着接纳；甚至对于这些暂时的不接纳，也要试着接纳。

"少想多做"策略也可以用一句话概括：**思维上少纠缠，行为上不逃避**。这个还可以用"暴露不反应"来描述，即暴露在自己恐惧的环境中，然后行为上不做病态反应，即既不排斥，也不屈从，只做正常的反应即可。有些求助者为了摆脱那些痛苦的思维和行为，试图以默念数字等方式来转移注意力，但往往陷入数数字的强迫行为，这就是"暴露又反应"了，结果陷入另一个病态思维中。

通过下面这个参加集体疏导班的求助者的反馈，就可以看出他是如何实践"想"与"做"的：

案例27 【人际敏感：心中有什么，眼中有什么】

求助者自述：黄老师，我昨天当着大家的面说了那个有些不雅的笑话后，发现今天很多人用异样的眼光看我。跟我接触的女的都很不自然，而男的看到我都好像没有昨天那么亲密了。更可笑的是，今天在电梯上，有一个学员的家长迎面走来，我刚想和他打招呼，发现他的表情是那么不接纳我，好像看见"鬼"似的。其实，这些我早已经做好心理准备了：在这个班上，除了黄老师会接纳我，可能其他人都会选择远离。不知是我敏感多疑的毛病又犯了，还是真实存在的？但是我反而觉得这是件高兴的事。你想一想，这件事情不是很正常吗？全班学员包括家长都是十分传统的，不接受社会上的混混是这类人的一大特色。所以在这里越是显得格格不入，越是不那么循规蹈矩，越灵活的，到了社会上就越是强大。虽然有种想躲避或让人讨厌的感觉，但我还是顶住压力上，只有改变性格才能救我。今天晚上，我主动到几个学员房间聊，聊了很久，在这个过程中我出现了担心，怕人家讨厌我，正好有实践的机会，所以我决定不理它，想了一下很快就过去了，该说就说，该笑就笑。我今天可能是走向了正路，找准了方向，就要坚决的执行它。

结合这个案例，我们可以得出应对病态思维和行为的几个关键要点：

1. 思维上的纠结必须借助行为的方式才能真正解决。否则，以思维解决思维是没用的。因此，"做"在淡化病态思维的过程中至关重要。

2. 在病态思维没有消失之前，注意力肯定会受到干扰。所以，要避免过分关注注意力是否集中。

3. 病态思维与性格密切相关。若要淡化病态思维，必须与改造性格结合起来。只要你的过头性格在，症状就可能出现反复。当你允许自己不完美，能够耐受不确定感时，病态思维就会慢慢淡去。

二、病态思维与注意力的关系

在应对病态思维的时候，笔者经常会用"自然地滑入正常注意力"和"不自觉地滑出病态关注"这样的说法。

一个人注意力的总量是有限的。当你感到安全和放松时，不需要调动注意力去侦察周围的"敌情"，就可以很投入当下的事情。相反，当一个人感到紧张不安时，他需要调动大量的注意力去侦察"敌情"，就很难投入当下的事情。当"敌情"过多、负担过重，超过注意力的负荷极限时，信息通道就会被堵塞，就会感觉脑子不够用，甚至会出现一片空白。相当于电脑打开的程序过多，超过了内存运行的承受容量，电脑系统就会"死机"。同理，如果你想象的"杀人犯"已经站在你面前时，你还有心思做其他事吗？显然很难。所以，可以说一切心理问题都是注意力的问题。心理问题的解决与否，就在于你是将注意力更多地投入正常的事情，还是更多地关注"怕"的事情。

　　实际上，在注意正常事情和纠结于病态思维之间，注意力会像"游标"那样来回游动。随着我们采用"视而不见"的策略，对周围的"敌情"慢慢不那么在乎时，注意力就会慢慢向正常状态移动，"一不留神"就出来了。也就是说，**注意力的恢复是一个自然而然的无意识的"滑入"过程，是"不留神"的过程，是不受主观控制的**，这和误区一相似。因此，在注意力方面，"无为"胜"有为"，任何"有为"的想法和努力，都会适得其反。如果你试图去控制你的注意力，总渴望"最好能恢复到从前的百分之百，实在不行百分之八九十也行"，那就会陷入误区一："越控制，越失控；要求越高，效率越低"。

　　因此，对病态思维，从恐惧到不那么恐惧，再到不恐惧，由关注到逐渐不关注，往往是一种不自觉的过渡，而非有意为之。同样，对于疗效，也应抱着一种无所谓的态度，既不勉强，也要能"随它去"。否则，你越是勉强，越是想早些摆脱它，往往就越难摆脱。**用心恰恰无，无心恰恰用。欲速则不达、物极必反、适得其反、南辕北辙都是这个道理。**

　　经常会有求助者问笔者："黄老师，我什么时候才能彻底摆脱强迫思维的干扰，才能彻底不怕？"我会对他们说，如果你要求"尽快、彻底"，就玩完了。**在疗效上要求"尽快、彻底"，不是又陷入强迫了吗？这叫作以病态压病态。**为什么呢？因为你的症状往往就是过于完美的性格导致的，如果你在疗效上又犯了完美主义的毛病，那就是以完美克服完美，不但症状一点也少不了，还会自责和加重症状。

　　还有人会问："如何才能快速从纠结中出来？"这个快速出来也是个伪命题。因为越想快速摆脱，反而会越慢，反而会陷入不良循环。与其如此，不如抱着"快慢随它去，纠结亦生活""随你狠来随你恶，我自一口真气足"的心态来面对纠结，这样一举两得，不仅有利于克服"怕"字，还有利于改造完美主义性格，让心"慢下来"。因此，笔者对这类问题的回答是"**继续不努力！**"如果你非要努力的话，那就努力"多做"吧！至于"视而不见"和"少想"，还是歇歇，随缘吧，因为越不努力越幸福！

案例28 【杂念强迫：以完美对完美，则完美无】

曾经有个女孩怕自己胡思乱想，得了强迫症，所以就总想排除脑子里所谓的杂念。一次咨询后，她说："黄老师，做完咨询，我一直试着为所当为，去做事。但我感觉，我做事的时候，脑子里也一直盘旋着一些想法，更不用说空闲下来的时候了。另外，我在每次做完事后，总是习惯（或者强迫地）反思一下刚刚自己有没有胡思乱想，反而弄得心情更差。"

实际上，这就是犯了"以完美克服完美"的急性病。为什么这么说呢？首先，所谓的杂念、胡思乱想，人人都会有，你觉得它太糟糕，那本身就是一种偏见，是自己过头性格放大的结果。其次，总想尽快、彻底解决杂念，有这个愿望是好的，但如果你把它当成关注的目标，时时盯着它，就陷入误区了，结果只会越急越慢。

急于收获，只能是揠苗助长。对于疗效，不要限定时间，我们需要的心态是：对于病态思维，**你纠缠我**，两个月也好，两年也罢，一辈子不离开也罢，我都随便你，无所谓，你玩你的，我忙我的。这才是一种顺其自然的态度。

一个人想要快乐，不能什么都不做，空想"我只要快乐"。那样反而会变得不快乐。快乐只能是伴随生活而来的副产品，而并非生活本身。和快乐一样，疗效也是一种随"之"而来的东西。这个"之"，就是多做，多参与生活。只有伴随着自己的"多做"，"少想"才能实现，疗效是"多做"的副产品。

三、传统文化中的"少想多做"理念

传统文化中的一些诗词和谚语能很好地体现"少想多做"的理念。

"咬定青山不放松，立根原在破岩中。千磨万击还坚劲，任尔东西南北风。"（清·郑板桥）这句诗表达了虽然目前处境不好（立根原在破岩中：心理素质不佳或处境艰难），但任何风浪我都不在乎（任尔东西南北风：各种各样的

症状干扰），而只管做自己的事情（咬定青山不放松：尽管少想多做，将注意力放在"多做"上），而且只要坚持下去（千磨万击还坚劲：多实践锻炼，顶得住病态思维的频繁袭扰，不逃避，不放弃），就一定能够战胜狂风暴雨，获得最终的胜利。病态思维就相当于"东西南北风"，而病态行为就相当于"无法咬定青山，随风雨而倒下"，正常行为相当于"咬定青山不放松，千磨万击还坚劲"。

"他强由他强，清风拂山冈；他横任他横，明月照大江。他自狠来他自恶，我自一口真气足。"（金庸，《倚天屠龙记》）这首诗更形象一些，任凭病态思维多张扬、多蛮横，表演出多可怕的样子，我们内心要像"清风微微地刮过山冈或像明月铺满江面一样"，视而不见，继续做自己的事情，"纸老虎""小痞子"都会逐渐显出原形，烦恼都会烟消云散。

昔日寒山问拾得曰：**"世间谤我、欺我、辱我、笑我、轻我、贱我、恶我、骗我，如何处之乎？"** 拾得云：**"只是忍他、让他、由他、避他、耐他、敬他、不要理他，再待几年你且看他！"**（史原朋，《寒山拾得诗赏析》）避他就算了，因为你逃避，他会追。忍他、由他、耐他、让他、不要理他都是可以的，把他晾在一边，若干年后再看他？必定销声匿迹了！

还有几句经典的话，用在病态思维上也很合适。一句是**"了又未了，不如不了了之"**。"小痞子"来干扰我，我该干嘛还是干嘛。"不了"反而是"了"的好方法。另一句叫**"见怪不怪，其怪自败，见怪奇怪，其怪更怪。"** 出现怪念头、怪想法，不以为怪，不受惊扰，镇定自若，那些所谓怪念头、怪想法自然慢慢就消失了。否则，你觉得怪，觉得不好，这些怪念头反而会显得更怪。

第四节　应对病态思维和行为的三个关键点

前面谈了病态思维与病态行为的应对，我们已经掌握了一些基本的理念。接下来的任务是如何将理论付诸实践。在实践的时候，我们还必须了解"少想多做"策略的关键点,这样才能更好地运用这个策略。否则,在实践中,你可能会很容易失去信心,甚至对这个策略产生怀疑。

一、"少想多做"策略的难点

"少想多做"策略理解起来容易,但做起来难。难在哪里呢?主要体现在以下几个方面:

1. 如临深渊般的恐惧感,怕往前走的后果——往前走是万丈深渊,会死亡、万劫不复,非常糟糕。而从钢丝绳上掉下来可能会摔伤,但不至于掉入万丈深渊。其实,"万丈深渊"都是我们自己想象出来的。往前走其实是一条越走越宽的光明之路,虽然路途上会有沟沟壑壑,但绝不是万丈深渊,只是很多人为了躲避想象中的万丈深渊,宁可从钢丝绳上掉下来,苟且偷生,获得暂时的心安。

2. 心如猫抓般的不适感。坚持"少想多做"时,会常受"怕"的干扰,导致做事情注意力不集中,效率低、表现不好,与自己内在的完美要求相去甚远。这会不断蚕食我们内心的完美感、确定感,让我们在恐惧之外,多了一份不适感或羞耻感,也是妨碍我们坚持下去的因素之一。

3. 充满诱惑的逃避感。当我们抵挡不住上述的恐惧感和不适感时,常常会不由自主地选择逃避——从钢丝绳上下来,又回到排斥或屈从于"怕"的老路,强迫症状就会继续肆虐。

二、"少想多做"策略的三个关键点

前文提到,"视而不见,少想多做"这八个字中,最重要的其实是"多做"。也就是说,不管你遇到什么情况,有什么烦恼或担心,都要坚持做正常的事情,避免与"怕"字过多纠缠。

举个例子,假如你现在正在看书,突然"小痞子"出现了,你的第一反应是感到紧张，然后把书放到一边，不看了，开始和病态思维纠缠不清。通常会有两种错误的反应方式：一是与病态思维对抗（误区一），"快滚！""怎么又来了，烦死了，又来干扰我！"极力想赶走它，结果越赶它，它纠缠得越厉害。二是顺从病态思维（误区二），或者和它讲道理："为什么不能放过我？求求你别干扰我了吧！"听命于它，反复去洗、去检查等，可最后它还是不放过你。其实，正确的做法是，这种想法来了之后，我接着看书，不理它，对它视而不见。

当然，刚开始尝试"视而不见"可能会很难，因为长期以来你已经习惯了对它的恐惧，习惯与它无休无止地纠缠。所以，就算你眼睛盯在书上，想视而不见，但心里还是会不由自主地关注和担心。前文也强调过，思维是很难控制的，但相对而言，控制行为会容易一些。因此，即使你控制不了自己的恐惧和紧张，但可以控制住自己的手脚和眼睛——继续拿着书、坚决不离开座位，眼睛盯着书，哪怕心里像被猫抓了一样难受，几乎看不进去，也绝不放下书和它纠缠。"小痞子"虽然狡猾，但他也有个弱点，就是他只能通过你的外在行为来推测你是否害怕，而无法直接洞察你内心的想法和感受。只要你减少排斥或屈从（投降），假装不怕他，多次之后，他就觉得你似乎真的不怕他了，慢慢就不会再骚扰你了。

综上，要践行"少想多做"策略，以下三个关键点必须要注意。

（一）关键点一：接纳效率不高、表现不好的状态

采取"少想多做"策略对待病态思维，刚开始会感到非常痛苦和不习惯，因为你已经长时间习惯采取错误的方式对待病态思维了，所以极易不由自主地掉进误区。这时，让你"该做什么做什么"可能会有困难，因为你的注意力大部分还集中在"怕"上，很难专注在该做的事情上，做事的效率不可能很高，表现也不可能很好。因此，**能不能降低对效率的要求，接纳"效率不高、表现不佳"的状态，就成了能否走出不良循环的关键。**

继续拿看书打比方。如果没有"小痞子"干扰你，在很放松的状态下，你的看书效率会很高，一分钟能看五行。但一旦受到"小痞子"干扰，你可能一行都看不下去。因为这时，你的注意力可能90%在关注"小痞子"，只有10%的注意力在书上。此时，最重要的是不放弃，利用这10%的注意力坚持看下去，能看多少看多少。或许每一个字你都能看明白，但是连起来一句话是什么意思就不清楚了，这正是你的注意力受到了巨大干扰所致。能不能顶住这种难受感，接纳这种效率不高的状态，坚持下去，是非常关键的。只要坚持下去，"小痞子"出现的频率会逐渐减少，你做事的效率也会逐渐提高，从10%到20%，直至90%。至于何时候能恢复到从前百分之百的状态，这取决于你面对干扰的心态。你慢慢不在乎它了，自然而然地就能做到了。有人说，当我高度紧张时，我的注意力会完全被"小痞子"占据，甚至连10%都空不出来。10%没有，那1%总有吧？即便再紧张，问你"1加2等于几？"你还是能算出来的吧？星星之火，可以燎原，我们要利用这1%或10%去坚持"多做"，逐步扩大正常思维的根据地。

这里的效率不高和表现不好是同义词。在受到"怕"的干扰时，我们会感到紧张，效率低，做事慢，甚至在众人面前丢丑，这些都很常见。这时，允许自己表现不好，允许自己丢人，将来才能表现更好，才能不丢人。这一点也是关键中的关键，因为强迫者通常都是完美主义者，而"效率不高，表现不好"恰恰击中了我们的"命门""七寸"，大家往往很难接受。但越是无法接受，"小痞子"往往就越猖狂。因此，通过实践，敢于差一些、敢于丢人、敢于失误、敢于不完美，慢慢地才能变好一些、少丢人、少失误、相对完美一些。

（二）关键点二：要主动挑战，突破禁区

要想摆脱病态思维，唯有通过行动才能获得新的体验——特别是在躯体和情绪方面的不同体验。仅仅依靠想象或推理往往效果有限，只有通过实际行动带来的新体验才能促进你的进步。因此，希望大家能够主动挑战，在挑战中和"怕"接触，体验它，认识它。尽管在挑战时可能会信心不足，但请你务必要有拼一把的勇气。那么，针对两大误区，该如何主动挑战呢？

第一，针对误区一的挑战

原来是怕某个念头或感觉出现，现在的态度是"出来又如何？"比如，原来你怕脑子里出现某些画面，**现在你就让它出现，等它出现了，你就继续做你的事情，能做多少做多少**。越是主动挑战，它出现的频率反而会逐渐减少。通过这种方式，你就能逐渐打破那种"恐惧循环"。误区一中，原来越怕身体出现反应、越出现反应，如越怕手抖越手抖的，挑战方式就是：让它抖，一边抖，一边做事情，看看又能怎样？

这个挑战的重点不仅仅在于"故意让这些念头或感觉出现"，更在于它们出现之后，必须要坚持继续做自己的事。让"小痞子"出来，出来后你又不搭理他，他反而会觉得上当和无趣。如果你不做事情，只是逗他出来，那你就可能会不由自主地陷入对它们的关注或纠缠之中。

第二，针对误区二的挑战

针对误区二的挑战，最关键的两句话是：**以前习惯的强迫行为或逃避行为坚决不做，以前不敢做的正常行为果断去做**。通过行为的改变逐步调整过去对病态思维的恐惧心态。我们都知道，当病态思维出现时，我们往往会习惯性地逃避。尽管我们明白不需要逃避，要该干什么干什么，但是当那种恐惧和难受感扑面而来的时候，很多人会顶不住，会再次选择逃避，逃避就会重蹈覆辙，这就是战胜强迫症的难点所在。

针对误区二，我们的建议是主动出击。主动出击和适当矫枉过正在前面已经有很多论述，此处不再赘述。

在面对"怕"字时，"主动挑战"和"被动应对"有天壤之别。拿坐过山车打比方。大家对坐过山车多少都会有些恐惧，尤其对那些恐高者来说。但不同的人面对恐惧的态度不同，就会有不一样的结果。比如，有两个人都恐高，都怕坐过山车。第一个人，一边害怕，一边对自己说"反正死不了，坐进去再说!"果断地坐了进去。第二个人是，"我害怕，我不要坐，我恐高，我会被吓死的!"坚决不肯坐。如果他不敢坐，却被几个朋友强行摁到了过山车里。一趟下来，大家想想会有什么后果？尽管从启动到结束两人都很恐惧，但下来后，他们的心情却会截然不同。前者是"以前都不敢坐的，现在终于挑战成功了!"在恐惧之余会有一种战胜自我的自豪感和轻松感。后者是"你们这些混蛋，吓死我了，下次再也不跟你们玩了!"这次过山车给他留下了巨大的阴影，恐怕他以后想到过山车就会发抖。

挑战"怕"字的过程与坐过山车前后的经历非常相似，关键在于你够不够果断，能不能再狠一点，有没有坐上去的勇气。有些人面对恐惧犹豫不决，总说："让我想想再说"。这一"想"，往往就会逃避。选择逃避，就很难战胜"怕"字。

案例29 【社交恐惧：不狠不足以破魔咒】

在一次集体疏导过程中，有一位16岁的女孩和一位40多岁的男士，两人都有比较严重的社交恐惧，回避与人交往。课程进行到一半，笔者鼓励大家主动锻炼，他俩一起到外面挑战。会场的宾馆门口有人挑着担子卖水果，他们就坐在街边，帮着人家吆喝："卖水果啦，便宜啦，走过路过，不要错过。"不但吆喝，还帮助人家选水果。后来几天，只要是休息时间，这个女孩就到附近的服装店帮忙卖服装，在人来人往的店门口吆喝。这就是行动、挑战，为了战胜强迫症，很多时候不对自己"狠"一点真的不行。

（三）关键点三："分不清"时"随大流"

当我们心情轻松、状态比较好时，能很容易分辨出自己的"怕"究竟是"小痞子"还是"杀人犯"。然而，当我们状态不好的时候，"怕"字一来，往往就会脑袋发懵、搞不清楚状况，很容易陷入误区，这是极其常见的情况。那么，当遇到某种情况，怕得厉害，没有办法立刻做出决断，不知道如何是好时，该怎么办呢？三个字，"随大流"。什么叫随大流？意思是，想想我们**周围心理素质**

比较好的或者大多数人在遇到类似情况时会怎么想、怎么做，那么我也这么想、这么做，向他们学习。

案例30 【强迫检查："纸老虎"会吃人，勇敢者能抓破】

笔者接待过一个强迫检查三年多的女大学生。她的症状是怕丢东西，以至于怕到不敢去教室、超市、食堂；不敢坐公共汽车，因为下车时无法反复检查，不放心；骑自行车也要反复回头确认。每次离开教室，都要反复检查自己的抽屉及座位周围十多分钟，否则就不放心。很多时候，她刚下课，后面接着上课的学生就来了，碍于面子，她也不好意思反复检查，就不得不在不放心中离开。但人离开了，心却一直在挂念。等中午或下午下课了，她就会返回前面的教室，再次检查，不但检查座位周围，整个教室都要检查，每次检查要花四五十分钟。明知没有什么贵重东西，却无法自控。后来，她索性就不出门、不上课，躲在宿舍自学，每周回爸爸出租房拿一包馒头回校，每天吃馒头咸菜。

找我咨询两次之后，我就陪着她进行挑战。我先陪她去了食堂，告诉她，"跟着我学，刷过饭卡，坚决离开，绝不回头检查"。一开始她非常紧张，紧张到从刷卡处到坐下来的十几秒钟，卡有没有拿在手里都不清楚了。其实卡明明在她手里，但她心里搞不清楚。明明是现实，却搞不清楚，难道是幻觉或妄想吗？当然不是，而是人在高度紧张状态下的一种自我保护，是一种正常反应。这就是我上面说的，特别恐惧时，确实会分辨不清是非真假。吃完饭后，我又分别陪她到超市和教室锻炼。我不断提醒她："哪怕百分之九十九的注意力被不放心占据，内心再纠结、再难受，脑子再发懵，也要控制自己的腿，坚决离开，向我看齐。"当天中午，我们去了十几个教室，反复练习，把书包里的东西拿出来，摆在桌子上和抽屉里，坐一分钟后再把它装起来，坚决离开。在十几个教室重复同样的锻炼之后，她的紧张感下降了很多。后面我鼓励她自己多主动锻炼。她虽然偶尔逃避，但一直在努力实践。暑假期间，她还专门到一个游泳馆打工了近两个月。秋季开学后，她的强迫症状就基本消失了。

由此例可知，分不清时，该如何去"随大流"。

在上述几个关键点中，第一点和第三点最为重要，即接纳效率不高的状态和随大流。当然，从短期疗效上来看，第二点也很重要。你敢不敢主动出击，通过行动，把自己40厘米的"领地"逐渐扩大，也是能否战胜"怕"字的关键因素。

第五节　先行者心得：三自一转移

前面介绍了许多应对病态思维和病态行为的要点，但是这些方法是否真正有效，还取决于你自己。关键在于能不能结合自身情况活学活用。**只有结合疗法，通过实践，将疗法的理念"内化"为自己的东西，才能真正起到疗效。**

本节将为大家介绍一位疏导疗法实践者及其总结的"三自一转移"的自我疏导经验，看看他是如何成为自己的治疗师的。

案例31【吉凶恐惧症：逃避是个无底洞，自创疗法获新生】

一、主要症状

求助者，男，46岁。其主要症状是害怕与死人有关的一切东西，同时还夹杂着众多的其他强迫、焦虑和抑郁症状。病症的起因是，他因肝病住院，刚出院的时候，就听说和他关系很好的一个朋友突然被患精神病的儿子打死了。一听到这个消息，他瞬间就从头到脚全身发麻，感觉要瘫痪了似的。因为大病初愈，单位的同事经常到他家看望他，聊天过程中就会不断讲起这位朋友被打死的具体情节。听一次，他就紧张一次，身上就发麻一次。慢慢地，由开始的吃惊、同情、难过逐步发展到紧张、恐惧。后来，他竟然全天都摆脱不了这些感觉，除睡觉外，其他时间都在想这个事情，非常紧张。本来肝病还没有完全康复，心里又紧张，导致全身不舒服，就形成了恶性循环。做遍各类检查,也没有发现器质性病变。后来,医生会诊,说他是神经官能症。如果按照现在的诊断标准,其实就是强迫症或恐惧症。他当时出现的主要症状有:

1. 强迫思维严重。总觉得死人在纠缠自己,一个人不敢待在房间里,也不敢去没有人的地方。想到、看到、听到的事情,都会不自觉地与死人联系起来,如"这个东西像死人用的""那个东西像死人看的"等。与死人有关的事不敢听,有联系的字也不敢看,甚至连报纸和书都不敢看。严重时,幻想什么是死人,什么就是死人。

2. 焦虑、多疑。做完事、讲完话后总怀疑自己做得不对,事后总是不自觉地去回想、琢磨,从中找自己的问题。

3. 不能谈别人的缺点,严重时还不能说物体的不是,谈论人物非要完全准确不可,否则就浑身难受。

4. 有时事情怎么做都觉得不满意。一件东西怎么摆放都不舒服,看一件东西不能太久,否则会发呆。

5. 情绪紧张、焦虑、抑郁、恐惧,怕大的响动,忧伤、烦躁、易怒等,神志恍惚,严重健忘,注意力很不集中。

6. 躯体症状很多,全身难受。

因其症状较为严重,导致很长一段时间无法参加工作,只能长期请病假,到处求治。他到全国各地找中西医专家做药物治疗,症状反而越来越重,自杀意念也越发强烈。后来他到南京找鲁教授进行心理疏导治疗,每天一次,七八次之后,就回北京了。单位领导非常器重他,到北京后他就被直接从飞机场接到了郊区的一个疗养院。这个疗养院条件很好,但就是无事可做。疗养了几天,他的症状没有减轻,反而更加严重了,他脑子里铺天盖地都是"怕",屡屡试图自杀。无奈之下,只能再次回到南京接受疏导。鲁教授又为其疏导了几次,并且带他去医院的太平间进行实践锻炼。当症状有所减轻后,他就又回北京了。这一次他吸取了前面的教训,不再回疗养院,而是直接上班了。因为状态不好，所以刚开始只能上半天班，后来慢慢就恢复了全天班。再后来，随着病情的好转，他逐渐把药也停了。之后的二十余年中，他和鲁教授一直保持着联系。后来，他各方面都适应良好。

他结合心理疏导疗法，将自己成功的经验总结为"三自一转移"。很多求助者运用他的办法，感觉通俗易懂，好操作。

二、"三自一转移"的自我疏导疗法

"三自一转移"疗法中的"三自"是指：对待强迫症状在思想上要做到：①自我认识；②自我矫正；③自我改造。也就是，首先要认清自己的哪些行为和思维是病态的，对于病态的思维和行为，要随时进行矫正；对自己过于严谨的性格，随时进行自我改造。"一转移"就是主动转移思路。下面我们看看他具体是怎样进行的。

他说："像我这样症状又多又重的求助者，随时随地都会被强迫思维和行为困扰，所以常常会有濒临绝境之感。病情发展得这么严重，主要是因为在没有接受疏导之前，我在思维和认识上犯了一个大错误，就是老往病态上进行联想，因此产生了许多正常人没有的病态反应——强迫思维。所以，要想使自己的病情减轻，首先需要在认识上有一个比较大的转变，也就是进行'自我认识'。当不由自主地出现强迫思维及恐惧心理时，我就立即'自我矫正'，提示自己这都是病态，马上中断这种病态的思维，换一个思维内容。久而久之，许多强迫观念自然就淡化了，只是偶尔出现，且随着时间的推移，有的就基本消失了。"我们可以看到，这是他将"分清是非真假"的一种具体的运用，而且运用得很好。首先，要看清楚思维究竟是纸老虎还是真老虎。其次，对于纸老虎就换个态度，不要搭理它。最后，换个内容。这个内容可能是和别人讲讲话、打打岔，或者做点别的事，总之就是不让病态联想继续下去。久而久之，"习以治惊"，症状就淡去了！

他认为"自我认识"和"自我矫正"在对待强迫行为上也有很好的效果。他说:"很多时候我会要求东西只能这么放、不能那么放,严重的时候,怎么放都觉得不行;做一件事也是这样,怎么做觉得不太好,最后会弄得自己浑身难受。对于这些强迫行为,我首先会在认识上进行矫正——认识到这些完美要求完全是自己给自己画的框框,自己给自己套的枷锁。正常人是怎么做的,我就怎么做。随时认识,随时矫正。时间长了,就逐渐形成了好的条件反射,强迫行为自然而然就慢慢减轻了。习惯成自然,随着强迫行为的慢慢消失,良好习惯就慢慢形成了。"

自我改造又是怎么进行的呢?他说:"由于我的过头性格,过于认真、过于胆小,做什么事都要求十全十美,不能让别人有看法等,对自己要求过高。因而在有了强迫症之后,慢慢还有了一些新的症状——说话、做事的时候总喜欢不自觉地去回想、琢磨,不放心。对于这个症状,在接受第二次疏导之前,我一点也没有认识到是自己的性格问题,就更谈不上进行性格改造了。在第二次疏导的时候,鲁教授严肃地对我说:'你要是能做到我讲的20%~30%,症状就不会反复得这么严重。你的性格就像铅笔尖一样,把尖子削掉就正常了。'所以,后来每当我不自觉地去回想、琢磨的时候,我就有意识地提示自己,是自己性格过头了,需要调整了。在这方面,我总结了两句话。第一句是'凡事不要做可怕的预测,什么时候真有问题了,到那个时候再说',第二句是'不要把困难想得太多,到哪座山就唱哪座山的山歌'。我冷静地思考过,像我这样'严谨'的人,一般是不会做错大事、说错话的,即使是偶尔做错点事或说错点话,也不去预先做可怕的预测,做到'到哪座山就唱哪座山的山歌'。只要一出现回想和琢磨,我就设法去想别的和做别的,长此以往,不自觉的回想、琢磨也就慢慢减少了。在这个症状上,我开始真正尝到了改造性格的甜头。我觉得,凡事都要掌握好一个'度',并且要时刻记住这个'度',这样才能有利于改造性格。"

那么"一转移"又是什么呢？其实就是"转移思路"。他说的转移思路指两个方面，一方面，是上面已经说过的，就是"当不自觉地出现强迫思维时，就有意识地去想别的问题或做别的事情，目的是改变过去老往病态上进行联想的习惯。经常这样有意识地去转移，强迫症状也就越来越轻了"。另一方面，他说："在身体能够坚持的情况下，勉强能上班就去上班，这是一种不自觉的转移思路。上班后做些力所能及的事情，思考一些与工作有关的问题，无形中也就转移了思路，这样就能避免一个人独自闷在家里或在疗养院里，在各种'怕'中兜圈子。"

最后，这位求助者对自己的情况做了个总结，他说："开始时的实践是相当痛苦的，几乎是时时刻刻、处处事事都要进行'三自一转移'的苦战，但这种苦战给自己带来了胜利的喜悦。随着强迫症状慢慢减轻到基本消失，恐惧、抑郁、焦虑情绪也跟着减轻了，食欲和睡眠也好了，真是一好百好。但是这些症状是相当顽固的，随时都有反复的可能，是不能掉以轻心的。二十多年来，我不断地用'三自一转移'来提醒自己，所以一直没有出现过大的反复。"

以上是这位求助者的全部分享，结合他的心路历程和经验分享，可以看出：

1. **理论是个框，实践往里装**。无论多好的方法都需要结合自己的实际情况进行实践，通过切身体验，将"知道"内化为自己的"认识"，才能使方法真正成为自己进步的阶梯。否则，再好的东西也吸收不了，也成为不了你自己的营养。如何将理论与自己的实践相结合，形成自己的风格，这需要自己慢慢摸索。每个人都有无限的潜能，相信你一定能成为自己的治疗师。

2. **对转移的认识**。有的人认为，遇到痛苦就去做别的事，这种转移注意力不是一种逃避吗？为什么不能先把痛苦解决了，再做事呢？关于这一点想必大家都深有体会。围绕着想象中的痛苦不停打转，不但解决不了问题，反而会苦上加苦。实际上，化痛苦为力量是一种升华。在精神分析理论中，升华被认为是一种比较好的、成熟的自我保护方式。意思是：当人们遇到痛苦时,不沉浸于痛苦中,而是去做一些有意义的事,超越痛苦。

关于升华,历史学家司马迁就是升华最典型的例子。在48岁时,司马迁因帮助别人伸张正义得罪了汉武帝,而被处以宫刑。当时,司马迁已是颇有名望的人,受到这样的刑罚,谁能受得了!如果没有一个好的心理素质,他的结局可想而知。然而,面对这种痛苦,他没有逃避,而是在度过最艰难的时刻后,开始整理并撰写《史记》。也正是因为这部著作,司马迁名垂青史。所以,即使看起来再难承受的痛苦,也能通过转移而超越,司马迁能做到,相信大家也一样可以做到。况且,人家的痛苦是现实的,而我们的痛苦更多的是来自想象!

第六节　关于顺其自然和逃避

一、关于顺其自然

很多治疗方法都会提到顺其自然,如森田疗法、道家认知疗法等。然而,很多人往往对这一概念存在误解。比如,有人说,我出门后不放心,想检查门,于是顺其自然再去关几下门。这样理解顺其自然,可就有很大偏差了,这不叫顺其自然,也误用了顺其自然。曾经有一个走路总怕踩到狗屎的求助者到某医院心理科去看病,医生告诉她:"顺其自然,你想扭头就扭头,只要你不痛苦。"笔者觉得这个说法不是很妥当。走在路上,别人都不回头,而你三步一回头,能不痛苦吗?就像这位求助者说的:"和同事一起走在街上,不断地回头看,自己都感觉像神经病一样。"这不叫顺其自然,这叫"任其自然""摆烂"。那么,到底什么才是顺其自然呢?

(一)何为顺其自然?

理解顺其自然,必须先理解什么叫"自然"。什么是自然呢?自然就是客观事物的发展规律。拿大自然来说，有白天，也有黑夜；有阳光明媚的时候，也有狂风暴雨的时候；阳光后有风雨，风雨后又见阳光，"阴"与"阳"相互孕育，这才是自然。大自然的最大特点是变化和不确定，变化和不确定意味着不绝对、不完美。如果只有晴天，没有阴雨天，那就不是大自然，而是大自然的悲剧了。

大自然是这样，人的心理也同样如此，是变化的而非静止的。我们会有开心的时候，也有不开心的时候；有轻松的时候，也有紧张、担忧的时候；有注意力集中的时候，也有注意力不集中的时候；有发挥好的时候，也有发挥不好甚至丢人的时候。有的人总希望自己一直开心、轻松、注意力集中、保持第一名，那就远离了"自然"之道，反而会更糟糕。话又说回来，如果真能达到这样的理想境界，那可能就不是这个人的幸福，而是他的悲哀了。为什么呢？一直开心，和傻瓜又有什么区别？注意力一直很集中，缺少敏感性，危险来了可能都不知道躲避，那岂不是连自己都保护不了？一直第一名，如果哪天考了第二名，那就不活了？这难道不是悲剧？所以说，变化的、不完美的才是自然的；绝对的、完美的都是"反自然"的。**简单地说，自然就是"不完美"。**

类似于"天要下雨，太阳要落山"，虽然有时候我们会觉得有些不舒服，但这就是自然的规律。我们除了接受这一事实，别无选择。没有人会抱怨太阳落山这种大自然的"不完美"，但有的人对人性或心理的不完美却过于苛求。这样的结果，除增加痛苦外，别无他用。

知道了什么是自然，那么**什么是顺其自然呢？就是当不完美、不放心、紧张出现的时候，能认识到这是人性的一部分，也是人性的自然，那就接纳这种不完美和不放心的状态，该干什么干什么。**比如，自己担心手没"完全洗干净"时，要知道自然是什么？自然就是"差不多干净了"，而不是"绝对干净了"。如果以手术室的标准去洗手，那只会洗出强迫症来。所以，对于这种没有"完全洗干净"的担心，我们只能像看着太阳落山一样接纳，该干什么干什么！立即离开洗手池，坚决不多洗。类似的"太阳落山"，还包括注意力分散以及出现性念头、攻击念头、怕被报复、怕死、怕生病、心烦等，这些都具有自然的属性：变化、不确定、不完美。

同样，"小痞子"来干扰你也很正常，这种干扰也是一种自然，只要视而不见就好。如果你总是希望不被干扰，总赶他走，太过"逞强"，那就"反自然"了。"反自然"的后果是自寻烦恼，离自然越来越远。

物极必反，事物发展到极致，就会转向相反的方向。世间万物，大自然也好、社会规律也好、人的心理活动也罢，都是如此。很多求助者要求完美，希望一直好，不愿意面对坏的情况，结果只能是更坏、更加不完美，这就是"反自然"的后果。

简而言之，**顺其自然就是"不逞强，不摆烂"，少想多做，该干什么干什么。**

（二）症状，源于反自然

结合前文对顺其自然的理解不难发现，强迫者之所以会出现强迫症，往往是因为不能顺其自然，总是想通过追求完美或追求确定感来掩饰一些事物的自然属性，如不完美、不确定等，结果却适得其反。此外，强迫者往往还会掩饰一些本能欲望，如性欲望或攻击欲望等，而这些本能欲望本来就是人性中自然的一部分，掩饰这些欲望的结果，当然也会适得其反。有的人有了性欲望或者对别人的不满，自己心虚或内心有鬼，怕对方发现，就会进行各种掩饰。

案例32　【余光强迫：真相盖不住，欲盖则弥彰】

一位有余光强迫症的女孩说："我的余光强迫症在比较帅的男生面前会发作得更厉害。大概是他长得比较好看，我喜欢他的长相，然后我就会害怕他发现我的喜欢，害怕在他面前出丑，因此要掩饰和控制。我特别在意他对我的看法，怕他认为我很奇怪，结果我反而表现得更怪了。"和这位女孩类似，很多强迫者在面对喜欢的异性时，往往会更加羞怯、逃避，都是对性欲望的掩饰。

对攻击欲望的掩饰，往往表现为面对权威时会讨好对方、手足无措。表面上看似恐惧，实际上更多是内心的压抑、不服甚至厌恶。面对权威时，尽管内心很想挑战，但自身力量又不够，怎么办？只能努力掩饰，避免对方察觉自己的心思，给予自己难以承受的惩罚。理智上想掩饰，但内心却无法控制。所以，一些人一见到权威人士，就会引发内心冲突。

案例33 【权威恐惧：不能做"老大"，不是不能，是不敢】

比如，一位有强迫思维的小伙子，小时候母亲对他很宠爱，而父亲较为严厉，经常指责、贬低他。成年以后，他对权威便很恐惧。在跑步、游泳时不敢超过中青年男性，一旦超过就会主动放慢速度，等待别人超过自己，自己再跟随其后。

因此，只有真正理解自然，包括理解心理的自然、人性的自然、社会的自然，乃至大自然，才有可能真正做到顺其自然。否则，我们就很难走出完美、确定、刻板、绝对等非自然甚至反自然的误区。

总之，人的成熟，就是能够逐渐面对一切真相，无论是关于自己还是关于世界。真正的成熟意味着不虚伪，不掩饰，能够向世界展现真实的自我，同时也能够向自我开放真实的世界。这也是一个人走向成熟的必经之路。

（三）顺其自然与任其自然的不同

两者有什么不同呢？任其自然，就像那位心理医生告诉洁癖求助者"你不放心，想洗就洗吧！只要你不痛苦"一样，"踩着西瓜皮，闭着眼睛，滑到哪里算哪里"。所以，任其自然有点"摆烂"的感觉。跌倒了，摔疼了，就不起来了，或者起来后很沮丧，乱跑一通。顺其自然的"不逞强，不摆烂"，就是在西瓜皮中穿行，跌倒了，爬起来，能不踩就不踩。踩到了，摔疼了，休息一下，重来，慢一些没关系。最后，达到"在痛苦中无痛穿行"的境界。**逞强，容易陷入误区一；摆烂，容易滑入误区二；顺其自然，才是"中道"。**

（四）从"僵硬"到"柔软"的治愈之道

案例34 【检查强迫：屡败屡战，习惯成自然】

有位强迫检查的求助者，他从不自然走向自然的经验和体会，相信能够给大家带来启发。他将进步过程分为了三个阶段：①**糊涂**：完全不知所措。②**明白**：明白强迫思维来了以后该怎么做，但十分机械，刻意用学来的方法去解决生活中遇到的问题和出现的症状，但这是必须经过的一个阶段。③**习惯成自然**：模模糊糊、朦胧的感觉，好像所有学来的知识和方法都已经融为一体，又不太容易记起一条条的原则或处理问题的方法，但是遇到问题后能形成正确的条件反射，用正确的方法解决问题。比如，我一想去重复检查门，脑子中就会觉得这好像很无聊，没有什么必要。这就很接近一般人正常的思维了。

实际上，心理治疗跟习武有许多相似之处。第一阶段：平民百姓，不会任何武功，敌人来了只能任其宰割。在心理治疗中，这相当于有了心理障碍，但不知道原因、机制，更不知道如何解决，因此陷入迷茫与痛苦。第二阶段：拜师学艺，从蹲马步开始，学习一招一式和基本套路，反复锻炼，熟能生巧。而在心理治疗中，这相当于运用所学方法去面对症状，不断进行实践与摸索。第三阶段：武功练到高深处，对手来犯，不再需要回想具体的一招一式或套路，而是能随心所欲，应对自如，无招胜有招。一个人的武功炉火纯青、登峰造极时，还需要背套路、剑谱吗？同样，当心理素质提高到了一定程度，习惯成自然了，"怕"字再来的时候，你还需要套用"少想多做"策略吗？当然不需要，你会自动化地应对自如。此时，心中自有底气，所有的治疗方法、策略都可以扔掉，轻装上阵。

案例35 【强迫性对立思维：来去均无意，不磨不成佛】

有一位曾长期受强迫性对立思维困扰的求助者，每当他状态好点时，就会有新的恐惧出现，如"万一强迫思维又来了怎么办？"结果强迫思维就真的来了。或者强迫刚好点，立即出现一个对立思维"你千万不能好"，就真的不好了。学习了心理疏导疗法后，短短几个月，就取得了比较大的进步。一年多后，有过一次大的反复，但他短时间内也走了出来。这是他的一段感悟："症状严重的时候，简直就是人间地狱。现在虽然偶尔还有强迫思维，但我不会再在意了！现在就是'做'，只有'做'才能实现抱负。人只有吃过大苦，才有一番体会，这也许不是财富，但也是自己独有的体验。我无数次惋惜如果自己不得强迫症，那人生的体验会有多么的不同。但人生没有'如果'，既然得了强迫症，就接纳吧！我能做的就是向前看。"

二、关于逃避

逃避是人面对危险时的一种自我保护，如老虎追来了就拼命跑，这样才可以保全自己的性命；天下雨了就躲到淋不到雨的地方，才能保证自己不被雨淋湿。趋利避害是人的本能，逃避也是人的一项重要技能，必要时或偶尔用一下，完全没有问题。但是当你过度使用"逃避"的策略面对现实，从而对现实构成障碍时，就会引发出问题了。比如，一只小猫跑过来，你撒腿就跑，这种逃避就显得不合适了。不该怕的你怕了，不该跑的你跑了。因为胆子小，把各种后果放大，怕"万一"而躲开了，那就是不当逃避。

本书所谈的逃避主要指的就是这种不当逃避，也可以叫病态逃避。之所以叫病态逃避，是因为本不该躲开的，却躲开了。那样，你就会屈从于"怕"字，就会不断巩固甚至强化强迫思维或行为，就更难摆脱症状的困扰。所以，我们才说逃避是治疗强迫症的大敌。

关于逃避，有几句很经典的话，相信大家会深有体会。①"**逃避是个无底洞**"；②"**谁逃避，谁失败！**"③"**攀登途中暂时的失利，比逃避换来的暂时轻松，要有价值得多！**"大家可以结合自己的症状看看，逃避是不是具有这些特点。其实这几句话表达的都是同一个意思：在"怕"字面前，是面对还是逃避？是登山还是在山脚下休息？是长痛还是短痛？

关于逃避我们主要讲两部分：①常见的逃避形式；②逃避者的常用语言。

（一）逃避的表现形式

第一，为"万一"找借口、说情，屈从于病态的"怕"

这是最常见、最主要的逃避形式。很多人总觉得自己的"怕万一"是特殊的或非常现实的，如果不屈从的话，会后患无穷。所以，一次次地陷入重复之中。

案例36 【洁癖：逃避，有一万个理由】

多年前，笔者曾接待一个小伙子，他有洁癖，洗手次数很多。在咨询时，我鼓励他尽量不洗手。结果，有一次他拿了一瓶饮料，不小心就洒到手上了。他说："手上太黏了，不洗不行啊！"我说："就算你不小心吧！"他会心一笑，还是去洗了。他是真的"不小心"吗？我认为他是在为自己的"怕"找台阶、借口。如果不是有意的，那就是无意识在为自己的恐惧提供突破口。

关于逃避，鲁教授还讲过两个经典案例。

案例37 【整理强迫症：逃避的智慧是无穷的】

第一个案例是个小伙子，他的症状是总怕自己的裤脚皱，不整齐，所以，他会一遍又一遍地去整理裤脚。鲁教授对他说："你坚持不弄，看看会怎么样？"他忍了很长时间，没再弄裤脚。后来，他借着给另一个求助者介绍自己症状的机会自我介绍，"我有什么症状呢，我的症状是这样的，老弄裤脚"，边说边示范自己是如何整理裤脚的。实际上，他是实在憋不住了，为自己的强迫行为找了个借口。所以，逃避起来，我们有无穷的智慧。

案例38 【车祸恐惧：逃避到极致，自己死活都存疑】

第二个案例也是小伙子。他有两个症状，一个是社交恐惧症，另一个是怕出现交通意外，怕汽车撞死自己。为此，他逃避在家，从18岁到28岁，十年没有出过村子，连镇上都不敢去。到了28岁，他自己感觉再这样下去就废了，鼓足了勇气，让妈妈带他到南京就医。巧的是，他刚到脑科医院附近，正好有辆卡车从他身边呼啸而过，速度很快，他一下子就蒙了，脑子一片空白。他本来就怕汽车，一直在躲避，没想到这次噩梦成真了。头脑发懵中，他来到了鲁教授门诊，问鲁教授："鲁教授，我是死的，还是活的?"鲁教授说："你这话是什么意思啊?"他说："刚刚有辆汽车从我身边过去，好像压到了我，把我压死了。我是死的还是活的，搞不清楚了。"他妈妈在旁边讲："你肯定是活的。你是死的，怎么还能和鲁教授讲话呢?"他说："你不要讲，你讲了没有用，让鲁教授讲!"因为他比较相信权威。但鲁教授怎么会上他的当呢，当然不会对他说出："你肯定是活的，要不然你怎么跟我交流呢"这样的话。其实很多家长都是这样，孩子不放心询问家长，家长便一次又一次地保证，相当于"纸老虎"牵着他一个人走已经很滑稽了，后面还跟着他的爸爸、妈妈。其实，他问一遍，你保证一遍，是没有用的，过会儿他还会再问。鲁教授很清楚这类求助者的特点，当然不会跟着他一块逃避了，于是就对他讲："你是死的还是活的我不知道，你自己考虑。"这位求助者因为没有得到他想要的答案，就直接跪下了，说："你不回答，我就不起来。"鲁教授说："你不起来就不起来!"接着就叫下一位求助者进来门诊，把他晾在了一边。结果，新来的求助者还没说完，小伙子就起身对鲁教授说："鲁教授，我想清楚了，我是活的，如果是死的，就没办法和你说话了。"所以，可以看出，他是真的不清楚怎么回事吗?不，他其实99%是清楚的，只不过是怕"万一"，所以被"怕"牵着走了而已。当然，高度紧张时，分不清是非真假的现象也是很常见的，这也是给大家推荐"随大流"的原因所在。

第二，逃避正常的社会功能

社会功能是什么?包括学习、工作、人际交往、日常生活等方面。有的人该上学不上学，该工作不工作，该与人交往不交往，日常的家务甚至个人卫生也不管了，为什么?他的借口是我实在太焦虑、抑郁了，我心情这么难过，还让我上班、上学、做家务、洗澡?还让我拜访同学、走亲戚?算了，还是待在家吧！做什么呢？睡觉。能睡着吗？不一定。能睡着也好，但问题是多数情况下睡不着，那怎么办？打游戏、刷手机。过瘾吗？不过瘾。那怎么办呢？不玩手机，更难受。就只能这么熬下去了！结果只能是更加空虚、无聊、烦躁、抑郁。

第三，过多抱怨外因

好多求助者过多抱怨社会不公平或者父母、同学、同事、配偶等不好，却很少从自己身上找原因；还有些人总是想起美好的童年，越想越觉得现在很惨。其实，这些都是逃避。

案例39 【适应障碍：枪口对错方向，永远打不到靶心】

笔者接待过一个高三女孩，在高二开学前，她听一个同学说，新学期的英语老师讲课水平很差。她听到这个消息以后就很不舒服，感觉摊上这样的老师很倒霉。一开学，她就带着"这个老师很差劲"的刻板印象听课，越怀疑，就越觉得这个老师讲得差。实际上，重点高中的主课老师一般不会太差，但她先入为主了，采用缺点列举法，挑老师的毛病，那老师怎能不差？后来，她还抱怨那个男老师不但课讲得差，长得也丑，让她心情大受影响。后来，就整天悲观推测："我英语成绩差了，高考肯定考不好，高考失败了，人生岂不完蛋了？"所以慢慢就听不进去课了，刚开始只是英语课听不下去，到后来其他课也听不下去了，最后干脆不上学了。经过多次咨询后，她才慢慢认识到是自己的问题，症状逐步减轻，学习才有了进步。现在她已经大学毕业参加工作了，状态也一直很不错。

第四，过分依赖他人

最常见的逃避是对家属或者咨询师过度依赖。在你最艰难的时候，爬山爬到最陡的地方时，实在顶不住了，咨询师可以扶你一下，但你不能让咨询师一直拽着你上去，咨询师也没有这个能力。有的求助者则过分依赖家长，什么事情都让家长包办，或者感觉不放心时就问父母："会不会？可能不可能？"

父母一次又一次地回答"不会、不可能",这只会使其强迫症状更加巩固,最后只能导致问个不停。不是不可以依赖,谁没有无助的时刻?就怕你依赖得无法前行了,那就是逃避了。

第五,逼迫他人一起逃避。

很多强迫者自己有强迫或逃避行为,还要求家人按照他们的病态标准做类似的强迫或逃避行为。如自己有洁癖,进门就要反复洗澡,也要求配偶或孩子进门脱衣服洗澡,否则不能进卧室。自己强迫检查,要求家人也反复检查。自己有强迫仪式,比如做事情之前要拍三次手,要求家人也这么做,那就会出现"一个人被'纸老虎'追着跑,后面还带着他的家人"的滑稽场面。这些多表现为对配偶、对子女、对父母的要求。其中,对孩子影响最大,因为,孩子还在性格养成阶段。这种身教言传的结果是,一个"小强迫"正在形成和扎根。

第六,逃避治疗

接受心理疏导后,无论是适当矫枉过正,还是在生活中锻炼,都需要面对现实。当逃避成为习惯,再次回到现实时,必然会伴随着一些阵痛。让我去挑战,让我与人交往,那种痛苦真是难以忍受。明明知道只有这样才能走出来,但是怕痛苦,得过且过,逃避一天算一天。

案例40 【艾滋病恐惧:逃避起来,怀疑一切】

有一次,有个男性艾滋病恐惧者决定参加集体疏导。报到当天,他交费的时候,听说还有另一位艾滋病恐惧者,就非常害怕,认为这个艾滋病恐惧者有患艾滋病的嫌疑,第二天就不敢到集体疏导现场来了。让他过来退费用,他也不敢来。这么逃避,能走出来吗?

第七,过分依赖药物

倘若不是非常焦虑或抑郁,笔者通常不建议服药。虽然药物能够帮助缓解极端情绪,但如果过度依赖药物,可能会适得其反。药物和心理治疗是可以相辅相成的。随着心理治疗的深入，若你的心理素质得到提高，心态也有所调整，药就可以慢慢减少。如果有的人感觉没有药就不行，那是不自信的一种体现，也是一种逃避的体现。当然，这里说的对药物过度依赖的情况。对于那些精神障碍或严重的强迫、抑郁或焦虑症状的人，还是需要严格按照医嘱服药的。

第八，极端逃避形式——自杀

有的人常常想"与其这么痛苦，还不如死了好！"实际上，这种"死"法是最窝囊的。你要是被真老虎吃了，别人还有可能想：这个人还挺倒霉的！会同情你。但若你是被自己虚构出来的"纸老虎"吃掉的，而且这"纸老虎"还不是别人放的，是你自己想象出来的，别人连同情你的机会都没有。强迫的痛苦，有时确实让人痛不欲生，但自杀前，还需要你好好思量，你的"怕"是真老虎吗？

（二）逃避的常见语言

除了上面介绍的常见的几种逃避形式之外，求助者在逃避时，还经常会有一些典型的或常见的言语，为自己的逃避找到很多的理由和借口。笔者把这些称为"逃避的格言"。以下是其中的一部分，帮助大家看清楚自己是不是在逃避，以及以何种方式在逃避。

我们经常听到的求助者会说的一句话是"我的症状和他们不一样，他们怕的都是'纸老虎'，都是根本不可能发生的，但我的不一样，我的是很有可能发生的。"或者"我的情况比他们都重，比他们都痛苦，我是最痛苦的！他们担心的事情至少不牵扯到生命，而我担心的是关系到生死的，这能不在乎吗？"别以为死是最可怕的。有很多人其实不怕死，但就怕丢面子，怕不干净，怕不够好，怕染病等。有一位求助者就是很典型的代表。

案例41 【洁癖：逃避是个无底洞，不怕死怕不干净】

一位47岁的男性求助者，他不怕死，却怕脏，怕小便沾到眼睛里。他洗手时,最多能洗六七个小时,痛苦至极。难以忍受,吃安眠药自杀,未遂,被抢救过来后,第一句话就骂医生:"你们真是惨无人道,为什么不让我到安乐的地方去?"其实,他是太绝望了,太习得性无助了。经过疏导痊愈后,他总结说:"强迫症、恐惧症患者所担心的'万一'是永远不会发生的。"

还有些人可能会说:"我知道一般不会的,但是,万一呢?"有的人担心之事情,即使发生的概率甚小,达到几千万分之一,仍然会纠结不已。为什么?因为还是有可能啊!那如果这样推测下去,就是个无底洞,最后就只能逃避了。

还有些人会说:"我们那个单位(学校、班级)的人素质太差,人际关系太复杂,我要换一个人际关系简单一点的单位(学校、班级)。"这就是逃避。有人的地方就有左中右,就有矛盾。心态不好,到哪里都不适应;内心不强大,到哪里都经不起风吹浪打。

还有人会说:"如果……就好了",总是在幻想不一样的现实。然而,世界上没有如果,只有现实。"如果"太多,沉溺于幻想,就会离现实越来越远。

还有人会说:"算了,舒服一天是一天吧,以后再说吧。"似乎待在家逃避一天,就能多舒服一天。但是躲在家里,你真的舒服吗?别人都在上学,你在家里天天无所事事、想入非非,或者做一些无聊的行为,你舒服吗?当然不舒服,只不过逃避起来,痛苦程度稍微轻一点而已。

还有的人经常会说:"哎呀,这次就算了吧,下次行不行,或者明天行不行?""让我去……让我再想想……"一"想"就逃避。

还有人会说:"我还没有认识清楚,你让我怎么行动?"或者说:"黄老师,你说那个是'纸老虎',但我还没有看清楚,我要看清楚了才能去抓它。"那样的话,你永远看不清楚,你也没有胆量看清楚。难道你想在岸上学会游泳再下水吗?

还有人会说:"我知道我应该去做什么,但是……"。"但是"很可怕,因为

"但是"后面，一定是一大堆逃避的理由，"但是"的目的往往就是逃避。

还有人会说："我感觉那种情况仿佛确实会发生。"这里面的三个词，第一个"感觉"，你的感觉往往是有问题的，因为你是拿放大镜来感觉的；第二个"仿佛"以及第三个"确实"，这三个词组合到一块就是"绝配"。万一套万一，结果又会如何呢？

还有人会说："没睡好，状态不好，肯定做不好。算了，不去了吧！"实际上，即使昨天晚上没怎么睡着，今天照样听课，我相信你总能听进去一些。也就是说，你可以在没睡好的情况下坚持做很多事情。而有的人以此为借口进行逃避，这是睡眠强迫的典型表现。

还有一种逃避是什么呢？他会这么讲："我真的好了，那个怕就不用实践了吧。"

案例42 【吉凶强迫：不经历风雨，见不到彩虹】

有个小伙子认为自己电动车的充电器不吉利，十分害怕接触这个充电器。笔者鼓励他拿这个充电器进行挑战，他一直回避："黄老师，我好啦，我接受你的疏导疗法以后，茅塞顿开，绝对不怕了！"我说："是骡子是马，实践中遛遛！"他找各种理由回避了。嘴上说不怕了，但见到充电器，他还是会像躲瘟神一样躲开。如此逃避，能进步吗？多年之后随访，他在寺庙里做义工，但症状依旧，没有进步。

有人还会说："哎呀，我不重复的话，就睡不着，那明天怎么办？"于是，他就开始重复。笔者的建议是：宁愿少睡一点，也不要重复，不逃避。这是战胜"怕"字必须要付出的代价。

还有人会说："方法我都知道了，将来我肯定会坚决实践的！"或者说："等我回去我一定会实践的。"要实践就现在，不要留待将来。不把握现在，就没有将来，将来只不过是另一个现在而已。推到下次或者明天，都只是逃避的借口。

还有不少求助者会说："这种方法不适合我，我要找到一种合适的。"他怕痛苦，所以他说："不适合我"，那我会支持他去找更合适的。我遇到过几个求助者，几年前来找我，我帮不了他们，就推荐他们到各地求助，"货比三家"。几年后，有些人就又回来找我。结果发现，之前我帮不了他，现在我依旧帮不了他。因为问题不在于咨询师，而在于他的逃避。

结合上述内容，大家可以对照自己，看看自己身上有没有出现这些逃避行为和语言。也希望大家看清逃避的真面目，早日走出逃避的迷雾，早日战胜"怕"字，获得胜利。

答 疑 解 惑

1. 什么是精神休息？

精神休息和躯体休息虽然都是休息，但是这两个休息有很大不同。如果身体出毛病了，需要卧床休息，有利于病情的恢复。但如果是心理上焦虑、抑郁了，那卧床休息只能雪上加霜。这时，需要的不是躯体休息，而是精神休息。精神休息是躺在床上休养吗？当然不是。**最好的精神休息是让自己忙起来，做一些有意义的事情，哪怕是没事找事，也比什么事都不做要好**。为什么呢？因为强迫也好，焦虑、抑郁也罢，都是因为想得太多，即"想象"出了问题。如果空下来，什么事情都不做，反而会更加想入非非，更加焦虑、抑郁，陷入恶性循环。尽管有时候感到疲惫无力、对事物没有兴趣，不想动，但也要逼自己动起来。接触现实，增强现实感，哪怕做一些小事情，也能有效避免在想象中想入非非。毕竟，**想象会制造出更可怕的"内在现实"，而现实往往并不会像你想象的那么糟糕**。就像走钢丝一样，刚起步的时候最难，真正动起来你会发现，其实也没那么困难。希望大家都能拼一下，宁可处处碰壁，也不要天天在家面壁，在碰壁中坚强起来。

2. 怎样才能做到精神休息？

在强迫症越严重，焦虑、抑郁越剧烈的时候，越是没有精力、更没有兴趣参与社会交往或承担责任，越是会想逃避，逃避与人的交往，逃避自己的责任，直至封闭自我。这样逃避的结果会是什么？更加焦虑、抑郁。这是一个不良循环。那么，如何破解呢？越是状态糟糕的时候，越要逼自己行动起来，通过转移注意力，把投注于内在的心理能量向外分流，减少"自责、无价值感、无望感"等自我攻击，这样，焦虑、抑郁感就会慢慢减少。

越是什么也不想做的时候反而要忙起来，不是悖论吗？是悖论。正因为是悖论，所以心理调整之路走起来才会如此艰难。可以说，"少想多做"是从不良循环向良性循环过渡的方舟。

那么，如何跨出行动的第一步呢？最好是有计划、有目标地忙。但有时人特别抑郁，没有兴趣、没有精力、没有目标、没有计划，怎么办？那就做点有意义的事，哪怕是做做家务，或者是做些助人的事，如义工、志愿者等，都是有利于让你从抑郁或焦虑状态中走出来的。这也有利于将你的攻击能量由内部转向外部。一定要避免躲在家里"思考人生"，那样只会导致你更加抑郁、更加焦虑。有些人一焦虑就会躲在家里看电视、刷手机，几天下来，发现自己什么都没做，反而会更加自责，会加重无价值感和抑郁情绪。所以，忙起来至少有两个好处，一是有利于有效地转移注意力，减少对病态的关注；二是由此产生的价值感对缓解抑郁情绪很有帮助——能够产生"我没有白活"的感觉，从而缓解自己的抑郁情绪。

3. 心理问题都是注意力的问题

活在当下，是我们每个人孜孜以求的理想境界；"不思前，不虑后，只唯实"，则是我们努力修炼的目标。境界是高，目标是好，但我们往往只能"心向往之而身不能至"。这就说明，注意力放在当下是多么困难。我们痛苦，往往是因为我们思前虑后，注意力远离了此时此地。

为什么思前虑后会让我们痛苦？思前，即注意力放在过去，放在曾经的丧失上，很容易让我们产生抑郁情绪。如果曾经的丧失未能很好地完成哀悼，我们就会反复纠结，就会陷入一种哀悼的僵局。这里的丧失，指的是失去了本来拥有的东西，如丧失亲人、爱、健康、荣誉乃至金钱等。抑郁算是一种缓解内疚的自我惩罚，或者算是对丧失的一种纪念。而虑后，即将注意力放在将来，容易产生焦虑情绪。因为不确定感，我们就会习惯性地进行悲观推测，还要对未来可能的各种不测做好准备。一个人处于对不测的防御之中，当然就会惶惶不安，焦虑就这么产生了。

如何将注意力放在当下呢？这需要和自己全然地在一起，进入一种忘我的状态，这才是人生的幸事。可惜，思前虑后，让我们距离当下已经太远了。当然，还有一种貌似活在当下的活法——当下的注意力就放在"怕"字上，恐惧不已。那这个当下并非真的当下，仍然是在为过去而哀伤，或为将来而忧虑。不是不可以哀伤或忧虑，但当哀伤或忧虑超越了现实，陷入幻想时，就离当下很远了。

4. 情绪记忆和躯体记忆

提到记忆，心理学的定义是"人脑对经历过的事物的识记、保持、再现或再认等"，这个定义偏重人大脑的思维或想象过程。然而，除了大脑，我们的身体也是有记忆的，而情绪和过去的经历密切相关的。其中，条件反射是最典型的表现，它是指再遇到某个刺激时，身体和情绪会自动做出反应，这是身体记忆和情绪记忆的外显表现。

案例14 【小鸡恐怖：身体不会撒谎】

前面提及的每天到单位就紧张的女士，还有一个症状是，一看到毛茸茸的小鸡小鸭就毛骨悚然，因为她感觉小鸡小鸭的眼睛像两个黑黑的洞，太恐怖了。后来笔者问她："小时候你有没有被小鸡小鸭吓到过？"她说："没有"。那怎么来解释她的恐惧症状呢？自由联想一下：也许在她很小甚至还不记事的时候，真的被小鸡小鸭或其他类似"黑洞洞"的东西吓到过，只是她脑子里不记得了，但当时恐怖的情绪记忆、紧张的躯体记忆却留在了她的潜意识之中，一碰到小鸡小鸭，瞬间就激起了她的创伤记忆。她现在明明知道小鸡小鸭没什么可怕的，但是一看到它们，条件反射就出现了。

所以，情绪记忆、躯体记忆的力量远远超过理智的力量。特别是两三岁前形成的记忆，会进入潜意识，成为你的记忆和认识都无法碰触的东西。有的时候我们碰到一些事情，会莫名其妙地恐惧，有可能是你小时候，甚至在记事之前，有过类似的经历。这也是笔者为什么让大家去挑战、实践的原因，就是让你通过锻炼，淡化和矫正不良的躯体和情绪记忆，培养新的、良性的躯体与情绪记忆。

5. 疗效只是副产品

大家知道强迫症之所以产生，完美性格是主因，因此调整和打破完美主义是缓解强迫症状的关键。但因为"完美主义"在过去不利的环境中曾经保护过我们，所以，在调整的过程中，完美主义也会不自主地出现，导致我们陷入"尽快、彻底取得疗效"的陷阱，即"以完美克服完美"。这种双重捆绑会造成"以病态治病态"的结果，使得改变变得更加困难。所以，大家要注意"改变的悖论"——改变，会自我妨碍。

疗效往往是实践的副产品，就像栽培果树一样，什么时候开花结果不是你能决定的，再急也没用，我们能做的只能是浇水施肥。结果只是你浇水施肥的副产品，否则眼睛只盯着结果，而不去浇水施肥，结果一定不会好。这里的实践主要是日常生活，"生活大于症状"，生活才应该是我们注意力的重心。把注意力转移到生活本身上，生活就在助你实践，就像是在给果树浇水施肥，疗效会自然而来。否则过分关注疗效，把克服症状当作生活的重心时，就相当于你一直在给病态之树浇水施肥，提供养料和能量，这棵树当然会越长越茂盛，这也是症状"泛化"的原因。

同理，犹如我们要将一块玉石雕刻成一尊佛像，我们的注意力只聚焦于雕刻作品上，而掉下来的废料我们是不会关注的。但其实，这个"废料"恰恰才是我们需要的疗效，但你又不能关注它，越关注它，就会本末倒置，作品反而雕刻不好了。这种"禅意"感，和"少想多做，道路宽阔；只想不做，必定陷落""不了了之""根治于不治之中"有类似的意思，请你细细品。

6. 强迫症有彻愈的吗？

在心理治疗中，一般不使用"痊愈"这个词，特别是对于强迫症。因为，一旦说一个人"彻愈"了，"彻底好了"，就好像他不再有任何冲突或痛苦一样。但事实是，冲突往往会伴随我们的一生，直到我们生命的尽头。如果你真正了解一个人的话，你就会发现这个人内心多多少少都会有些心理困扰。如按照"绝对的好"的标准来要求，那么天下可能就没有一个正常人。可以说，没有内心冲突或困扰的人不是植物人，就是上帝。

虽然人人都有冲突，但是关键在于我们要如何面对这些冲突。别人遇到这种事情以后，也会有点担心或自我怀疑，但是人家不过于纠结，过一会就出来了，而强迫者会被卷入而纠缠不清。所以，我们一般不说好或者痊愈。如果在冲突严重和症状反复的情况下，我还能够坚持该干什么干什么，这本身就是一种好的状态。

可以说，彻愈是个伪命题。没有痛苦，是一种幻想；一味追求好、追求快乐，也是一种病。**真正的痊愈是出现"怕"字，能够合理应对或者与之和平共处，而不是没有"怕"字。**有人把痊愈理解成自己特别勇敢、果断，不再胆怯、纠结，处处能够自然得体、恰到好处。其实，这本身就是一种强迫症，因为没有人能在任何时候做到恰到好处或者"不过又无不及"。

7. 信心与勇气，哪个更重要？

两者相辅相成，互为因果。面对强迫症的起步阶段，我们往往没有信心，但还是会想尽办法、鼓起勇气去面对"怕"字，然而随着各种努力无效和习得性无助的出现，不但信心尽失，甚至连最后拼一下的勇气也没有了。那怎么办呢？其实在没有信心的时候，如果能搞明白努力的方向，我们还是要再次鼓起勇气，勇往直前的。勇气是破除不良循环的第一步，也是信心的源头。如果连拼一下的勇气都没有，自信心将无从谈起。所以，**如坐过山车一般，我们在忐忑中要有主动把自己摁进去的勇气**。当然，要对坐进去之后的紧张、尴尬、逃避又无从逃避的状态有所准备，相信信心也会随"勇气"而来。

可以说，失去了信心，你只失去了一半，若失去了勇气，你将失去全部。

8. 不要过于依赖自己的"思想"

有些人往往过于相信自己的领悟力和逻辑推断能力，绞尽脑汁，总觉得自己肯定能想出某种妙法或某个原理，能够一次性解决"怕"字，从此告别强迫症的痛苦。然而，根据笔者这么多年接触强迫症的经验来看，这种想法或许在解决数学或物理难题时有效，但在对付强迫症方面很难取得实质性的效果。因为大家的问题根本就不在于逻辑，而在于性格，或者说在于情绪、情感层面。与"怕"这种剧烈的情绪相比，逻辑的力量往往微乎其微。所以，要想通过"思"战胜"恐"是很难的，实践和行动才是更有效的途径。

9. 莫颠倒"实践"和"认识"的关系

大家面对"症状"的时候都是没有信心，甚至是很绝望的。那么，自信心怎么来？来自实践及体验，做一天比想十天更有效。不能等自己自信了、完全想通了、认识清楚了再行动。不能总想着"我先待在家里，好好想想钢丝绳怎么走，等完全想明白了，走起钢丝来，就健步如飞了"。即使你有极强的走钢丝天赋，从掌握理论到行走自如仍然需要无数次的练习。"等到有自信再行动"等于"先学会游泳再下水"，而真正掌握游泳技能是不可能的。因此，自信产生于行动中，产生于行动时的挫折、反复和百折不挠的坚持中。渐渐地，**你会发现，其实带着各种"怕"还是可以做很多事情的**。也只有这样，才可以一点点积累信心，进入良性循环。

走出强迫的历程，如同雾中走路——是想清楚再走，还是走走再说？当然是后者。你前进一步，雾就后退一步。无论将来是云开雾散，还是永远迷雾重重，只要一直往前走了就行了，就怕你畏首畏尾，坐下来静等云开雾散，那样等来的也许只能是韶华渐失和一声叹息。所以说，**强迫症的"好"不是治出来的，而是活出来的。**

10. 疗效是波浪式前进的过程

走出强迫症是持久战，不能指望通过一两次的注意力转移就能摆脱它，"小痞子"可能会来两百次、三百次，那怎么办？那就三百零一次不理他。坚持下去，他出现的频率和每次出现的时长以及痛苦的强度都会逐步减少，这是一个波浪式前进的过程。比如，原来某个念头一天会出现一百次，每次都要纠结三五分钟才行，但坚持一段时间后，可能这种念头每天就只出现二十次，而且纠结一两分钟你就不在乎了，这就是进步，也是"长期坚持"的结果。

11. 失眠强迫者如何少想多做？

（1）挑战不睡。以"不睡"为手段挑战"怕"字，当你不那么怕了，就会睡得越来越好，这和其他强迫思维的挑战是一个道理。有人会疑惑，其他强迫，可以带着怕去做事，但是对于失眠，一做事不就更加睡不着了吗？那还能少想多做吗？当然可以，比如，半躺在床上，看看书、听听书、听听音乐等，都是"做"的好方式。睡前可以听一些音频，抱着"能睡着就睡着，睡不着就学习知识"的态度面对睡眠。当你想听进去的时候，反而更容易睡着。因为，当你的注意力不再盯着睡觉本身、强化"怕"字，睡眠反而就自然了。我曾经用这个方法帮助过不少失眠的求助者，多数效果都不错。所以，对自己狠一点，挑战一到两周，往往会有奇迹出现。当然，短期挑战也是有代价的，比如，睡得更少了，身体更不舒服了，这是我们必须付出的"短痛"。要知道，不狠是不足以击溃"怕"字的。只有挑战和体验，才能逐步粉碎对"睡眠"的条条框框。

（2）白天尽量忙着，中午不要午睡。否则，晚上往往会更加难以入睡。

（3）**按时起床**。无论睡七个小时还是三个小时，第二天一定要按时起床，保持生物钟的节律性。

（4）**不要逼自己硬睡**。硬睡又睡不着是对人心身的极大摧残，也是对自信心最大的打击。你可以利用睡不着的这段时间，听听感兴趣的音频、看书甚至刷手机，一举两得，何乐而不为呢？

（5）**睡眠没有绝对的标准，避免用所谓的标准套自己**。你内心所谓的标准，正是自己过于刻板、循规蹈矩的性格所致。如果你佩戴了用于检测睡眠的手环，强烈建议你扔了它，免得所谓的不达标扰乱你本就脆弱的心情。

失眠本身不是问题，因为失眠而焦虑、恐惧、自我不良暗示，才是最大的问题。

12. 运动对强迫症有用吗？

有研究表明，体育锻炼能激活大脑中的活性物质，从而间接对情绪产生调节作用。因此，适量运动有利于缓解焦虑情绪。

此外，运动能帮助求助者少想多做，在一定程度上转移注意力，减少与"怕"字的纠结。

同时，运动还能增强现实感，避免在病态的幻想里兜圈子。

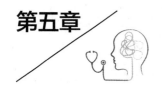

第五章

认 识 性 格

在前几章，我们深入了解了强迫症，并学到了克服"怕"字、缓解症状的方法。接下来，我们将探讨如何认识和优化性格、减少反复。

第一节　认识性格之难

性格指的是一个人对现实的稳定的态度，以及与这种态度相应的，习惯化了的行为方式中表现出来的人格特征。人的性格一旦形成便比较稳定，但是并非一成不变，而是具有可塑性的。性格的形成受后天社会生活环境的影响较大，有明显的社会道德评价的意义。因此，对性格中适应性较差的部分进行调整是可能且必要的。但要优化性格，首要任务是认识自己的性格，然而，认识自己，可以说是世界上最为艰难的事情之一。

为什么认识自己这么难？这是因为性格是我们从小逐渐养成的习惯，已经自然而然地融入我们的生活中。每个人在其后天的成长环境中，都会形成具有自身独特性的性格特征。强迫者通常生活在比较严谨、规则感强的环境中，形成的性格特征大多是积极的，比如做事情严谨、追求完美、原则性强等，但往往是好过头的，如过分要求完美、过分谨慎、刻板等。这样的"过犹不及""好过头"使得原本好的性格也变得让人烦恼。好的性格和过头的性格在我们身上共生共长了十几年甚至几十年，犹如藤缠树、树缠藤，难以分辨哪些是好的，哪些是过头的。别人很容易看出我们过头的性格，但我们不仅看不清，还可能坚持认为那是好的，不愿承认，更不愿改变。为什么呢？因为我们把这样的性格视为"自己"的一部分，觉得自己从小就是那样的，改变它就好像失去了自己！因此，如何认识清楚自己的性格，区分好的性格与过头的性格，是一项极具挑战性的任务。正所谓，"当局者迷"。

要将过头的性格一点点地剥离和优化，首先必须认识它。那么如何认识呢？我们需要反思自己，回顾历史，审视现实，以逐步认识性格之"过"。比如，考虑想象中的后果，哪些是歪曲的？性格之过在这件事情上是如何表现的？在过去的事情中，它又是如何显现的？而我为什么总是充满烦恼、痛苦与失败感？应列出这些问题，有的放矢，不要浪费时间在那些无益的事情上，例如逃避、重复、猜疑、验证等。

为什么说认识自己是天下最难的事情？很多时候，我们明明知道那么做或那么想不好，但为何难以自控呢？因为我们无法真正认识自己，也难以接纳自己，因此陷入了自我斗争的泥沼——而自我斗争是人类最痛苦的体验之一。因此，逐步认识自己，接纳自己，是每个人成长的必经之路，也是强迫者走出"自设陷阱"的必要步骤。否则，我们**会死抱住"好习惯"不放，不愿触及自己的"底线"——不承认"过头"是不好的，认为自己就应该是那样的。**

由于认识自己极为艰难，我们不可能在短期内完全了解自己、认识自己。有的人活了一辈子，到老、到死时对"我需要什么？我的价值目标是什么？我是什么样的人？"都不是很清楚。甚至古希腊大哲学家苏格拉底也感叹"认识自己太难"，更何况我们呢？你想要从20分直接跨越到60分是很困难的。只有从20分提高到21、22分，循序渐进。那么如何提高呢？通过在黑暗中不断地摸索实践，不断碰钉子，经历"九九八十一难"，才能逐渐提高认识水平，逐渐看见光明。

消除症状和优化性格都是巨大的挑战。优化性格需要的时间之久，可以用"终己一生"来形容。此刻我们站在山脚下，顾虑重重，将来，谁越靠近"山顶"，谁的视野就越开阔，谁的顾虑就越少。只要目标找准，路就在脚下，就在不断的性格改造之中。方向对了，只要不断地探索，尽管前行有快有慢，最终都能到达目的地。有的朋友不逃避，领悟得好，信心很足，很坚决，这样就走得快。而有些人可能偶尔逃避一下，但只要方向对了，尽管走得慢，也能逐步登上去。最怕的是逃避，将"枪口"对着别人，只寻找外部原因，给自己的逃避和退缩找各种理由，不敢挑战，导致停滞不前。

第二节　性格与潜意识冲突

性格是每个人独特的心理行为方式，循着这种心理行为方式，可以追寻到我们生活和成长经历中的蛛丝马迹。不管你现在的性格是什么样的，是开朗的，还是自信的、乐观的、大方的、敏感的、焦虑的、忧愁的、懦弱的，其形成原因往往都可以从我们的潜意识里面找到答案。而对于那些性格发展有缺陷、表现出各种症状的人，循着症状表现，借由潜意识，我们可以窥探症状背后的真相。

在第一章中，我们曾谈到过意识与潜意识的冲突。拿强迫症状来说，为什么在意识层面我们很清楚纠结某些事情没必要或者无意义，但这些"怕"仍然会反复出现呢？最大的可能是，我们的潜意识里存在严重的冲突，但受到意识的压制，无法以真实面目出现，于是就改头换面，以强迫症状的形式爆发出来。每个人都像一部汽车，似乎能够掌握自己的前进方向。然而，事实上，我们更接近于一辆遥控汽车，遥控器还不完全在我们自己手中。我们似乎能够控制自己，但有时却身不由己，做出一些连自己都无法理解的行为。这个遥控器在哪里？在我们的潜意识里、童年的记忆中以及我们与父母的关系中。

因此，从潜意识的视角探索自己性格模式的形成，有助于我们认识和理解自己，有助于进行自我调整和改变。

　　弗洛伊德认为,性和攻击是人类的两大基本欲望,驱动我们的所有行为。他将性广义上称为"力比多",并不是指狭义上的生殖欲望,而是包括个体寻求快乐、寻求爱和逃避痛苦的本能欲望。弗洛伊德把其看作人的所有心理活动和行为的动力源泉,驱使着我们走出孤独,与别人建立形形色色的关系。攻击性是另一种重要的驱动力,指的是个体能够保护自己的领地、表达自己的愤怒等。这种力量可能会令关系一时疏远,但同时也为个体提供了充足的个人空间,使其能够保留自己的性格与独立性。性与攻击,换一种说法,可以叫作"爱与自由",两者相互制衡,演绎出人生的丰富多彩。然而,不得不注意的是,性欲望与攻击性有时是难以完全分清的。

　　在生活中,人格相对健康的人能够合理表达性和攻击的需要,但对强迫者来说,严谨过头的性格往往会压抑这两种本能的表达。生而为人,适当压抑性欲与攻击性是必要的,但过度压抑会导致一系列问题。例如,对性欲望的过度压抑,往往表现为过高的伦理道德观念;而对攻击性的过度压抑则可能导致个体感到被忽略、被苛刻要求甚至虐待。

　　本能的力量很强大,想用理智压制是很困难的。压抑越深,本能的冲动可能越强烈,而压抑与冲动之间的冲突也会让人痛苦不堪。比如,一个性伦理道德观念过强的人,对性越是回避,越是会控制不住地出现性念头;一个过于胆小的人,内心其实充满了愤怒,但他不敢将愤怒向外释放,这往往与他所处的外部环境过于恶劣有关,于是通过"怕万一"或"怕不完美"的方式将攻击转向内部,表现为自我攻击,随之而来的就是焦虑和抑郁情绪,最终导致强迫症状的出现。所以,强迫者多数是过于压抑性或攻击欲望的人。

　　弗洛伊德的潜意识理论认为,症状是为了避免某个不被接受的欲望(如性或攻击欲望)成为现实,从而产生的一些行为或观念,不仅起到防御核心冲突的作用,还起到替代核心冲突的作用。比如乱伦的欲望与欲望实现后可能会遭受惩罚的恐惧之间的冲突就是一种比较典型的核心冲突,这类欲望、恐惧和冲突往往不被意识接受而被压抑在无意识中，就会导致个体发展出诸如强迫或焦虑的症状，以"改头换面"的方式来应对这种冲突。

案例15 【询问强迫：症状是内心冲突妥协的产物】

前面提到过的那个怕卖鹦鹉犯法的小伙子，最初的症状是总怕自己出现乱伦的念头，一想到乱伦的画面就会向父亲承认错误。后来，这个症状变成了怕犯法。比如，总怕因为卖了三只自己养的小鹦鹉而犯法。其实，他家的鹦鹉很常见，生了三个蛋，孵出三只小鹦鹉，送给了一个熟人，熟人给了他几十块钱表示感谢。这种根本没有构成买卖的事情，他却怕犯法，反复询问，就是不放心。可以看出，他的症状只是借鹦鹉"显形"而已。潜意识的冲突可能是"渴望某些愿望能实现"与"如果这些愿望实现的话可能会被惩罚"的冲突。如果乱伦欲望得到满足，必然会遭受惩罚，为了避免惩罚，就先承认错误。如果一直以潜意识的核心冲突——"乱伦满足与可能遭受惩罚"的形式出现，意识上实在无法接受，于是，通过改装，以"卖鹦鹉与可能违法被惩罚"这种更能接受的冲突形式出现。

弗洛伊德认为，3～6岁是情感发展的关键期。在这个阶段，男孩会出现恋母情结，渴望妈妈爱自己胜过爱爸爸；女孩会出现恋父情结，渴望爸爸爱自己胜过爱妈妈。总之，他们都希望取代同性父母与异性父母建立唯一的关系。弗洛伊德将这个阶段称为"俄狄浦斯期"。上述案例中的强迫症状便与俄狄浦斯情结有关。俄狄浦斯情结的说法源于古希腊一个弑父恋母的神话故事（俄狄浦斯是希腊神话中忒拜国的国王，在不知情的情况下杀死了父亲并娶了母亲，最终遭受巨大的惩罚，命运凄惨）。中文里，我们常称之为"恋母情结"和"恋父情结"。

俄狄浦斯期对儿童一生的心理发展至关重要。如果儿童未能安全度过这个阶段，无意识的乱伦渴望与惩罚恐惧就会成为情结"固着"下来，成为内心冲突的主要组成部分。随着成长，这些冲突会以症状的形式"象征性"地出现,通常表现为"渴望成功"与"惧怕成功(怕惩罚)"或"渴望突破规则"与"恐惧被惩罚"的冲突。

很多权威恐惧或异性恐惧症状往往与对性或攻击的压抑有关。比如,当存在性欲望或者对别人的不满时,个体可能担心被惩罚,于是会采取各种掩饰的行为。其实,对方一无所知,都是自己在虚构"作贼心虚"与"预防被抓"的故事而已。然而,这种对性或攻击的压抑通常与童年时期的核心人际关系或重大经历有关。

为了阐释潜意识冲突和症状的关系,我们可以打个比方。比如,我们在会议室里上课时,外面有一只小狗总是扒拉门,想进来。我们不让它进来,不断赶走它,但它仍然会扒拉门,我们的注意力就会受到干扰,影响听课效果,相当于我们以牺牲听课效果为代价防止小狗进来。为什么小狗锲而不舍?因为会议室里有食物,而小狗很饿,所以,在我们没有喂给它食物之前,它会不断骚扰我们。类似地,我们过去的需要没有被满足,留下了"未完成情结",这种源自潜意识的需要如同小狗,门如同意识,听课如同我们的日常生活,症状如同小狗的撞门声,为了防止潜意识的需要出现,我们牺牲了生活质量。为避免这种情况,我们该怎么办?满足它的需要,它就不再出现了。对小狗来说,就是给它食物;对人来说,就是给予"爱与理解"。

防御和替代作用是各种症状的主要功能。以生命力为主要表现形式的心理能量是守恒的。在 A 处被阻止(压抑)时,会在 B 处出现(爆发),以症状的形式表现出来(图9)。

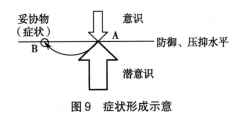

图9 症状形成示意

知道了症状背后的意义以及症状的产生机制，就为我们化解强迫症状指明了方向。如何化解？内外兼治（这与有机统一的三个阶段是一致的）：外部——克服"怕"字，及时减轻症状，缓解焦虑、抑郁等负性情绪，减少其对自己社会功能的影响，逐步提高生活质量；与此同时，内部——逐步认识潜意识的"语言"，减少无意识的冲突，使内部逐渐和谐起来。外治即通过减轻症状和缓解负性情绪，有助于增强个体认识自己内在潜意识冲突的动力；内治即通过认识潜意识的冲突及其与症状的关系，有助于增强自我控制感，避免无意识的习惯性反应，从而有效缓解症状。

第三节　性格与强迫性重复

性格表现为习惯化了的心理行为方式。习惯化通常指日积月累养成的生活方式，表现在日常生活的点滴中。人的心理上也会有习惯，它被称为"强迫性重复"，正是这种强迫性重复，对人的性格形成影响极大。

一、强迫性重复

强迫性重复并非强迫症，两者不可混淆。

强迫性重复是由弗洛伊德提出来的。在从事临床工作时，他注意到一个奇怪的现象：**人们在小时候经历过痛苦或快乐的事情后，会在以后不自觉地反复制造类似的痛苦或快乐的机会，以便重新体验同样的情感。他将这种现象称为强迫性重复。**这种现象也会在孩子身上出现。例如，一个孩子在某户人家吃了糖果后感到非常开心，于是他会去第二次、第三次，反复去尝试，这是一种正向强化，也是很容易理解的。然而，令人困惑的是，当一个孩子经历了痛苦的体验之后，他也会不自觉地反复制造类似的让自己痛苦的机会，这不是很奇怪吗？按照一般的常识，如果你在某个地方跌倒了，吃了苦头，下次应该会躲避类似的地方才是，怎么会不断重复在相似的地方跌倒呢？其中一定存在某种无意识的因素在作怪。

下面引用武志红老师介绍的一个经典案例，以说明强迫性重复。

案例43 【强迫性重复：不揭露其真面目，重复到死永不休】

有位35岁的女士，白领，肤白貌美，但婚姻却屡遭不幸。她嫁过三任丈夫，前两次婚姻都因丈夫的家暴而破裂。之后，她对婚姻彻底绝望了，"男人没有一个好东西"，声称再也不谈感情了。第二次离婚以后，暗恋她多年的中学同学开始追求她。虽然多次拒绝，但这个男人一直锲而不舍。她略有心动，勉强同意和他接触看看。但是，在正式接触之前问了对方一个问题："你会不会动手打人？"男人称："不会。怎么可能？我连和女孩吵架都不会，况且我等了你这么多年？！"在男人的各种保证下，两人开始接触、恋爱，直至结婚。在结婚后的第15天，这个男人又打她了。这个男人的脾气向来很好，很温和，怎么会这样呢？朋友们知道后，纷纷指责这个男人"不是好东西，不知道珍惜"。这个男人自己也莫名其妙，一方面，确实打人了，不能否认，另一方面，又觉得有些委屈：我怎么会动手的？他自己都搞不清楚。究竟发生了什么呢？原来，在两人恋爱以后，女方总是小题大做，无事生非。开始男方很包容，爱她嘛，怎么会吵呢？但是次数多了，忍不住就辩驳几句。婚后第15天也是如此，这个女士因一件小事发飙，男人回了几句，争吵就加剧了，吵到最后，女士就有些歇斯底里发作了，说："你说不跟我吵，现在怎么跟我吵？你这么凶，是不是想打我？"男："我不想打你。"女："你肯定是想打我，你肯定是想像 *** 打我妈妈一样打我！"（*** 是他爸爸的名字，与她关系不好）"我干嘛要打你？""你不打我，就不是男人！"这个男的脑子一愣，似乎被催眠一般，一巴掌就下去了。悲剧再次上演，又嫁了一个家暴的男人，这位女士当然很痛苦。于是，向她的老同学们哭诉。知道了来龙去脉，她的同学们感觉"情况不对啊？！不是男人的问题，而是女人的问题"，就推荐她去做心理咨询。

从其成长史中，咨询师了解到，这个女士从小成长在一个充满家暴的环境中，爸爸经常会打妈妈，甚至还会打她，家暴对她的影响太大了。爸爸是她心中的"男人模板"，因此，她认为"男人都会打人。"前两个男人是什么样的脾气我们不知道，但至少第三个男人本来是很温和的，但后来仍然发生了家暴的悲剧，就很能说明问题了。在嫁了个温和的老公后，她觉得男人好像不是这样子的，男人应该是会动手的——这实际上都是她的潜意识。她的意识上当然是希望自己的婚姻幸福，不要吵闹，因为她对这种吵、闹、打都已经深恶痛绝了，但是潜意识恰恰相反。当男人真的打她的时候，她意识上很受伤，但是她的潜意识得到了验证，"心中的石头终于落地了"，觉得这才是熟悉的、过去的味道——而潜意识是她所看不到的。经过心理咨询以后，她逐渐看到了潜意识中的模式，这就为改变自己打下了一个基础。"看到了"，就不会任由潜意识疯狂运转，就慢慢减少了无理取闹的次数。经过咨询师一年多的分析，他们的婚姻慢慢地稳定了下来。

为什么她屡屡遭受家暴？难道对"被打"成瘾？潜意识的原因可能有哪些呢？心理学家给出了可能的答案。第一，小时候，自己太弱小，没有力量去改变父亲。现在长大了，觉得有力量去改变父亲了。但父亲已经远离自己了，怎么办？找一个父亲的替身，满足改变的愿望。倘若这个男人与父亲不是一类人，那就要先把他"改造"成"父亲"，然后再完成改造的愿望。第二，小时候没有得到过完整的父爱，找一个和父亲类似的男人，带给自己父亲的感觉，填补自己内心父爱的缺失。第三，小时候，对父亲深恶痛绝，但没有离开的能力和勇气。现在，找一个像父亲一样的男人，合得来就继续，合不来，可以果断而潇洒地离开。完成小时候未能达成的"离开"心愿。第四，熟悉感能带来安全感。对像父亲一样的男人比较熟悉，有掌控感。即使是冲突的关系，也是自己熟悉的模式。如果遇到不一样的，心里没底，往往会缺少掌控感。

婚姻关系作为人类最亲密的关系之一，很容易诱发潜意识冲突"抛头露脸"。从这个案例可以看出，我们的人际关系是如何在"投射"与"认同"中形成的。类似于，一个人"抛"，另一个人"接"，不断的"抛""接"之间，各种人际关系逐渐塑造而成。在群体中，一个人是"万人迷"还是"万人嫌"，其形成过程也大致如此。

可见，小时候的"未完成情结"力量是巨大的。为了达到"完成"的目标，我们会追求一生，永不放弃，但却很容易重蹈覆辙。为什么会这样呢？因为我们往往"看不清"。

案例44 【人际敏感：幼时情结未完成，一生追逐永不休】

在咨询中，笔者曾经遇到过一个人际关系障碍的个案。女性，30岁。她从小成长在一个充满冲突的家庭里，父母吵架是家常便饭。但每次父母吵架的时候，都会拉她入伙，以便对付另一方，拿她当枪使。慢慢地，她认为自己很重要，可以帮助协调父母关系，家里离了自己不行。上小学后，同学关系不好，她经常主动挑衅别人，但每次都是自己挨打。在小学经常被其他同学打骂、欺负，但都是自找的。中学的同学关系仍然不好。结婚以后，总是挑老公的毛病，特别是总怀疑老公对自己不忠，吵闹不断。后来，婚姻破裂。工作之后，无论和谁做同事，一段时间后，总会有矛盾，觉得别人欺负自己，因此，常换工作。在咨询中，她自己反思："父母后来吵得少了，家里没有了战争，就觉得自己没价值。""与同学、同事、老公关系不好，虽然有他们的原因，但主要原因在自己身上。"似乎"特别不喜欢平静的生活，喜欢战争。自己胆小，但总是制造矛盾，被人欺负。自己扮演被欺负的角色，似乎喜欢这样。"看得出，这就是一种潜意识"复制敌意与矛盾"的强迫性重复。

这种重复尤其体现在人际关系中，也叫作"关系复制"或者"关系转移"。例如，一个小时候与父母关系不和谐的人，当他离开父母后，到了学校或公司，会将与父母的关系复制到其他人身上。如果他对父母总是充满敌意，他就可能将这种敌意转移到同学或同事身上，时刻提高警惕，害怕受到伤害，这就是"关系复制"。更简单地说，就像小狗在家总是被主人踢，当它到了街上，只要有人经过，它就会害怕被踢，于是会先汪汪叫。它汪汪叫，不是为了攻击，而是为了自我保护。在家是不安全的模式，到了外面，同样感到不安全。

一个人小时候的关系模式如果是信任（或敌意），他就会不断复制这种信任（或敌意）。如果父母总是对孩子不满、挖苦、挑剔，长大以后他可能就会去挑剔别人，这也是关系复制。从这个角度看，人与人的冲突实际上是"两个家庭"的冲突，是两类"强迫性重复模式"的交锋。

如果一个人从小生活在被贬低、被指责、被否定的环境中，长大后就容易对自己是否被爱产生怀疑："我好吗？我是否值得被爱？别人会接纳我吗？"既然怀疑，就会反复制造问题，验证他人的反应，尤其是"当我表现不好的时候，他是否还会爱我和接纳我？"这就是强迫性重复。以那位 35 岁遭受家暴的女士来说，她不断制造"事端"，验证丈夫是否真心爱她，试图找到一个能真正接纳她的人。很多女孩子经常问男朋友或丈夫："你真的爱我吗？"要求他们作出保证，就是因为她们内心充满了不安和怀疑，因此需要时不时将爱盖个"戳"才放心。

二、内在角色

一个人在成长过程中，在与养育者及他人不断互动中，逐渐塑造出一种无意识的内在角色，即个体"觉得"自己是可爱的还是令人讨厌的？是有能力的还是无能的？这种"觉得"更多地表现为无意识的成分，有时自己并未察觉，但却对个体影响至深至广。这种无法察觉的"遥控器"似乎主宰着"命运的轮回"，带有某种"角色宿命"的味道，即个体当前的行为似乎被过去所决定，难以改写。真的就无法改写了吗？当然可以，关键在于觉察，让"遥控器"现形。

现实中，确实有不少人吸取了父母人生或婚姻失败等的教训，获得了人生、婚姻的成功,从而改写了"命运",就是实证。这种改写的力量源自何处?觉察。

常见的内在角色很多,但这些内在角色并非相互孤立,几种角色可能会在同一个人身上并存,下面分别简要介绍:

1. 成功者角色。关键词是"信任与和谐"。拥有该角色的个体从小被信任,长大后自信、包容,容易与人和谐共处。

2. 失败者角色。关键词是"快乐不能"或"成功不敢"。拥有该角色的个体攻击性从小被过分抑制,长大后容易自我挫败,好像不敢成功一样。即使外在很成功,仍然对自己不满,习惯性地感到内疚。同时,会"求赞美",无穷无尽的赞美才能掩饰其内心对失败的恐惧。关键原因是从小没有被很好地"看见"和"欣赏",长大后便一直孜孜以求。

3. 受害者角色(或攻击者角色)。表面上似乎是"经常找虐",背后是"极其不安",就像一个被吓坏的小狗,浑身带刺,逮谁咬谁。拥有该角色的个体可能从小生活在一个充满冲突的家庭中,或感觉自己被忽略,长大后容易出现被歧视、被迫害等敏感心理,通过攻击别人使别人远离自己。一方面,不断验证"我是受害者"的预言,另一方面,通过攻击,达到"先下手为强"的自我保护目的。

4. 被弃者角色。关键词是"求认可"。拥有该角色的个体可能从小感到被嫌弃或者被抛弃,长大后往往会出现"我是令人讨厌的"预言,不敢享受亲密关系,甚至对亲密关系感到恐慌。就像一只从小被嫌弃的小狗,夹着尾巴,不敢离人群太近。拿着"被嫌弃"牌放大镜,逢人就照,照出嫌弃和不安,照出人际关系的惨淡。要么处处谨小慎微,讨好别人,处处求认可;要么变被动为主动,通过先抛弃别人的方式避免被抛弃的痛苦;要么通过自我孤立、抑郁等方式回避痛苦,结果就好像"自我抛弃"一样。

5. 挑剔者角色。关键词是"完美癖"。拥有该角色的个体从小被打击和挑剔,自恋受损。因此,常通过打击他人的自恋来满足自己的自恋。一方面,挑剔别人,另一方面,挑剔自己,要求完美。只有完美,才能让自己心安。

三、内在关系模式

一个人与最初的重要客体(主要指父母或其他重要抚养者)构建的关系,会内化到他的内心深处,并成为一种内在的关系模式。成年后,一个人会把这种内在的关系模式投射到现实的人际关系模式中去,就构成了自己的"命运"。概括来说,性格就是一个人的内在关系模式。性格,在关系中形成,关系中展现,并在关系中改变。所以,性格是关系的产物。了解一个人与自己及周围环境的关系,有利于我们理解他的性格。下面两句话,可以帮助我们理解一个人与自己及世界的关系是如何形成的。

第一句话:与世界的关系,是你自己与自己关系的投射。

这句话有点深奥,到底是什么意思呢?实际上是指你和他人的关系,都是你内部的"自己和自己关系"的外在显现,就好比将电脑里的图像投影到幕布上一样。幕布是白色的,没有任何内容。真正的图像在哪里?在与投影仪相连的电脑里。

那什么叫投射?**是指将自己的性格、态度、动机或欲望,尤其是自己难以接受的特性,"投射"到别人身上。**通过这种投射,我们可以逃避那些"不愿面对的自己",这是每个人都有的一种自我心理保护机制。

我们有时会对某人特别喜欢或讨厌,是因为那个人真的特别好或特别坏吗?并不一定,或许其中一部分是我们自己内心的感觉,通过投射附加在对方身上。如果我们是信任自己的,就容易信任别人,看到他们阳光的一面;相反,如果我们对自己是否定的、苛刻的,就更容易否定别人,看到别人的阴暗面。很多时候,别人只是一面墙或一个屏幕,我们将自己与自己的关系投射在他们身上罢了。

讲到投射，不得不提著名的罗夏墨迹测验。罗夏是瑞士心理学家，他把彩色或黑白墨水倒在白纸上，对折一下，就形成一幅对称的、没有任何意义的图案，全套共十张图。为了测试一个人的性格，他会按固定顺序展示这些图，然后请被测试者看图回答问题或讲故事。那么，这个人讲的是什么呢？实际上与这幅图并没有太大关系，而更像是他自己内心的"风景"。这是一种人格测验。每个人内心的风景不一样，编的故事也会不一样，通过被测者编的故事，我们能看出其人格特点。通过这种投射测验，他们内心的特质得以显现。面对一幅画如此，那么面对一个人又会如何呢？我们往往会通过这个人表达自己内心的爱恨情仇，好像这一切和自己无关。比如，讨厌一个人，我们可能会觉得是因为那个人让我们讨厌，而和我们自己没关系，实际上那个人很可能只是一个替罪羊而已。

心中有佛，人人皆佛。

苏轼当年在杭州做知府时，和灵隐寺的佛印和尚是好朋友。有一天，两人在一起谈经论道。看到佛印的体态，苏轼便起了戏谑之心。他问佛印："你看我坐禅的样子，像什么？"佛印答道："我看你就像一尊佛。"佛是对人最高的尊称。苏东坡说："你知道我看你像什么吗？"佛印答道："不知。"苏东坡说："我看你像一坨牛粪。"佛印却微笑着回应："呵呵"。赚了便宜，苏东坡很开心，回家就得意洋洋地向妹妹述说此事。苏小妹却只是淡淡地回应："佛心自现"。这句话是什么意思呢？即"心中有佛，人人皆佛；心中有粪，人人皆粪"。也就是说，如果你心中有佛，仁慈宽厚，那你看谁都不会那么坏，或者你能看到人人都有优点，"人人皆佛"；而如果你心中阴暗，就容易看到别人的缺点。一个特别挑剔的人，通常也是一个自我挑剔的人，挑剔自己的同时，又挑剔别人。所以，"仁者见仁，智者见智""心中有什么，眼中有什么"。

用大鸟和青蛙的故事也可以帮助说明"投射"这种心理自我保护机制（图10）。怎么理解呢？鸟和青蛙是一对天敌。有一天，鸟捉了只青蛙，正要吃下去时,没想到被青蛙紧紧掐住了脖子,互不相让,陷入了僵局,有点蛙死鸟亡、同归于尽的架势。其实,它们俩是天敌,青蛙恨不得把大鸟都杀死,确保自己的安全;而大鸟呢? 也恨不得捕尽天下青蛙,自己和孩子从此再无食物之忧。它们的内心深处(类似于人类的潜意识)都想杀死对方,但是自己意识不到,"我怎么可能这么邪恶呢?"当它们不能面对自己内心的阴暗时,就会把这种阴暗"嫁祸"给对方。大鸟想:"青蛙肯定想掐死我,所以,我绝不能松口,一松口就会被它掐死,因此我必须吞了它"。青蛙也是如此,将内心的"坏"投射到了大鸟身上。于是,两败俱伤。

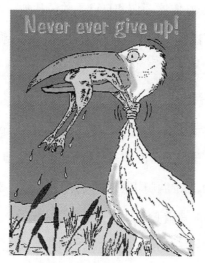

图 10 "投射"示意

这幅漫画中青蛙抓着鸟的脖子,鸟咬着青蛙的身体,一个不松口,一个不松爪,两者相互僵持,互不放过。这恰如一些僵化的人际关系或亲密关系,在冷战或热战中相互伤害,两败俱伤。事实上,只要双方都能稍作妥协,各让一步,必定海阔天空。

世界大同,每个人的看法不同,是因为我们把自己内部的"颜料"喷涂到外部世界。如果你内部是阴暗的,你会感觉整个世界都是灰蒙蒙的;而如果你内部是安全、光明的,那么你所看到的一切都会相对稳定、明亮。戴着墨镜看世界,世界一片漆黑。当墨镜的黑色渐渐淡去,世界才会更加客观地呈现在你的眼前。

案例45 【人际敏感:小时被嫌弃,一生都不安】

笔者曾经接待过一个女孩。从初中起,她就认为别人不喜欢她。到了大学,一两年下来,班里的同学慢慢都有些疏远她。我们不需要深入了解她,就可以从她的人际关系推测她的内心世界。她成长在一个很糟糕的家庭环境里,从小不被认可,随着成长,她一点点"内化"了父母的"厌弃",开始讨厌自己,觉得自己很差。等到和别人交往时,她会无意识地将自己和自己的关系(自我厌弃)投射了出去,就演变成了她和别人之间的关系。她讨厌自己,通过被动、敏感、消极、逃避等,慢慢"教会"别人远离自己。远离的结果,也导致她在内心一次次完成了"我的确很让人讨厌"的预言自验。

相反,如果一个人对自己更加接纳和热爱,别人也可能逐渐喜欢上他。通过这种投射,他教会别人如何喜欢他、爱他。每个人都生活在自己构建的世界中,或者说每个人都生活在投射的世界中。投射不当或多或少都会出问题。就像我讲课,有些人觉得我讲得非常好,有些人却认为我讲得不怎么样。如果我的讲课水平本身是七十分,你给我打一百分或三十分,那都是不当的投射。

作家张德芬曾说:"当你把你的内在世界调整得很好的时候,你的外在世界就会自然而然地变得很顺利。"她还说:"亲爱的,**在你之外,没有别人,只有你自己!**"这句话解释了我刚才讲的内容。如果你觉得这个世界是如此的可恶,很可能是因为你觉得自己不好,不接纳自己。如果你感觉世界是如此的美好,那说明在那段时间你和自己相对和谐,比较接纳自己。正如辛弃疾所说:"我见青山多妩媚,料青山见我应如是。"

第二句话:我们的内部关系源于小时候和养育者的关系。

我们是自信、自爱,还是自卑、自负?大多数情况下,这源于养育者(通常是父母,少部分也可能是爷爷奶奶等其他照料者,替代父母的功能,下面以

"父母"代替养育者)的身教言传。当父母信任和欣赏我们时,我们会感觉自己是有能力的,就会养成自信与自爱的品质。相反,如果父母对我们怀疑、挑剔,甚至冷漠,我们就可能觉得自己是弱小、无助或不可爱的,容易形成自卑、自负的性格,甚至会自我贬低和自我嫌弃。自负其实是自卑的衍生物,是为了掩盖自卑的反向表现,是通过自大的幻想弥补现实能力的不足的。

在将父母与自己的关系逐渐内化后,内在父母与内在孩子的关系逐渐定型,进而在和他人的交往中展现出来,形成与别人或和谐或冲突的关系。如果在与父母的关系模式中得不到满足,就会一直向周围的人索求,这就是关系转移。如果一个人的模式非常糟糕,索求可能永无止境。人们通过"自己与父母的关系→(内化为)自己(内在孩子)与自己(内在父母)的关系→(投射)自己与他人的关系",将与父母的关系转移到周围人的身上(图11)。

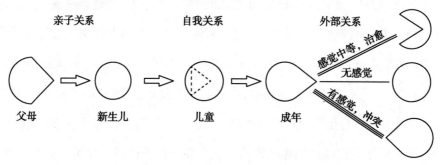

图11 "内化"与"投射"示意

成年后我们的人际关系中,越是亲密的关系,比如在恋人或孩子身上,我们投射得越多。我们每个人身上都有父母的影子,正因为父母的教育,才塑造了现在的"我"。如果没有父母的教育,我们可能只是一只猴子,而且是一只白痴猴子。生命即关系,我们终其一生都在寻求好的关系链接,哪怕只是重复了早年的糟糕的关系模式,那也是链接。

笔者曾经在学生中做过一项调查:如果你的余生将在一个荒岛上度过,你有两个选择,一个是独自一人去,另一个是跟你的敌人一起去,你会如何选择？结果显示，多数人会选择后者。为什么呢？因为人是"关系"的动物，糟糕的关系也比没有关系要好。一个人时，缺乏外部交流的对象，很容易进行向内的自我攻击，感到孤独、寂寞和抑郁，在荒岛上不一定活得下去。而与敌人同行，至少有关系的链接，一定程度的攻击向外，人就不会太抑郁。更重要的是，很有可能变敌为友呢！

在每个人身上，内在小孩和内在父母始终处于动态制衡状态。无论哪方过强，都容易造成失衡。内在小孩过强的人会表现出任性、自大又自卑，小时候得到的往往是不恰当的爱，而内在父母过强则会表现为理智、压抑等，情感不外露，意味着小时候爱的缺乏。在参加心理培训时，我们经常有小组互动。在互动中，总会遇到一些极为理智的人，开口就是："你应该这样，不应该那样。"实际上他们扮演的就是父母的角色，因为内在父母的角色过强，他们的道理就会很多，但缺少深层的情感交流。这正是因为从小父母灌输了太多的道理，缺少情感层面的沟通，慢慢地，他们就习惯于通过理智"隔离"情感。

第四节 认识各类不良性格

一、关于不安全感

有人因为安全感不足，往往会过于依赖他人，或者对不熟悉的人过于警惕，总怕受到伤害。这种安全感的不足通常源于小时候的依恋关系出现了问题。

对于一个人对他人的依恋，美国家庭心理学家莫瑞·鲍恩曾言："在情感生活中，我们的自主性比我们所设想的更少，我们中的大多数人对另外一个人的依赖要比我们想象的多很多。"简言之，有些人看起来似乎很独立，甚至在生活中不需要他人，然而事实上，他们并没有表面看上去那么独立。从进化角度看，我们的祖先在丛林中生活了很长时间，丛林的条件决定了人人需要与他人链接。没有群体，个体就无法生存。因此，对他人的依赖如同阳光和空气一样，是人类的必需品。经过上千万年的进化，对伙伴的依赖已经深深扎根于我们的无意识中，渗透在我们的肌肉和血液里。所以，追寻关系也是人的一种本能。没有人可以独立存在，我们必须相互依存，与每一个人和每一件事物相连。试想一下，如果让一个人在孤岛上生存，他将会是多么孤独和抑郁！因此，没有必要为依赖贴上一个负面的标签，我们需要的只是适度的依赖。

关于不安全感在人际关系中的表现，北京大学丛中教授有一段精彩的论述：不安全感会在人际关系中有所体现。在与他人交往的时候，人们最关心的是"他是否重视、喜欢我，能否接纳我、信任我、尊重我？我是否有足够的才能？我的举止言谈是否得体？我的话语是否有真知灼见？我的表述是否精辟？我是否妙语连珠、一鸣惊人？他是否误解了我的意思？我能让他喜欢吗？我是否惹他不高兴了？"等等。人们将内心深处的不安投射于他人，会想"他是否对我存心不良，我得罪他了吗，他是否会报复我？"在极端情况下，人们甚至试图通过控制自己的表现来影响和控制他人对自己的看法和态度。当别人对自己的看法和态度不符合自己的预期时，就会感到绝望，而后再变本加厉地去控制自己。这样一来，个体在他人面前就变得更加紧张不安，人际关系也变得敏感，极端形式便表现为社交焦虑。

如果以上这些办法仍然不能够去除内心的不安全感，最后一种办法就是控制自己的心理活动，不让自己沉浸于那些不吉利的念头，努力避免那些"坏"念头的出现，而着力使自己专注于一些"好"的事情，以此来冲淡、驱除那些不好的念头。这样一来，就对自己的思维提出了相当高的要求，同时也对自己的意志提出了严格的要求，期望意志能够有效控制住自己的思维。这种方式要求意志力可以支配自己忘掉所有经历过的不愉快事件，只记住那些令人愉悦的事情。同时，通过意志力来控制自己认为不好的、不光彩的欲望，包括性的欲望，不让它出现，力求将其消除，使自己成为一个道德情操高尚的人。有些人担心自己可能会失控、疯了，于是努力控制自己，不让自己"发疯"。然而，这些欲望、思维、记忆、躯体感受等是不受意志控制的，也是不能够用意志消除的。在这种情况下，个体不得不变本加厉地去控制这一切，最终导致强迫症状的形成。

安全感源自内心。**如果一个人内心缺乏安全感，无论身处何地，都会感到不安**。有些人试图从外部追求安全感，比如选择到处旅游，但往往收效甚微。有一位有强迫思维的小伙子曾经在西藏游历半年，希望通过这样的经历来缓解自己的痛苦，但最终并未取得明显的效果。也许他没有得到大师的真传，也许有真传，但他的阅历还不够，不足以领悟其中奥妙，也可能是机缘未到。因此，遍访名山大川倒不如寻找心灵的圣洁之地——最好的风景在心中。一方面外在要努力实践，一方面内部要认识冲突，只有在认识与实践相互结合的过程中，学会接纳自己的不安全感、寻求支持以及提高自我意识，才是问题解决之道。

二、关于人际敏感

很多强迫者都有人际敏感的特点，非常在意别人评价，这是一个令人纠结和痛苦的难题。事实上，寻求他人积极的评价是每个人内心深处的渴望，只是在于是否过度。

在意"他人评价"，渴望被关注和认可，如同呼吸一样，是每个人生存的必需。美国心理学家卡尔·罗杰斯曾说："成为自己与渴望被人关注，两者间的取舍是人生永恒的主题。"在儿童时期，由于我们的弱小与无力，离开他人可能导致无法生存，此时，他人的关注意味着你能够存活。随着成长，我们逐渐朝着"成为自己"迈进。比如孩子在两三岁时，会特别需要父母的认可，希望他们看到自己的"了不起"。这种"夸大的需要"是个体自信的来源，是个体发展核心自体的基石。如果在这个阶段，父母没能给予及时的回应与肯定，孩子的夸大需要得不到满足，成年后，其发达的触角就会四处搜寻"他人的认可"。

在小时候，如果父母生气或吵架，孩子可能会认为是自己的错，都是自己不好才导致父母吵架。他不懂父母吵架是有父母自己的原因。因此，父母一吵架，孩子就会非常恐惧。如果孩子没有得到妈妈充分的呵护，可能会感到自己是不可爱的。因此，通过讨好、表现得乖等方式求好评——好评意味着自己的安全。每个孩子都希望自己是可爱的、被认可的，但他们对此又没有信心，因此就表现为"渴望无穷无尽的赞美"，通过他人的赞美不断证明自己是多么可爱。这种无意识的需求在成年后可能被无限放大，表现为处处渴望得到他人的认可与好评，"你是优秀的，你是好的。"

实际上，每个人都渴望被关注，被忽略比被打骂还要糟糕。因为害怕被忽略，个体更加关注他人的目光，努力讨好他人，想要迂回地得到关注和接纳。但由于自我评价过低，他们在社交中容易感到紧张和焦虑，由于自我妨碍，他的能力会大打折扣。

丛中教授对过度讨好者的理解是：如果幼年没有得到母亲足够的理解和接纳（也可能部分包括父亲），婴儿的各种要求总是被母亲否定或拒绝，他就会怀疑自己的能力和价值，怀疑自己是否会受他人的欢迎，开始变得过度讨好别人。因为母亲总是拒绝，孩子就要讨好她。不讨好母亲，孩子就会陷入被忽视、被抛弃的感觉中，这是每个人都害怕的感觉。

自恋是人类的本能之一，是个体认为自己值得被珍惜和保护的真实感觉。在生命的早期，每个人都很自恋，适度的自恋是健康的。然而，当我们太过在意他人的评价时，就成了一种不健康的自恋。为什么对好的评价如此渴望？可能是因为小时候未能得到足够的肯定，或者在成长过程中被否定了太多次。因此，一次又一次地想弥补小时候的缺憾，甚至为此追逐一生。

因此，过于在意他人评价，可能和我们小时候未能得到足够的接纳和关爱，或者受到过多的批评和指责有关。

三、关于权威恐惧

很多社交困扰者都有个共同的特点：面对他人时，总怕别人能看出自己内心的"不堪"。为了避免被看穿，他们总是想方设法掩饰，但越想掩饰，这些"不堪"越无法抑制地涌现，导致内部剧烈冲突，表现为紧张、目光游离、逃避等。那么，这里所谓的内心的"不堪"是指什么呢？为何如此恐惧而不得不掩饰呢？除了上述丛中教授提到的"怕被抛弃、被拒绝"的解释之外，根据笔者的部分临床经验，这种内心的"不堪"主要源自攻击欲望，而表现出的症状只是对自己内心攻击欲望的掩饰。比如，有些人在权威面前很恐惧，表面上表现得很害怕，但内心更多的是压抑、不服甚至厌恶。尽管他们内心渴望挑战权威，但由于自身力量不足，只能努力掩饰，避免对方看出自己的"反心"，遭受到难以承受的惩罚。理智上努力掩饰，但内心的"不服"却无法控制。因此，一旦面对权威，内心就陷入了冲突状态，导致"CPU"无法正常运转，就会"卡"，表现为紧张、发懵，自我挫败，示弱，"装怂"。这种过于掩饰攻击欲望的行为源于他们曾经经历过被他人攻击（如被贬低、被挑剔等），从而留下了"自感弱小"的心理阴影。在与人接触时，就自动产生"别人会不会贬低我？""会不会对我不满？"等防御心理。为了避免被攻击，总想伪装成强大的形象，恨不得变成"哥斯拉"控制场面，让别人心服口服。当达不到"控制场面"的期望时，他们内心的弱小感及"他人攻击感"瞬时闪现。

人群中有些人对权威恐惧，尤其表现为对同性权威的恐惧、厌恶或讨好，有时会象征性地泛化为对老师、上级的恐惧。在生活中，权威恐惧除了会在师生关系、上下级关系中有所体现外，还会表现为挑战权威的象征物如权力机构、某些以仁义道德自居者或高高在上者，有些人会对社会不公感到耿耿于怀，表现为过于伸张正义。如一些人在开车时可能会对被加塞过于不满，并寻机报复。这些行为都是内心冲突的外化。权威恐惧的形成可以追溯到三五岁时，其核心冲突往往以"俄狄浦斯情结"为表现。

面对权威，权威恐惧者往往外在表现为唯唯诺诺，怕犯错误，服软，但内心却往往是另一番风景——"有啥了不起的！可恶！鄙视你！"一旦逮到机会，就会狠狠反击。例如，在一些领导失去官位或者落魄时，对其攻击最狠的往往是平时对其非常恭敬的下属，而不是平时与他意见不合的下属。

对权威恐惧者来说，与其说是怕他人对自己不满或攻击自己，不如说是对他人充满了怀疑——怀疑别人是挑剔的、充满敌意的，这也是自己对他人敌意的一种投射。泛化开来，这种过度警戒的结果是"人人都可能是敌人，都有可能攻击我"。因此，为了避免危险，他们选择逃避，不与人交往，"不接触，无伤害"。这类冲突往往表现为会议发言恐惧、表情恐惧、口吃恐惧等。

四、关于异性恐惧

异性恐惧者多表现为伦理道德观念过强、过于严谨、对他人评价过于在意等过头性格。在面对异性，尤其是有吸引力的同龄异性时，他们会表现出羞怯与回避。对年龄较小或较大的异性，或者那些没有性吸引力的同龄异性，他们则没有或较少有羞怯心理。

在与他人交往时，这些人总担心、害怕别人看出自己的性欲望或性幻想，或者怕别人误会自己有非分之想，比如认为自己"好色""花痴"、道德水准低下等。由于无法接受这些评价，他们常逃避人际交往。如果实在无法回避，他们会尽量避免眼神接触。否则，害怕别人通过自己的眼神看穿自己的内心。与人交往时，总想控制自己的念头，结果，越想控制，这类念头冒得越多。

案例46【异性恐惧：食色性也，需要普通化、正常化】

李子勋教授曾经报道过一个案例，非常有代表性。在心理门诊，他曾经遇到过一个社交焦虑的22岁女孩。她的问题是不敢谈恋爱，每当有人要跟她介绍男朋友，她就会惊恐发作甚至晕厥。在心理咨询时，除了她和咨询师之外，还有一个实习的男生在场。开始女孩和医生交谈，非常流利。后来，医生指着实习生对那个女孩说："好，你现在就把他当成你的男朋友进行脱敏练习吧。"话音刚落，她突然非常紧张，脸"唰"的一下就红了，眼睛看向地面，声音也颤抖了，人仿佛快紧张得不行了。由此可以看出，这个女孩对性欲望是回避、压抑和恐惧的。一旦提及男女朋友关系，她会无意识地瞬间启动心理防御机制，试图屏蔽与性相关的任何思维、情绪，内心就会产生剧烈冲突。当冲突过于激烈，自己无法抑制时，就通过晕厥的方式来保护自己最后的"尊严"。

对异性恐惧的原因很多，其中，较为常见的是性压抑及性创伤。

性压抑往往和俄狄浦斯情结有关，因性压抑而导致的异性恐惧往往也会有权威恐惧。在压抑的情况下，一旦出现性欲望，严厉的惩罚性超我就会浮现，导致个体对自我进行监督或指责，产生一种"犯罪感"。所以，为了掩饰这些欲望，个体就会采取回避、羞怯等行为，或者努力压制性念头或性欲望。当自我没有力量控制这些欲望时，就会陷入剧烈的内心冲突中，常以象征性的症状表现出来，如对视恐惧、赤面恐惧、口水恐惧、余光恐惧或表现为强迫意向、强迫念头等。其共同特征是，越不想让某些念头、情绪、感觉出现，反而出现得更加猛烈。深入分析的话，这类焦虑往往源于对自己内心性欲望的掩饰。

其实，性欲望是人类的本能之一，到了一定年龄阶段自然出现。然而，有些人受到经历、家庭教育等因素影响，总想成为"道德模范"，试图与性划清界限，不允许它出现。这种对抗本能的行为，当然会导致内外冲突剧烈，随之产生相应的"症状"。其实，过于掩饰或想划清界限，往往是一种"反向形成"的自我防御机制。那些越想与性划清界限者，对性欲望的压抑越深，生活中反而以"厌恶性"的方式处处充满了"性"。

小时候在哪里被压抑，长大后，就会在哪里纠结，因为未被满足的愿望会一直在呼唤！

除了性压抑之外，由性创伤引起的异性恐惧在一些小时候曾遭受到过性侵犯或猥亵等性创伤的女性中较为常见。一朝被蛇咬，十年怕井绳。这样的经历会导致个体对异性产生条件反射般的恐惧。心理的创伤和身体的伤口是一样的，小的伤口会自行痊愈，而大的伤口如果没有得到妥善处理，就会发炎、化脓。对于未愈的伤口，个体通常不允许他人碰触，因为一旦碰到就会感到剧痛。比如，对于曾经经历过性创伤的女性来说，男性可能就是触碰伤口的"扳机"，一旦遇到具有某些特征的男性，就会出现怀疑、恐惧等，甚至面对所有男性时都会感到害怕和恐惧。

小时候遭受性创伤的女孩通常会出现自责、无价值感或者自感肮脏等心理问题。在与人交往时，她们非常在意他人的目光，常常感觉自己"不配"。因此，会逃避与男性交往，或者在迫不得已与男性交往时，表现出对男性的恐惧和怀疑。一方面，她们怀疑男性对自己有性的欲望或企图，察言观色，高度警惕，希望避免再次受到伤害；另一方面，又担心自己对男性有性的欲望。即使自己对男性没有性的欲望，但她们害怕男性会通过自己的眼神或肢体语言误认为自己有性欲望，就会感觉自己无比糟糕。在和男性交往时，因为有恐惧和怀疑，这些女性往往会出现因紧张而导致的躯体反应，甚至脑中会控制不住地出现与该男性发生关系的画面，但她们却又会将这些身体反应或念头误认为是自己有性欲望而倍感羞耻。因此，在与男性交往中，她们可能会尽量掩饰这些羞耻感，避免目光接触，但"越控制，越失控"，越想掩饰和控制，越感到紧张，反而无法自控。这种剧烈的内心冲突也会导致类似于上述性压抑引起的强迫症状，如余光恐惧，等等。不过，并非所有早年曾遭受过性创伤或者性别歧视的女性都会回避与男性交往，甚至有人会将"性"作为与男性交往的一种手段。因为除了性，她们不知道如何与男性交往。

五、关于完美主义

完美主义是强迫者最主要的性格特征之一。当然，有些人会说："我并不是完美性格",甚至说"我生活中是个马大哈",也许你对很多事情都不在乎,但请你深入思考一下:"在你纠结的那个点上,是不是犯了完美主义的毛病?"比如,对事物的绝对化、要求百分之百等,难道不是完美主义吗? 当然,完美主义在各类神经症者身上普遍存在。

法国思想家伏尔泰曾说:"完美是美好的敌人"。英国前首相丘吉尔也曾指出:"完美主义让人瘫痪"。在哈佛大学《幸福课》中,泰勒博士建议大家要摒弃"完美主义者"的思维方式,而转向做"最优主义者"的态度。前者是消极地追求"尽善尽美";而后者是积极地追求"足够好"。

那么,为什么在理性上我们可能认为没必要追求完美,但在实际生活中还是会落入完美主义的陷阱呢? 为了自我保护。从潜意识的角度来看,完美主义也是一种防御机制,其目的是追求"爱与关注",让个体获得内心的安全,避免被抛弃或受到惩罚等。同时,完美主义也是为了建立关系而存在,如渴望他人能够关注、接纳、欣赏等。完美是超我的集中体现,是通过压抑本我和自我来实现的。完美与放纵居于人性的两端,具有明显的分裂色彩。而人性实际上是整合的、综合的,好坏交织、黑白混杂。成熟的个体能够靠近整合,避免陷入分裂。而完美主义者往往倾向于黑白分明,只想要白,不想要黑,处处以"拒绝黑"的方式去追求白,结果却往往生活在黑的阴影中,以完美之名,过着非常不完美的生活。

(一)完美主义性格的形成

从前述内容可知,一个人的性格多源于小时候和父母的关系。著名精神分析学家温尼科特曾经说过:"婴儿仰望自己的母亲,在母亲的眼睛里看见他自己。"科学上来讲,母亲的瞳孔里有孩子的影子,这句话包含的更多的是象征化意义,即如果母亲是真正爱自己孩子的,那么她眼睛里所透露出来的便是爱、温暖与欣赏,能够给孩子带来安全感和自信心。相反,如果母亲内心是不和谐的、充满敌意的,那么她眼睛里所流露的东西就很可能会伤害到孩子。

1. 父母的溺爱与贬低。人类很多爱的目的都是为了能够团聚，能够"在一起"。比如，恋人之爱，目的是长相厮守。人世间唯一的"分离"之爱，就是父母与孩子之间的爱。在非洲草原上，小狮子在成年后，老狮子通常会将其赶出群体，让它自己去捕捉猎物，自己养活自己。然而作为人类，很多父母却不懂如何教育孩子，采取各种包办、代替和控制的方式，阻碍了孩子的成长，最终把孩子留在身边——即使不想留，孩子也离不开。真正好的父母，是让孩子做自己国土上的国王，而不是代替孩子去行使国王的权力。因此，孩子的成长需要的是父母"温柔的一推"。然而，很多父母并不懂得这"温柔的一推"，总是过分担心孩子这个不行、那个不行，包办代替。而在这种过度包办代替的背后，实际传达给孩子的却是"孩子，你不行"。这种对孩子的不信任如同"咒语"一般"催眠"着孩子，烙印在孩子的人格深处。长大以后，孩子就会认为自己不行，无法胜任，缺乏自信，甚至变得自卑，好像"对痛苦成瘾"一样。温室里的花朵，一旦遇到残酷的现实，就会显露原形。当孩子无法适应社会环境时，就会选择逃避，甚至以心理症状的形式表现出来。

在很多家庭中，一方面表现出溺爱孩子，包办代替；另一方面却表现出对孩子的不信任，嘲讽贬低。溺爱，让孩子变得任性，为所欲为；而否定，却让孩子胆怯，畏首畏尾。到了一定年龄，特别是青春期，内外交困，就会出现强烈冲突，引发各类心理问题。

2. 父母的完美、理智与刻板。有些父母自己是完美主义性格，不自信，通过身教言传，将这种不自信"投射"给孩子，而孩子很可能会接招（认同）。在父母的"投"和孩子的"接"之间，这种不健康的模式逐渐内化成孩子性格的一部分，固定下来，深深植根于个性之中。长大以后，孩子就开始挑剔自己和他人。可以说，各类神经症症状本质上都是自我攻击，是一种特殊形式的慢性自杀。

小时候被父母禁锢（过分束缚），规矩重重，父母规定这个不行、那个不行，必须这样、不能那样，而这些限制常常被不少父母用"我是为你好""我爱你"等理由所修饰，孩子不得不做父母认为好的事情。实际上，这样的"爱"并非真正的爱，而更像是以爱的名义进行的过度控制。随着成长，孩子容易自我禁锢或者内疚，不能享受自由。因为在潜意识里，自由意味着被指责、被惩罚。例如，洁癖及其他一些习惯，很多都是在所谓的"规矩"和惩罚中形成的。

有些父母过于理智和苛刻，使得孩子只能通过症状才能获得父母的关注。父母过度理智，只是通过一些大道理进行教育，会导致与孩子之间的情感交流的匮乏，使孩子无法感受到父母在情感层面的关爱。有的孩子通过生病来得到父母关注，从生病中尝到了甜头，生病便会成为一种无意识的模式。父母平常可能忙工作或者经常吵架，但孩子一生病，父母就会放下手头的事情，或者停止争吵，全心陪着孩子看病。无意识是很智慧的，尝到了甜头，那孩子可能就经常生病，以牺牲自己的方式换取父母的关注或家庭的和谐。

3. 父母的忽略。从小被忽略的孩子，长大后容易陷入抑郁。父母对孩子的忽略常常会让孩子产生被抛弃、无助、弱小和无力的感觉，他们会以为是自己不够好，父母才不关心自己的，因此，孩子就想表现更好、更完美，以"乖""好"来吸引父母的关注。如果多次努力未能奏效，无法在现实层面获得关注，孩子就只能在幻想中寻找满足感。完美主义就是在幻想中任由自己支配与控制的各种美丽幻影。长大后，"再完美一点"也成了他们完成"被人接纳"这个"未完成事件"的救命稻草，因此，他们久久不敢松手。所以，抑郁者常常是完美主义者，表现出完美主义的性格特征。

当然，完美主义性格的形成原因不仅限于上述情况，还可能与各种创伤有关。这些创伤往往会导致个体在某些方面有不安全感，而这种不安全感往往表现为完美主义、敏感和多疑等外在特征。

因此，完美主义是一种缺爱的信号，追求完美主义是努力寻求爱的行为。

（二）越完美，越卑微

完美主义者，不但想控制自己，还想控制别人对自己的评价。想象一下，他过去该是多么无助。无论自己如何表现，都无法获得渴望的认可或保证。因此，他们总认为自己不够优秀，逼自己再好点，这样就能增加安全系数，或者说，通过再做好一点，增加别人肯定的可能性，降低被否定、被贬低、被惩罚的概率。追求完美因此成为缓解内心恐惧感、无助感甚至崩解感的一种自我保护方式。

很多强迫者常说："我太在乎别人对我的印象了。"实际上，他们是太想控制别人对自己的印象了。究竟是谁在控制谁？是你想控制对方，还是对方想控制你？恐怕是前者。社交困扰者的多数行为，都是为了控制和吸引别人的注意力。自己控制的问题过多、面过大，远远超出了自己的控制能力，可能是紧张恐惧的原因。

完美主义者处处对自己不自信，同时又对别人缺乏信任。凡事事必躬亲，亲力亲为，才能放心。别人做的，如果不经自己验证，是绝不放心的。这背后的原因，是他们看不起自己呢？还是看不起别人呢？是想讨好别人呢？还是贬低别人呢？恐怕都是。他们自负有多少，自卑就有多少。

有些人连笑都笑不全，只能笑到一半。因为当他很开心的时候，就会从内心深处飘来一些声音，"你并不怎么样！你还差得远呢！你还有很多事没做呢！"一瞬间他就感觉不开心了。

为什么快乐不能持续？这一类型的人格往往是由于儿童期形成的道德堕落感使然，导致他们不是不想快乐，而是不敢快乐。为什么有的人不敢太成功，或者成功后都不敢相信这是真的？谁不想"出众"？谁不想展现自我？只是过去经历了太多次"枪打出头鸟"的挫败，不敢出头罢了。只要不出头，就不会被惩罚。

为什么有的人各方面都表现出色，却无法享受生活，总是自寻烦恼呢？许多人的潜意识会认为：舒服是一种堕落。就像两三岁的小孩子，本来是想怎么玩就怎么玩，但有的父母过分苛刻，经常会打断孩子："你这样不好，那样不行。"最极端的是,有的孩子犯点小错误,父母会反应过大,严厉地教训,甚至上纲上线,全盘否定孩子。实际上,孩子犯个小错,可能感觉是很爽的。为什么呢?因为感觉自己可以打破规则了,这也是成长所必需的。但是,如果孩子犯个小错误,就被严厉教训,他们可能就会感到:"我好像不能太自由、太舒服、太快活,这样是会被惩罚的。"从某个角度讲,孩子是干什么的?就是犯错误的!孩子就是在犯错中成长的。

孩子犯了错误,父母的回应态度至关重要。比如,孩子玩小便、玩个泥巴,是很愉悦的行为。面对这种情况,父母一般有两种态度:一种是温和的,给孩子解释:"宝宝,小便有点脏,咱弄点水玩,好吗?"另外一种则是严厉的,也许温和了一两次,第三次受不了了:"和你讲了多少次了,你怎么还这个样子!"非打即骂。孩子将来很可能会在很舒服的时候,就会听到内心有个声音传来:"小心挨揍!"小孩子通常不会就事论事,而会认为只要自己舒服,就会受到严厉的惩罚。因此,他们宁可潜意识地选择"我不要太快乐",这样才会感到安全。长大后,虽然时过境迁,但这种感觉仍然存在,遇到事情尤其是面对快乐或成功时,恐惧的感觉就会被激活。

正因为时过境迁,我们的处境已有很大不同,面对的也并非都是伤害性的客体,那不妨试试看,大胆一些,让自己舒服一些,看看是不是真的会受到惩罚?

答 疑 解 惑

1. 性格是先天的还是后天的?

强迫症的根源是性格,而性格产生于土壤,即家庭环境和社会环境。因此,性格的形成既受先天因素的影响,也受后天因素的塑造,但一般认为后天因素更为重要。每个孩子出生之后的气质类型各不相同,有的婴儿相对敏感,而有的反应要相对缓慢,这些就是先天的不同。然而,面对事物的习惯化态度,即性格,则后天成分更多。例如,内心的不安全感很大程度上受出生后的环境影响。在家庭环境里,通过重要他人的身教言传,我们逐步塑造了自己的性格。身教可以被模仿,确立自身的言行举止和为人处世的方式;言传则辅助身教,进一步确立行为规范。因此,我们强调因材施教。儿子为什么性格像父亲?不能过多地归咎于先天,而应该归因于父亲的言传身教——后天影响的结果。

为何后天很重要?"狼孩的故事"就是很好的说明。1920 年,印度一个村庄里,人们从狼群里救出了两个女孩,大的七八岁,小的两三岁。被送到孤儿院的第二年,小的就去世了,而大的又活了 9 年。刚被发现时,两个狼孩用四肢行走,慢走时膝盖和手着地,快跑时则手掌、脚掌同时着地。她们总是喜欢单独活动,昼伏夜出。怕火和光,也怕水,不让别人帮她们洗澡。不吃素食而只吃肉,进食时不用手拿,而是将食物放在地上用牙齿撕开吃。每天午夜到凌晨三点钟,她们会像狼一样引颈长嚎。她们没有感情,只知道饥时觅食,饱则休息,很长时间内对别人毫无兴趣。大狼孩刚被发现时,只有 6 个月婴儿的智力,花了很大气力还是难以很快适应人类的生活方式。2 年后才会直立,6 年后才艰难地学会独立行走,但快跑时还得四肢并用。直到去世时,16 岁左右,仍未能真正学会讲话,智力只相当于三四岁的孩子。

2. 如何认识嫉妒心理?

这几年,"羡慕嫉妒恨"成了网络流行语,其实,羡慕与嫉妒仅有一线之隔。比如,当孩子看到别人穿着漂亮的裙子,心中想着"真是一条漂亮的裙子啊!如果我也有一条,那该多好啊",这就是羡慕;而如果想的是"为什么她有这样的裙子,我却没有,我不管,我也要",甚至"把她的裙子搞脏才好,这样,我们就平等了",这就变成了嫉妒。

嫉妒心理的形成原因较为复杂,一部分源于俄狄浦斯冲突,另一部分源于同胞竞争或同龄竞争。首先,源于俄狄浦斯期的嫉妒。对于强迫者来说,由于父母与孩子的三角关系不平衡,很容易导致对同性父母的嫉妒心理过重,表现为对爱的渴求远远超出了正常范围。其次,源于同胞竞争或同龄竞争的嫉妒。对于孩子来说,父母的关爱代表安全感和归属感。当孩子看到父母对其他孩子表现出关爱时,由于孩子心中对爱的独占性和排他性,往往会以为父母不爱自己了,会产生被抛弃的恐惧心理。嫉妒心理只是为了获得父母的爱和关注。

还有些父母有将自己的孩子与别的孩子或成功人进行比较的习惯,这是很糟糕的教育方式。孩子在小时候,如果经常接收到否定的信息与评价,孩子的内心会形成"我不好,我不如别人"的自我评价,长大后容易发展为"获得安全,避免焦虑"的神经质倾向。这种倾向会使孩子内心过于苛求自己,希望自己什么都比别人好,同时对外苛求别人,表现为挑剔和贬低,通过打击他人来填补自己内心自恋的不足。

3. 痛苦和现实关系大吗?

表面上,我们常常因为一些现实的因素而感到痛苦。然而,仔细想想,我们会发现大部分痛苦尤其是"怕万一"的强迫类痛苦,只不过是借"现实"发挥而已。比如,有一个有洁癖的小伙子说:"我上厕所时,总怕大便沾到手上。其实,沾上和没沾上,我的痛苦感是一样的。好像痛苦的程度和现实并没有多大关系。"

当个体具有过头性格、不安全感,或者内在有冲突时,当我们的自我防御能力无法有效应对这些冲突时,这些冲突就会像火山喷发一样爆发出来,不在 A 处,就在 B 处。A 处或 B 处冒出的火山灰或岩浆,就是强迫症症状。因此,这些症状只是替罪羊,也可以叫作"靶症状",是内心冲突借"现实"找到的"靶子"或"显示器"。

4. 强迫是自我压抑和自我挫败的行为

在一个人的成长过程中,下一代的成长常常是踩着上一代的肩膀而更上一层楼的。成功的父亲(母亲)是允许儿子(女儿)战胜自己(象征意义上)的,只有允许儿子战胜自己,他才能够战胜整个世界。而强迫者往往成长在一个严苛、不允许"犯上作乱"的环境里,慢慢地,就只能压抑自己,不敢展示自己的攻击性(恪守规则,不敢越雷池一步,不敢表达自己的情绪和想法,怕被惩罚)或性欲望(不敢展示自己的魅力,自我掩饰、示弱,避免被惩罚)。强迫症状就是这些自我压抑的象征化表达。

强迫者往往不能或者说不敢享受快乐,容易自我批评和谴责。稍微过得好一点,往往就会立即自我挫败,好像很习惯了处在低谷的状态。不敢展示真实的自我,自我价值感较低,常通过各种方式自我挫败,或者叫自虐。比如,认知上的自虐,表现为"我很糟糕、后果很严重";情绪上的自虐,表现为恐惧、焦虑;行为上的自虐,表现为反复做一些毫无意义的强迫行为;身体上的自虐,表现为各种躯体化症状。

有些强迫者只能做"老二",不敢做"老大"。一旦被推到"老大"的位置上,非常恐慌,高处不胜寒,如坐针毡。似乎只能做孩子,不敢长大成人,这带有自我阉割的意味。一旦需要"雄起",就会感到恐慌,怕这怕那,如怕冲突、怕下面人造反、怕做决定,等等。很多青少年出现过非常奇怪的心理现象,他们"小考大胜,中考小胜,大考必败"。在潜意识层面,这也是一种自我阉割的行为,通过示弱,避免被惩罚,获得安全感。就像一位求助者所说:"我一直都不能说自己好,如说我的症状减轻了,当天就会遇到一些事情,剧烈反复。或者说感觉自己考好了,成绩出来反而会偏低。如果觉得自己考得不好,成绩可能反而挺高的。从我上初中开始,就感觉自己'稍微一得意,就会遭报应'似的。"

5. 啃手是自我攻击和掩饰

既然强迫症是一种对攻击性的自我压抑,那么,被压抑下来的情绪能量向何处发泄呢?向外不敢,只能向内。向内攻击的形式有很多种,各类神经症、抑郁症、心身疾病就是自我攻击的结果。具体表现为反复自责、自我怀疑、自残甚至自杀等。在强迫者中，一些常见的症状是啃手指、抠脚趾、抠痘痘、啃倒刺、拔毛拔发、抓痕（搔抓皮肤）等。怎么来理解这类症状呢？

首先，这类症状是一种自我攻击的表现。强迫者往往压抑了很多愤怒，但由于向外发泄不安全，就只能向内发泄。通过类自残行为，他们能够在一定程度上缓解焦虑和抑郁情绪。其次，这类症状是一种被动攻击。通过自虐（就像当着别人的面自己扇自己耳光一样），试图让对方产生内疚感，从而在自我攻击的同时，变相地攻击对方。最后，这类症状具有一定的掩饰作用。这类行为往往是一种示弱行为，通过这种方式，向想象中的对手表明自己没有敌意。其中，最具代表性的是啃指甲。指甲是人体的攻击武器之一，用手抓人是一种基本防御姿态。当自己把自己的指甲啃光之后，就相当于自毁武器，向对手表明，"我缴械投降了，我对你没有危害，你不会伤我了吧？"

6. 症状在以相反的方式表达需要

前面说了，症状是自我压抑的产物。强迫者往往过于理智，不允许或不敢表达自己的愤怒或情欲，会想尽一切办法掩饰人性的真实。症状就是"暴露"与"压抑"这对冲突妥协的产物。症状是一种表面的假象，背后往往以相反的方式掩饰着真实。

仍然拿洁癖症来说明，洁癖者是真的讨厌脏吗？不一定。也许是他很喜欢脏，只是由于不能充分表达自己的喜欢，于是就以相反的形式掩饰而已。举个例子，孩子小时候都喜欢脏乱，甚至喜欢玩小便，这些本身都是很快乐的事。但如果家长很爱干净，往往会严厉制止，孩子几次不听，再玩的话，可能还会挨一顿揍。幼儿其实不懂脏不脏，他只知道好玩不好玩，几次惩罚之后，小孩就产生创伤了——不能接触那些脏的但能让自己快乐的东西。于是，遇脏就会恐惧。脏回避了，但附着于脏的快乐的吸引力却回避不了。长大以后，自己有支配自己的自由了，可以碰脏了，但理智与情感的冲突却出现了。理智上，可以碰，为什么不能碰？情感上，莫名的恐惧，不敢碰。这么看，他是真的讨厌脏吗？不，他只是喜欢脏而不能，所以他就不断地通过害怕脏、躲避脏来表达对脏的在乎，反而使他的生活中充满了"脏"。反复洗手，意识上满足的是"对干净的需要"，潜意识却是在满足"对脏的需要"——洗的前提是"我的手已经很脏了"。

阴阳转化，物极必反。正如曾奇峰老师所说："任何过度的表达，骨子里可能都是反的。"这类心理现象有很多，如自大是对自卑的掩饰，性道德观念强迫是对性欲望的掩饰，洁癖是对脏的渴望的掩饰，讨好是对一个人厌恶的掩饰等。这种以相反方式来掩饰内在的不安、不道德等，体现了人类自我保护的智慧。

7. 控制感源于无助感

强迫者的特点是，凡事要完全确定才能放心，追求百分之百和绝对的安全感，也可以说是对控制感的过度追求。就像坐在过山车上，越是觉得感到失控，我们的手会抓得越紧。一个人越是过去有过非常无助的体验，在后来的生活里就会越充满控制感，尤其是遇到能够激起过去无助体验的情境时。过去的无助体验会让人没有信心掌控自己的命运，它作为个体内心未了的情结，在有关的情境中会再次浮现。当人感到很无助，又没有人可以依靠的时候，抓不住别人，只能抓自己。这也是部分求助者在特别恐惧时就会出现强迫行为，如反复洗手、一次次确认的原因。

越弱小，越需要控制感。由于自卑感，有些人试图通过控制一切来弥补内心的安全感，不但要控制自己的反应，还想控制别人对自己的反应。然而，越是这样，越失控。我们的身心反应多数是本能反应，受无意识所驱动，想用意识去控制，以小博大，谈何容易，至于他人的反应，那更不是我们能左右的。唯一的方法是丢掉对完美的幻想，回归平凡。通过自我认识与体验，与自己和解，与他人和解，与社会和解。

8. 避免疗法强迫

任何一种疗法都需要求助者灵活运用,但因为强迫者严谨、认真、循规蹈矩、易服从权威等性格特点,很容易在疗法运用上陷入僵局。就像"月亮和指向月亮的手指"的故事所述。

曾有一句话:当智者伸出手指指向月亮时,愚者却只看到了智者的手指。一老尼请教禅师:"我研读经书多年,却仍有多处不明,请不吝赐教。"禅师推开经书:"我不认识字!请您把经文念出声,或许在下可以略解其中的真理。"老尼不解:"你连字都不认得,如何能了解其中的真理?"禅师微笑:"真理是与文字无关的!真理好比天上的明月,而文字却是你我的手指。""手指可以指出明月的所在,但手指却不是明月,看月亮也不必非得透过手指,不是吗?"部分求助者在运用心理疏导疗法时,就犯了类似的错误,即过于刻板或者以完美的要求追求疗效,结果适得其反,陷入越用越失去信心的僵局。"手指指向月亮,但你却只看到了指向月亮的手指。"

疗法就如同一根手指,不是月亮本身。沿着手指可以看到月亮,最终的目的是离开手指——脱离疗法本身。死守疗法或纠结于疗法,本身可能就是一个新的症状。

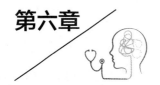

第六章

优 化 性 格

通过上一章，我们已经对如何认识性格有了比较全面的了解，下面将进入调整性格的阶段。对于性格的调整，用"改造"还是"优化"，哪个词更合适，值得推敲。调整性格，犹如戒烟，不狠不行。不狠的话，很容易沿袭老的习惯"一滑到底"，因此，必须要狠一点。然而，性格的改造又需要千锤百炼、日积月累，很难一蹴而就。从这个角度看，"改造"这个词听起来就略带强硬，似乎在说自己的性格很差，需要大力"改造"一番，这无形中可能会增加自卑感，让自己更难接纳自己。所以，我们在接下来将选择"优化"这个相对积极、温和的词汇。

如何优化性格呢？心理疏导疗法强调当下、行动，而精神分析注重过去、领悟。将两者有机结合起来，内外兼修，内做分析，外靠行动，将有利于性格的自我认识和优化。

精神分析理论认为，一个人如果真正"看到"自己的问题的真实来源，就有可能改变。然而，"看到"是一个缓慢的过程。那么，我们可以先从看得见的地方入手，认识到目前模式的重复性，然后才逐步打破它。突破症状靠"少想多做"，而优化性格则可以从深层入手，进行精神分析，也可以称为性格分析。

那么，如何改变呢？精神分析给出的药方是："**更多地了解自己，了解自己的情感、思维和行为模式，把可能导致重复的环节切断，并勇敢尝试各种新的积极体验**"。最后一句话，强调的依然是行动。精神分析之后，我们需要回到生活中，多去实践。一方面分析，一方面实践，内外结合，将更有利于优化性格，真正接纳自我。

第一节　性格的可塑性

性格究竟能否优化，虽然大家的看法不完全一致，但从中国的传统文化到临床实践，都表明性格不但能够优化，而且通过优化还可以使人面貌一新，前后判若两人。

一、神经系统的大路与小路

神经网络纵横交错，构建了强大的人体功能。神经细胞通过树突和轴突相互连接，各种神经递质就像邮递员一样，来往于树突和轴突之间。那么，从小形成的性格模式，长久以来习惯化的、固定化的神经系统反应模式，能改变吗？答案是肯定的。最近几年，美国神经心理学家的研究表明，如果一个人不断的重复做某件事，他的某些神经细胞之间在生理上就会建立起长期而固定的关系。比如，如果你每天都很生气，感到悲惨痛苦，你就是每天都在重复为那张神经网络接线缝合。我们不该走的小路，你走偏了，天天去踩它，最后它变成一条大路了，这就变成了你的情绪模式。换言之，神经系统是可塑的，这一观点在生理学上也有相应的研究基础。

一条"毛毛路"，一天走一个邮递员就够了，但由于我们性格的原因，一天走了一百个邮递员，就把那条小路踩成大马路了。本来应该很轻松的，一天该走一百个邮递员的大马路，却走偏了，99个邮递员从"毛毛路"溜走了，只剩下一个在走正道，导致大马路慢慢逐渐荒芜，变成了"毛毛路"。神经系统与各器官、组织的连接均是如此。越是关注某个部位，这个部位的"邮递员"就会增加，让你感觉不舒服。过度关注时，会觉得似乎真的有问题，甚至会觉得比人家真正生病的还逼真、难受。此时，不能怀疑当事人的感觉，你不能说"你装的吧？"他的不适感确实是存在的，只不过病由心造而已。以怕手抖的女会计为例，她每次一写字，就派大量的"邮递员"到手上，手就成靶器官了，"邮递员堵塞"，越关注，越发抖。

靶器官如此，病态的习惯性思维也是如此，通过实践和认识，不再那么恐惧、焦虑，神经递质自然发生改变。因走偏而踩出来的"大路"就会回归小路乃至消失，我们习惯性的思维或者不良的条件反射会慢慢淡去，正常的条件反射慢慢就恢复了。曾经被忽略而变成"毛毛路"的大路，现在走的邮递员多了，慢慢就恢复了原本大路的模样。具体表现为，遇到事情，不再过于纠结，可以放下了，甚至可以"呵呵"了。

美国脑科学家安东尼奥·达马西奥等通过使用磁共振成像技术发现：人的习惯性行为源自思维模式导致的神经通路和记忆。在面对选择或决策时，这些神经通路和记忆构成了行为的默认基础。如果试图通过"不想这么做"来改变默认的思维模式，结果只会强化那种默认的思维。要真正改变，需要通过新的思维模式来创造新的神经通路。因此，要使计划成功，最根本的是改变行为；而要改变行为，思维也需要进行适当的调整，以实现对大脑的"重新接线"。

案例24 【洁癖：行动出习惯，习惯成性格】

前述那位笔者陪着到抽血窗口进行挑战锻炼的有洁癖的女士，在参加集体疏导后，半个月症状就基本缓解了。一年多后，她对我说："黄老师，你讲的大路、小路，对我启发非常大。坚持不逃避，大路慢慢就变小路了，小路慢慢就恢复成大路了"。

二、江山易改，禀性"难"移

常言道"江山易改，禀性难移"，这个说法非常客观、科学。为什么？科学在一个"难"字上。

为什么性格优化困难呢？过头性格就像一颗恶性肿瘤，不割，一直会影响自己，痛苦不堪；割呢？没有人能帮忙，只能靠自己——拿刀割自己的肉，而且是一刀刀地割，其难度可想而知。优化性格即改变习惯，而任何习惯的改变都是有难度的，会充满着不适甚至痛苦。《道德经》中提到："胜人者有力，自胜者强"。优化性格即为"登高望远"，那种战胜自己的快乐是无与伦比的。因此，优化性格，"其痛无比，其乐无穷"。

优化性格之难，不仅在于性格形成时间之长、扎根之深，还在于它不易被察觉。性格是一种熟悉的且自动化的反应模式。做任何一件事情，我们都会不知不觉受到习惯的影响。因为习惯模式能避免因不熟悉而耗费心力，减少心理能量的消耗。即便在性格优化的具体行动中，它也在影响着我们的态度、方法和感受。设想一下，如果以过头的完美性格来"改造"过头的性格本身，可能成功吗？知人者智，自知者明。优化性格需要我们时常反观自身，才能保持清醒的头脑。因此，优化性格不仅需要信心、决心，还需要恒心，要做好进行长期挑战的准备。

因为性格的惯性和韧性都无比巨大，所以，若要像拿刀割自己的肿瘤一样对待性格，不但要有勇气，要狠一些，而且刀子一定要锋利，这把锋利之刀的名字就叫"果断"。即在你处理各种"怕"的过程当中，顾虑也好，恐惧也好，"果断"都至关重要，需要"果断"斩乱麻。

第二节　如何优化性格

一、优化性格的基础——破解强迫性重复

我们的大多数性格模式，包括强迫、焦虑、抑郁症状，都是某种形式的强迫性重复。那么，如何克服这种无意识的强迫性重复呢？需要"潜意识意识

化"，即把冰山的水下部分——潜意识捞到水面上，亮亮相，看到了以后，我们就会做出改变。毕竟，没有人会傻到眼睁睁目睹它在祸害你，还一直跟着它走下去，任由其发展。然而，如何才能看到这一点，却是一个艰难而漫长的过程。

首先，要总结受挫的经验。

你有没有过这样的体会——很多次受挫，都是类似的不良反应模式？遇到某些特定的情境或者机会就会逃避、退缩、自我攻击（自责或压抑）？

案例33 【权威恐惧：没被肯定过，遇人就退缩】

比如，第四章提到的那位在跑步、游泳时不敢超过中青年男性的小伙子总结：我遇到和自己年龄相仿或者年长一点的男性，总是莫名地恐惧、退缩；对于那些严厉一点的男性，恐惧更重；对于那些比自己还老实的男性，恐惧会大为减轻；小便时，旁边有人，就会尿不出来。遇到年轻漂亮的女性，也会紧张不安，不敢对视，而遇到很胖的或者长相不好看的年轻女性，却不紧张。总结下来，他意识到，自己的问题主要是面对权威会压抑和掩饰自己的攻击性；面对异性，会压抑和掩饰自己的性欲望。所以，经常会采取回避的策略，并陷入自责之中。

其次，回忆当时的情绪状态，并学着面对这些情绪。

是不是总是担心在做某些行为（适合的）时会被否定，于是选择逃避？每当即将获得成功时，是否会担心再一次被否定？在怀疑和惶恐中再次自我挫败？很多时候，我们会受到各种负面情绪的困扰，如恐惧、愤怒、羞愧等。

当这些负性情绪出现时，我们该如何应对呢？排斥它和回避它都不是好办法，除了通过做事情转移注意力以逐步淡化这些情绪之外，还有一种有效的方式——"面对它"，看它想和自己说什么。我们可以尝试与这些情绪共处，像带着一块"情绪冲浪板"一样，随其起伏，不排斥，也不强求改变。在这一起一伏中，看它能带给我们什么？继续拿上述这位小伙子的一次经历来说明情绪的处理。

他说，有一次在街上，他的自行车莫名倒在了旁边的摩托车上。当他去取自行车的时候，正好摩托车主到了，是一个五十多岁的男人。他看到小伙子的自行车斜着靠在他车上，就认为小伙子是故意的。虽然小伙子做了解释，也道歉了，但他仍然骂个不停，"差劲、缺德"，等等。周围人比较多，看小伙子的笑话，而中年凶恶男也是他最怕的类型。他说："尴尬、羞愧、委屈、愤怒等一拥而上"。他记录了后来情绪的一系列变化过程：

当我发现自行车倒在摩托车上时，心里有点愧疚。这时，"头脑"帮我开导：又不是我故意的，可能是别人碰倒的，或者风吹倒的，不是我的问题；

后来被骂，又觉得很委屈，这时，"头脑"又来开导我：我又不是故意的，却被骂得那么难听，我也太倒霉了；

再后来，被骂了好几次，我愤怒了，这时，"头脑"又说：你至于嘛！一点小事就破口大骂，你真没素质！

最后，我才意识到了自己的愤怒情绪。头脑说：别跟这混蛋一般见识，反正我也不是故意的。他生气是他的事，跟我没关系，我犯不上生气，完全没必要。

经过这一系列的内心博弈，我似乎平静了，不太愤怒了。但情绪过去了吗？并没有，我感觉身体里仍然很不舒服。

看来，大道理般的自我认知调整能起到的效果也只能如此了，内部的情绪并没有得到真正的处理。

身体不会撒谎，我开始意识到自己仍然困在情绪中。于是，不再否定、回避，我尝试放下"思想"，把注意力集中在觉察身体的感受上。

我发觉：我的脸有点发热；我的胸口有些堵，像压着一块石头，有点沉重，喘不过来气的感觉；我的胃有点胀胀的感觉，腹部好像塞满了什么东西，甚至有点恶心的感觉；嘴唇有些颤动；手有点发抖。

我继续觉察身体里的变化，不带任何评价，不去排斥那些堵、恶心、酸胀、抖的感觉，只是静静地看着它们、陪着它们。渐渐地，几分钟后，我觉得脸不太发热了，胸口也不太堵了，胃腹部的胀满感也好了很多。

看来，身体发出这么多信号，是希望你能关注、接纳、呵护它，而不是排斥它。然而，大脑给出的"自我开导"往往是否定或忽视这些信号以及信号之下的感觉，相当于大脑的"意识"对身体的"潜意识"进行否定或忽视。从某种程度上说，"思想"经常会对真实的自我撒谎，我们就会生活在自我谎言中，自欺欺人。

当我们被负性情绪如焦虑、恐惧乃至身体症状所困扰时，上述觉察练习可以帮助我们缓解症状。这个觉察练习尤为"正念放松训练"所推荐，和本书前述"独木桥模型"异曲同工，即面对各类情绪或躯体症状时，"不排斥，不跟随，只观察"，这些症状就会逐渐减轻。在进行觉察练习时，我们可以停下手头的事情，专门进行练习，也可以继续做手头的事，边做事情边练习。甚至有人提出了"正念走路""正念吃饭"等方法，一切皆可"正念"，我们可以根据情况灵活掌握。

需要友情提示的是，对于靶器官强迫者来说，因为很容易陷入关注和排斥的状态中，如果正念练习操作不好，可能会让你继续在"误区一"里兜圈子，所以建议大家继续采用"视而不见、少想多做"的策略。

再次，想一想为什么自己会有这种情绪状态？

是一直以来的不被认可，使自己觉得理应不被认可？还是一直没有被爱，觉得自己不可能被爱，就算被爱也迟早会失去？这种心理状态常常源于小时候可能经历了被父母抛弃的经历，或者未曾被抛弃但内心深处产生了被抛弃感的体验。长大后，会不相信别人对自己的好，会逐渐疏远别人。在恋爱或婚姻中，可能会主动使恋爱（婚姻）关系破裂，会在恋人（配偶）抛弃他之前先抛弃恋人（配偶）。

面对这些负性情绪，我们要有分析的意识，即意识到情绪想表达什么？

来源于何处？是事件本身让我愤怒，还是经历过的"压抑""被否定""不被认可"让自己触景生情？还是为了得到关注，为了"治愈"，而一次次地放信号弹给你？相信每次都能这样思考的话，时间久了，你会有不一样的感觉。如通过分析和理解这些情绪，逐渐建立对自己的认知，可能会改变长期以来的感觉和行为模式。

比如，笔者问上述那个小伙子："联系你过去的经历，对于现在的恐惧和回避，有什么样的感觉？"他说："遇到中青年男性，我总是觉得不安，总觉得他们会对我有敌意，因此不敢也不能展示自己的实力，怕被他们报复，最后多数选择了回避。遇到年轻漂亮的女孩，我会喜欢，但特别怕她们看出来了，会评价我'好色、道德败坏'等。因此，我也只能掩饰、躲闪、回避。总结原因的话，我想很可能和我小时候的经历有关，爸爸比较严厉、苛刻，妈妈比较溺爱，经常对着我抱怨爸爸。所以，我从小怕爸爸，在他面前放不开。所以，遇到男性，我会自动启动防御，回避可能的冲突。"经过多次咨询之后，他看到了事情的真相，也敢于对男性咨询师直抒胸怀了，恐惧和回避就慢慢减少了。

借鉴这个小伙子的自我认识和调整过程，我们也要学会自我分析和调整。有了一定的认识，当同样的情绪冒出来时，我们能够提醒自己做出积极的反应，看看结果是否真的像自己想象得那么糟糕。这有助于我们将潜意识转化为意识，逐步打破由潜意识主导的不良的强迫性重复模式。比如，有些人在父母婚姻失败的阴影下成长，但他们能够吸取教训，在自己的婚姻中做出积极改变，拥有了和谐的婚姻关系，他们就是超越命运、改变"轮回"的人。

案例47 【余光恐惧：直面恐惧，化茧成蝶】

下面两段是一位余光恐惧者在参加集体疏导两年后的反馈，值得大家借鉴。集体疏导结束后，他在反复中纠结和煎熬了近一年时间，终于获得了较大的成长："化茧成蝶的时光总是脆弱和痛苦的。痛苦来临时，不要逃避，不要自责，让情绪在身体里流动，自己作为旁观者，看看发生了什么。观察一下潜意识，是不是还在执着一些错误的观念？想象一下，在我们生活早期，我们跟父母的关系是怎样的？这些观念是不是跟现在很相似？比如：见到比自己年长的，要留个好印象；男人都是不好的，爸爸是个不好的男人；我是一个不值得爱的人；我是一个很糟糕的人……如果说母亲是一面镜子，当我们照镜子时，会有什么感觉？会感觉自己很好，还是不好？我们需要修炼，去做一些让自己不适的事情。不要去责怪谁，包括父母，因为父母的方式也是他们的父母教给他的。最后，我想告诉大家，潜意识里面的一些观念是我们很难发现的，需要我们有一双敏锐的眼睛和一颗耐心。""视而不见，需要锻炼，需要勇气。勇于面对现实，让身体去感受，当你痛苦都不怕，还怕假老虎吗？其实它是一只猫。有时情绪来了，会很尴尬，脸红，身体僵硬，眼睛不知道放哪里，丢人，真的不好控制，想很快逃避。这时需要我们发挥视而不见的功力，时时用，慢慢地，你头脑里一些旧的观念会被新的观念所代替，你面对生活的勇气会变得强一些。旧的观念是时间积累的产物，想根除，要慢慢来，现在发现还不晚"。

二、优化性格的起点——接纳

对完美主义者来说，优化性格的最终目标是什么？是不是自己变得很优秀，很受人欢迎？不，是接纳自己的不完美，是在自己还不是那么优秀（主要指外部评价）的情况下，还能够自我接纳，与自己和谐相处。这与我们最初面临的核心冲突和性格之"过"是一致的，我们的核心冲突是什么？因为小时候的成长经历，外部的不接纳，导致自我内部的不接纳，总是感觉自己不够好。长大后，即使已经很优秀了，但我们依然苛求外部无穷无尽的赞美，总想用外部的好评来填补内心的创伤。然而，这种努力往往事倍功半，甚至毫无作用，因为外部的富足很难填补内部的空洞。因此，通过各种实践与体验，调整内部，逐步做到自我接纳，才能真正让内心富足起来。

　　我们经常会劝别人，也被别人劝，"接纳现实，学会放下"，类似的话还有"没关系""想开点"，等等。这些话都是大道理，听多了，会嫌烦。但这些"心灵鸡汤"类话语背后的理念确实是值得我们借鉴的。我们的一切痛苦都是不能接纳现实的结果。因此，学着接纳现实是我们优化性格的起点，也是我们优化性格的终点。

　　（一）接纳他人

　　接纳别人和接受现实是克服任何不幸的第一步。如果我们不能接纳、不能宽容，将会更痛苦，如同锯"锯末"一样，原地踏步。

　　当然，接纳不代表喜欢，而是觉察到了并学会与之共处，不让不满意的情况加重我们的痛苦。并不是让你去喜欢它，或者和它成为好朋友。

　　大家还记得那句话吗？"我与外部的关系，都是我自己内部关系的向外投射"。结合这句话，我们就能更好地理解"好人好自己——对别人好就是对自己好"的含义。别人往往只是我们外在的影子而已。不接纳别人，我们就会伤心、气愤、怨恨，这不是不接纳自己，拿别人的错误惩罚自己吗？

　　此外，我们还要学会合理地使用"投射"，并学会换位思考，别随便拿自己的框框套别人。有时候，我们对某些事情过于计较或者过于严谨，拿40厘米的框框去套别人4米的性格，这个看不惯，那个看不惯，这就是投射不当。当我们感觉不舒服时，可能是由于自己的问题，也可能是别人的问题，但由于我们的性格，导致问题更有可能出现在我们身上。有句话说得好，"总是看不惯别人，是因为我们自己的修养不够。"

　　这个世界上没有什么真正的坏人，只有与我们经历不同的人。每个人性格不一样，这只能说明经历不同，成长的环境不同。笔者曾有过这样一段文字是这么写的："认识他人的过去，让我们学会理解和宽恕；认识自己的过去，让我们学会改变和成长。"或许我们周围有一些人很不招人喜欢，甚至有时我们会受不了自己的爱人，但我们可以尝试去了解他人，他们其实都是在无意识重复而已。恕，即"如心"，我的心就像他的心，学会换位思考。有的人非常讨厌，说明他可能经历过一个比较糟糕的童年，或者生长在一个比较糟糕的家庭中。以这种方式看待他，看能否试着宽恕他？

（二）接纳自己

接纳自己，是所有心理治疗的终极目标，但又是心理治疗的起点。

"千里之行，始于足下；九层之台，起于垒土"。接纳目前不完美的自己，就是"足下""垒土"，登山的第一步。否则，没有"足下""垒土""第一步"，何来"第二步"？不能面对现实，登山岂不成了梦中的脚步？因此，对于改变性格来说，不变为改变之源。这个改变不是说自己要变得多强大，而是开始接纳自己的脆弱。

试想一下，一个人对自己不满，天天对着镜子，狂扇自己耳光，他真的能变好吗？他能有勇气面对外面错综复杂的世界吗？我们不也常常这样吗？那如何调整呢？从接纳还比较脆弱的自己做起。比方说，我现在停留在"1"的位置，这就是我的现实，但这并不代表我有多么糟糕。正是面对现实，我们才有了提升的空间。优化性格的最高境界就是敢于接受自己的弱点——接纳不足，内心就会更为平和。

一个上台演讲感到很紧张的人，如果敢于当众承认自己有些紧张，说明他不是最紧张的人。真正紧张的人是不愿承认自己紧张的，他们会故作放松。适当暴露自己的脆弱并不可怕。上台演讲时，说一句："我有点紧张。"这样一来，你的紧张度可能就会降低50%。这就是道家所讲的"处卑"，像水一样往低处流。

当你真正地接纳自己时，遇到一些糟糕的人，你也不会感觉太糟糕。因为只看见了他的糟糕本身，而不会把自己内在的糟糕叠加到他身上。正如张德芬所说："接纳自己（的不完美）是进步的前提——凡是你抗拒的，都会持续。"

　　无论我们有什么样的性格，如胆小、内向、敏感等，唯有接纳方能超越。比如，一个胆小的人若能逐步认识到，胆小是自己从小成长经历的产物，是小时候自我保护的一种智慧，就会慢慢放弃对"胆小"的否定和排斥。取而代之的是，学会与"胆小"相处，逐步变"糟糕"为"一般"（仅仅是一个性格特点而已），再变"一般"为"平和与喜悦"。在"平和与喜悦"中，你会发现，你正在变得胆大起来。在实践中，学着接纳自我，尝试体验生命的奇妙，这也是每个人成长的内在历程。欲登高望远，必着眼足下。怕的就是又胆小，又不接纳自己，好高骛远，要求过高，这样就很难有所进步。

　　接纳自己的弱点，不压抑愤怒、私心和欲望，学会理解和原谅自己，允许自己在适当的时候表达私心和欲望。我们同行在一起，经常会互相调侃："哎呀，你真好色"。有的同事可能会回答"我本来就很好色"，他很真实、强大。若是回答"你才好色呢！我一点都不好色。"那反而有些虚伪。人性使然，不要把自己当神。

　　那些经常对自己不满意的人，往往都是把别人对自己的不满，植入了内心，内化为对自身的不满。这是将过去别人对自己的看法内化到自己的心中，变成"内化的严苛父母"来监督自己，因此才会常常对自己不满。所以，不能以完美的、严苛的要求来克服完美之过，否则，就成了双重束缚，将自己捆绑得更紧，反而更加难以改变。如果以完美的要求来克服弱点，相当于继续强化父母的监督，不仅克服不了，还会增加许多烦恼：感到自己如此无能，连一个小小的弱点都无法改变。正如作家王小波所言："人的一切痛苦，本质上都是对自己无能的愤怒。"这句话很有潜意识的味道。

　　接纳与顺其自然、为所当为有相同的意思。症状往往是不接纳的结果，是试图"有为"而"乱为"，结果却"不如无为"。无论个人境遇如何，都要直面当下、面对现实，"事情就是这样的，这就是现实"，该做什么做什么吧！当然，在心理素质未达到一定高度之前，可能会感到纠结、愤怒、羞耻等情绪，但这些"纠结、愤怒、羞耻"也是自己的一部分现实,那怎么办? 带着这些情绪,该做什么做什么。

有些疗法非常强调接纳。实际上,无条件接纳这一观念严格来说也是一个伪命题。为什么呢? 就像一个人完全被治愈或者一个人没有任何冲突一样,这怎么可能? 无条件接纳等同于完全接纳,"完全接纳等于佛",也许只有得道高僧才能做到,这也只能是一个说法而已。因此,我们要避免陷入对接纳的极端理解,不要在接纳上过于强迫,接纳只是一个方向,"虽不能至,但心向往之"。

案例48 【穷思竭虑强迫:接纳,从行动开始】

一个经常会钻牛角尖如"耳朵为什么能听见?"等的求助者说:"不改变的接纳等于'躺平',是解决不了问题的,而且会让我们产生习惯性的懒惰。这种懒惰会让我们一直在原地踏步,不想往前走,只图个短暂的舒服,然而病态认知会暗自继续加深。这样的接纳会使人越来越生硬,越来越不甘心,最后越来越失效,发现事实上已经不能接纳了,这就是不优化性格的后果。虽然我接触心理疏导疗法时间不长,但我在这方面是吃过亏、跌过跤的,是有深刻体验的。我记得黄老师说过一句话,大概意思是'只要行动,坚持做正常的事情,就不会陷入误区,越坚决越好!'"。

三、优化性格的工具——六台"挖土机"

想挖掉性格缺陷之"根",需要什么样的工具? 心理疏导疗法提供给大家六种型号的挖土机:**乐观、轻松、勇敢、果断、灵活、随便**。大家拥有哪一台? 恐怕一台也没有。大家有的往往是这种性格的反面,即悲观、紧张、害怕、犹豫、固执、拘泥。我们要用六台挖土机去挖掉它们的反面。这几台挖土机中,我们最缺乏的恐怕就是"灵活",遇到问题时总钻牛角尖,不会换个角度看问题。达尔文曾说:"能够生存下来的,既不是最强壮的,也不是最聪明的,而是最能够适应变化的物种。"强调的就是灵活的重要性。"随便"的反面就是过于严谨和拘泥,被条条框框套死了,不但套死了自己,还套死了别人。

如何运用这六台挖土机呢?需要随时结合我们自己的情况,付诸实践。无论是焦虑、抑郁的,还是强迫、恐惧的,我们大家这六点暂时都还不具备,因为这六个方面是有机联系、互为一体的。如果我们真正具备了其中的一种,其他五种也会随之而来。例如,如果你拥有"随便"的性格,你就能做到灵活,而灵活的时候就不会那么悲观,也就不会过分钻牛角尖或忧虑过多。

了解这六台挖土机只是第一步,更重要的是能够结合自己的实际情况,在生活中随时加以运用。当你发现自己又开始严谨时,提醒自己随便一点,没什么大不了的。刚开始我们可能还用不起来或者用得不太熟练,但通过不断提醒自己勇敢一点、随便一点,逐渐熟练,慢慢就能勇敢、随便起来了,直至运用自如。把它用在我们生活的方方面面,逐渐由特别严谨、刻板到能够灵活、随便一些。这样到了一定高度,处理各种问题就会感到游刃有余,比较得体、中庸(中庸即既不会做过头,也不会做不到位,是个褒义词,也是儒家文化的精华)。

下面介绍一个个案,着重介绍他在学习疏导疗法后,如何通过"认识和矫正性格"获得进步的,尤其他在人际关系中优化性格的体会值得大家学习。

案例49 【询问强迫与人际敏感:观念一转天地宽】

求助者,男,第一次接受疏导治疗时33岁。这个求助者笔者非常熟悉,他认为自己是强迫症,但笔者感觉他主要还是性格问题,心态不好,过分敏感。小时候就比较严谨,嫌自己太瘦,因此,从来不穿短袖短裤。喜欢打篮球,但夏天从不敢打,只有冬天穿着厚衣服才敢打。高考失利对他的打击非常大,之后陆续出现了各种"怕"。他主要有几个症状。第一,他做了双眼皮手术,听说手术有后遗症,反复担心了很长时间。后来有一次,他从报纸上看到隐形眼镜药水会致癌,不但马上摘下了隐形眼镜,而且怀疑自己会得眼癌,反复到各地眼镜店问询。人家一般回应"应该不会",但这些话对他没有用,"应该不会,那万一呢?"就很难出来了。第二个症状和工作有关,有一次,过节了,单位内部发点奖金,让他做账。他正在做账时,上级单位来了一个小领导,人家就随便转一圈,瞄了他一眼,就离开了。之后旁边有个同事提醒他:"你小心一点,不要把这个账给外人看见了。"人家出于好心提醒了他一下,一般人的反应可能是:"哦,那我下次会小心一点的",转眼就过去了,但他却开始了各种悲观推测:"不得了了,我犯错误了,肯定被他看到了,传出去的话,上面的纪委、检察院可能会下来查,那我就有直接的责任,就可能被抓起来或者处分,那以后我的饭碗就没了……那还得了!"非常紧张。虽然旁边那位同事一次次告诉他"没事,不会有问题的",但他仍然放不下。持续紧张一两个月后,实在顶不住了,他就找那个小领导求情:"上次是我们内部发奖金的事,求你千万别说出去,否则后果会很严重。"人家根本就没关注过此事,他这么一说,人家反而知道了,满口答应:"好好好,我肯定不说,你放心"。结果,没过多久,他们单位所在系统的人都知道了这件事,他成了全系统的笑话。他本是非常在意别人评价,再出这么个丑,他怎么能受得了?几乎要崩溃。走投无路,决定自杀。但自杀前,想做最后一次尝试,不行就自杀。怎么尝试?想到了江苏省心理咨询方面最权威的机构——南京脑科医院。实际上,从20岁左右开始,他就辗转多地求医,吃了不少药,但效果都不大,他已经很绝望了。到南京脑科医院也是漫无目的,随机找医生看看的。巧的是,门诊时正好碰上了鲁教授。门诊后,鲁教授给了他一本书和一套集体疏导的录音磁带。从此,他的生活发生了巨变。

他还有一个问题,太老实。他一来到科室,就为其他七八个人打开水。一般都是新人打开水,但七八年过去了,他已经成老人了,却依然是他打开水。为什么?他认为,如果新人一来,就让新人打开水,别人会说他不好,说他欺负新来的。但打水的同时,他的内心又不平衡,"凭什么叫我打,你们就喝现成的。"所以，我经常会提及的一句话是："不怕人老实，就怕老实人太敏感"。如果不敏感，就学习俞敏洪，把为同学打开水当作善举、锻炼身体，积攒人品。可他的内心却很冲突，内心骂骂咧咧，外在还得装好。他这样老实、辛苦，但科室的领导并不待见他，出席重要的场合、活动都不带他，他就在科室里面干一些杂活、累活。另外，他老实到连他老婆都看不下去，认为他脑袋里好像"少根弦"。

他原来以为自己的性格天生如此，后来接触到鲁教授的心理疏导疗法后，恍然大悟：原来性格是后天的，不但可以改变，而且还可以变化很大。从此他就比较相信疏导疗法，并在现实的行动中优化性格。他最为强调的一点是"优化性格不能流于口号或形式，一定要与现实生活密切结合起来，在一件件具体的事情中实现自我认识和改造"。此外，他还坚持"向成功人士学习"的方法，向社会成功人士以及自己的一些领导学习。原来他见到领导就会畏畏缩缩，经过几年的努力，他现在已经能和领导"称兄道弟"了。原来在家，他老婆社会经验更丰富，他什么都要询问老婆的意见。现在颠倒过来了，他老婆经常向他讨教社会经验。原来人家都欺负他老实，直到后来发生的一件事情，他让别人刮目相看。有一天，他的一个同事偷盗了他保存的公款，他一直坚决地追究下去，直到他的同事认错为止。他自己改变之后，令别人刮目相看，他妻子对其态度也有了很大的转变。

他一直是围绕着"我要优化性格"行动的，并将这种改造落实在每一个现实的生活事件中，取得了较大的成效。在2007年参加集体疏导的反馈里，他最后一句话是："观念一转天地宽"，很形象。破茧成蝶，大家优化性格所走过的路，都是血淋淋的。

人和人之间都是互动、制衡的关系，都是需要自己去构建的。有时候，别人本意是想和你平等交往，但由于你很自卑，每次在别人面前都表现得过于谦卑，一下子就跪了下来，导致别人每次都不得不俯视你，高高在上地和你交往。然而，这让你误以为别人在欺负你，实际上是因为你太自卑了。或者说，你把人家"欺负人"的攻击性"勾引"出来了。大家都喜欢捏软柿子，都喜欢欺负老实人，这是人性的弱点之一。其实，人家和你交往，时间长了，也不自在。为什么呢？因为你老实又敏感，人家的言行不得不顾虑你的感受，处处得拿捏着分寸，也会很累的。

从他以及众多求助者的成功经验看，只要将疏导疗法贯彻到底，坚持"灵活、果断、勇敢、随便、轻松、乐观"这十二字方针，鼓励自己勇敢地去行动，并持之以恒，就会有比较大的改观。引入其他理论，如精神分析等，只是给大家提供一个新的思考视角。如果你对精神分析的理念没有太大的感觉，可以选择忽略它。

四、优化性格的途径——行动

改变是需要付诸行动的，如果你没有行动，只是躲在家里，博览群书，将有关心理治疗、宗教、成功学等书全看一遍，就算修炼十年，也很难有显著的成长。纸上得来终觉浅，绝知此事要躬行。不去接触社会，缺乏实际行动，你就无法将书本上的知识内化为自己的智慧，那只能说你记了一大堆书面文字而已。

（一）坚持行动

优化性格最直接、最有效的工具就是行动，即"少想多做"。在优化性格的道路上，行动比清谈更重要。

美国心理学家罗伊·鲍迈斯特曾因提出"自我损耗"理论而震惊学界。所谓自我损耗，是指每做一个选择，都会损耗一点心理能量；而每消耗一点心理能量，执行功能就会下降。悲观的想象会使我们经常面临着不定项选择，把大部分心理能量损耗在犹豫不决之中。果断行动，增强执行功能，不但有利于优化性格，还能减少无效的能量损耗。

从前文可知,强迫症状源于强迫者对性欲和攻击性的过度压抑,导致攻击无法向外释放转而向内进行自我攻击,强迫者在令人痛苦的强迫症状及焦虑情绪间不断地自我损耗。如果我们通过"少想多做",多去做一些有意义、有价值的事情,将自己的注意力转移到外部,实现攻击"由向内到向外"的转化,就可以有效地减少自我攻击,缓解焦虑与抑郁情绪,随后强迫症状也会慢慢减轻。

下面这个案例可以说明,当自我攻击由内向外转化的时候,症状就会自然随着好转。这个例子虽然是抑郁症,但强迫症的道理也是如此。

案例 50 【抑郁:攻击向外,瞬间轻松】

有一个患抑郁症的女孩,因为情绪过于低落而想自杀。在她投河自尽的时候,河面上突然游过来一条蛇,她拔腿就逃上了岸。因为,她特别怕蛇。后来家人帮她找了咨询师,咨询师问她:"你现在还想不想死了?"她说:"不想死了!"我相信,她至少在一段时间内不想死了。为什么?自杀是向内攻击的极致,相当于拿匕首扎自己,而不敢扎别人。她一直向内攻击,认为自己不好,而那条蛇来自外部,一下子把她对内的能量调动了出来,瞬间转向了外部,这样一来,她对自己内部的攻击就减少了,抑郁立刻减轻了,当然就不想自杀了。

为什么强调要少想多做?因为"做"(实际行动)能够改变现实,而纯粹的想象改变不了现实。特别是在我们的很多想象是夸大或歪曲的时候,更不提倡进行空想。与其悲观,不如让自己暂时收起想象的翅膀,思维放缓一些,糊涂一点,做好眼前的事情,让对过去的放不下和对将来的担忧在旁边"飘一会"。

不让病态思维牵着自己走,唯有坚持"随大流"、少想多做方能办到。"做"能剪断悲观想象的虚假翅膀,有效地转移自己的病态思维,不至于沉湎其中无法自拔。通过实践,可以不断提高怕的"门槛",带来性格的积极改变。行为促进性格的改变,坚持"实践","习以治惊"久了,自然能产生灵感。众多灵感的火花汇聚起来,就能够形成全新的认识。认识是什么?是看待问题的方式。逐渐确立一种新的看待问题的角度,直至形成了习惯——这便是新的性格被塑造出来了。

无论如何,首要的任务就是实践——"做什么?怎么做?有没有逃避?"等都是关键。如果光想不做,一味逃避,永远不会有进步。你不对自己狠点,生活一定会对你狠点。

(二)不能脱离日常生活

性格的优化需要借助日常的人际关系。关系中受伤,关系中治愈——因为我们的问题都是从小在与人的关系中慢慢形成的,所以我们需要在正常的关系中进行"再调整"。有些人适应不良,心理素质不够强大,主要问题是什么呢?人际关系!比如说,一个人到了新学校、新单位,面对新的同学、同事,一下子没法适应,就会适应不良。他无法适应的并不是自然环境,而主要是人际关系。所以,笔者经常对那些因为心理障碍而休学的同学说:"无论刀山火海,你坚持一学期,一定会有不一样的体验和进步"。对于复学的同学,往往复学的前半个月至一个月是最难受的,顶住了,就能顺利适应下来,顶不住,就可能会再次休学。

(三)社会学习

社会学习,即向他人学习,是美国心理学家班杜拉提出的概念。在人际交往的过程中,我们自然而然地会受到他人的影响。如果你有意识地向心理素质高的人学习,相信会提升得更快些,这与我们之前所说的"随大流"理念是一致的。

前文提到的那位因过分老实而多年打开水的求助者(案例49),是如何"随大流"的呢?请看他的自述。

对于优化性格,我有两点体会:

一是转变观念,平衡心态。我的能力和取得的成绩与单位的地位极不相称，以前看到许多不学无术、庸庸碌碌的人高高在上，总认为别人是小人得志，表现出义愤填膺的强烈不满，有时甚至拍案大怒，心理严重失衡。通过学习疏导疗法后，心理逐步放松和平衡了。职场靠的是综合素质，人际关系是个宝，能巧妙处理复杂人际关系本身就是一种过硬的实际能力。社会由人构成，只有处理、协调好人与人之间的关系，具有强烈的团队意识，才会凝聚成一个强大的战斗集体。而自己性格有严重缺陷，无法赢得领导的尊重，和周围同事也格格不入，游离于集体之外，谁敢用，谁又用得起？实践出真知，别人超过你，肯定有超过你的原因。认识提高的同时，我努力提高自己的心理承受能力，在"忍"字上做文章。以前稍有小事便和别人大吵大闹、大打出手，严重影响人际关系。在接触疏导疗法后，我知道这是心理素质差导致的病态性格，后来就想方设法提高自己的意志力，克制冲动。假如有时忍不住发了火，便会从内心深处谴责和鞭挞自己——又犯病了，又回老路上了，从而下更大的决心克制自己的病态冲动。在此基础上，我开始动脑筋学习、研究别人应付尴尬局面的处世技巧，在保证不发火、不失态的前提下，用自己的智慧采取最恰当的言行回击对方，既不伤和气，又有理有节地维护自己的尊严。有时即使受到了尖刻的言行侮辱，我也会冷静地从自身找原因。俗话说，"良药苦口利于病"，这恰恰说明了我的某些不足和偏差，犹如一面无形的镜子，一剂清醒剂，让我正视自己，重新审视自己，从而改正提高自己，少走弯路，取得更大进步。由于坚持了一种平常心，能正确看待自己，表现在行动上就理智了许多。时间一长，牢骚怪话、怨言怒气没有了，代之以积极的工作态度，这样一来，我在单位的处境和人际关系就有了较大的改观。

二是自尊自强，提高辨别是非能力。学习疏导疗法，心理素质提高后，认识到强迫症状和性格缺陷是密不可分的。自己以前唯唯诺诺、没有主见、低三下四、仰人鼻息的做法实在荒唐可笑，感到真是白活了30多年。虽然以前或多或少也明白不妥当，但不知道头脑里哪根"筋"出了问题，就是要听命依附于别人，有时明知道不拒绝一些事和行为，会对自己以后产生不利的影响，甚至有祸害，但由于心太软，碍于种种情面，仍会妥协让步，就常常被欺骗。我从周围人的行为中感受到了这样一个道理，越是果断自信，越是不屈服，敢坚持自己立场和意见的人，越是能赢得别人的尊重，越是能走向成功。说实话，自己的智商和素质绝对不差，如果能自立自强，做一个有主见的强者，一定会大有作为。为此，我心里暗下决心：决不做依附别人的奴隶，一定要学会拒绝。别人请我做什么事，我都会考虑一下合不合理，不能被客气、礼貌的假象所迷惑。以前有些人自己就能轻易完成的事，自己不做，却指挥我跑东跑西。之后，再好听的甜言蜜语我都会委婉拒绝；自己的事情忙不过来，别人再请帮忙，也要严词拒绝。此外，单位的公共事务如打开水、义务劳动等，也不能责任心太强，过分发扬风格，否则会把有些人宠坏的，反而让人严重看扁自己。

总之，我和大家都是平等的，别人如何做，那我就如何做。那些不敢触及别人利益、宁愿牺牲自己的"损己利人"的观念应该彻底摒弃。当然，拒绝不是粗暴和无理的拒绝，要讲在理上，应学会有理有节地拒绝，让他明白你是个有头脑、有主见、有智慧的人。我变得自尊自强后，别人不但没轻视我，反而都对我刮目相看。我也越来越自信，调整的态度也越来越坚决。在优化性格和提高心理素质的同时，疏导疗法也大大增强了我明辨社会是非的能力。心理上的认识误差必然导致人际交往行为上的误差。以前，一些人常常利用我的心理弱点欺骗和戏弄我，而我却蒙在鼓里，有时即使察觉到，也是千方百计地为别人寻找客观理由，仍把这些人当作亲密甚至知心朋友，导致自己被伤害得越来越深。学习疏导疗法后，我对这个世界和社会，尤其是形形色色的人有了全新的认识。长期被心理误差模糊视野的我，眼光一下子变得清澈明亮起来，谁是真朋友，谁是假朋友，尤其谁是利用我的心理偏差欺骗和愚弄我的，可以说一目了然。看一个人，绝对不能被其表面现象所迷惑，要听其言、观其行、察结果，不能因为他尽说自己想听的，满足自己的虚荣心就是朋友，要看讲得是否客观、是否真实，是否和大家看法一致。同时，说话还得看对象，不能随心所欲地乱说。

以前，由于我心理承受能力差，一遇到心里难过的事情，常常不看对象、不计后果地向朋友、别人乱说一通，好像不说出来心里放不下，这样有时自己的隐私就被传得四处飞扬，落为别人的笑柄。如此一来，许多人都认为我没脑子，大大看轻我。世界是美好的，但却充满了荆棘和陷阱，如果不懂得保护自己，一点承受力没有，像一个涉世未深的孩子，前途迟早会毁在自己手里。"哪些能跟别人说，哪些不能跟别人说，哪些只能对自己的亲人说"一定要分清，把握好尺度。比如，我以前遇到熟人都会向他们诉苦，说我如何怀才不遇，如何受到领导和同事的打击报复。许多人听后非但不同情，反而用轻蔑的眼光望着我，嘲笑我无能，这等于自取其辱，自曝家丑。我现在就不会做这种傻事了，而是像做广告宣传一样尽量说自己的好，说自己的闪光点，给人以精明强干的感觉。总之，做人要讲一点人生艺术，甚至要油滑点，不能像以前那样太懦弱、太老实、呆板。当然，这一切必须建立在心理素质提高的基础之上。

第三节 与父母关系的调整

有些人在了解了当下的症状和早年经历之间的关系后，可能会去怨恨父母、责问父母，甚至要求父母向自己道歉。如果父母能够觉察到教育的失误或有心理学头脑，或许会如你所愿。但是如果父母不是这样的，很可能会引起新的矛盾，不但会恶化亲子关系，而且不利于问题的解决。一味地"找外因"，枪口对错了方向，可能就成为一种逃避了。所以，我们在处理亲子关系时，不能太片面，要避免走极端。

一、避免片面理解亲子关系

就如何避免片面理解亲子关系，丛中教授提出了几点建议：

第一，亲子关系不是导致心理障碍的唯一、充分的因素。同样的亲子关系不良，兄弟姊妹的性格为何不同？这种差异往往取决于个人的内在能动性。以一个美国父亲为例，他非常不争气，年轻时不务正业，天天酗酒，经常犯事，是警察局的常客。但是他的两个儿子，差异却非常大，一个儿子和他爸爸一样，成了一个酒鬼，而另一个儿子呢？却成了一个非常著名的科学家。这种差异让人感到很奇怪，为什么一个父亲养的，差别却这么大？记者采访他俩时，他们却有着完全相同的一句回答："摊上这样一个父亲，我还能怎么样呢？！"

第二，"虽然儿童心理的早期是后来心理发展的基础，基础好对后来有利，**但是，光有好的基础，并不能保证后续的发展。**如同盖楼，地基不好就难以建成牢固的高楼，但是地基好，也不能保证后面每层盖得都好。"强调儿童早期心理发展的重要性，并不意味着儿童期就完成了这些心理功能，更不意味着今后就不能改变。为什么？人格是会终生发展的。有的人认为18岁人格就定型了，但美国心理学家埃里克森认为，一直到80岁人格都还在发展。即使一个人80岁了，如果不调整心态，就很难适应社会的变化。也就是说，即使幼年心理发育不良，是完全可以在后来的成长中不断进行弥补的，这正是心理治疗得以存在的前提。话又说回来，有完美的父母吗？有"教育绝对正确"的父母吗？答案是否定的，所有的父母都会犯错误。

第三，**父母常重复在其成长过程中熟悉的模式，即使那些模式是功能不良的。**父母身上的条条框框、紧箍咒是如何形成的？由于父母生活经历、教育背景、文化水平等原因，父母本身也可能是他们成长过程中的受害者，他们的父母或许也不懂如何教育孩子，这种模式就这样一代一代传承了下来。好在我们每个人都有自我修正的潜力和能力，否则，没有修正和"消毒"能力，一代代的创伤和阴影积累下来，那岂不是一代不如一代？其实，很多父母内心深处都有一个没长大的孩子，我们不妨试着去理解他们内心的孩子，有利于改善和他们的关系。

和父母关系改善的一个附加效应是，当你和父母关系改善后，你和孩子的关系也会更加和谐一些。因为，我们内在感受到了温暖，才能给出温暖，这也是代际传承的巨大的无意识力量。

二、如何处理与父母的恩怨

有两类方法可供参考：

1. **在咨询室等专业场合解决**。可以向心理咨询师倾诉你与父母的恩恩怨怨，也可以运用心理咨询的专业技术如空椅技术与父母对话，完成这一心理历程。

2. **尝试为自己负起责任**。通常来说，你生命的前十几年不由你掌控，但成年以后的事由你自己负责，你需要承担起完善自己的责任，包括完善性格、调整心态、缓解症状等等。要做到这一点，首先要接受这样一个现实：**父母常常在爱的前提下做了一些与初衷不符、南辕北辙的事**，明明想着怎样对孩子更好，可结果却事与愿违。我们也相信，在养育孩子上，大多数父母都已尽他们所能而为。抑或**父母本身就是受伤的孩子**，他们不知道怎样才能给到孩子想要的爱或真正的爱。父母也有自己的生命故事和生活压力，他们也不容易，等等。虽然接受这个事实很难，但一旦接受了，你的心情会变得宽广和轻松很多。

案例51 【沟通之门永开放，渴望理解与欣赏】

父母不是活在你之外，而是始终活在你之中。和父母的和解，是我们一生的修行。如何与父母沟通，寻求和解，是一个难题。下面这个"乖乖女"与一个比较情感隔离、经常站在"道德高地"的母亲的一次沟通，就走出了和解的第一步。幸运的是，她的母亲还算有比较好的自省力和共情能力。

这是一个乖乖女，从来没逆反过，一直扮演着好女儿的形象。有时父母冤枉她，她也只能自己偷偷哭一场，抹干眼泪，装作没事一样。终有一天，在她没有任何错误的情况下，爸爸却无故发火，她委屈落泪时，妈妈又一次指责："一点小事你都哭。你爸平时对你那么好，你还和他那么计较，真是个白眼狼！"她终于绷不住了，大哭一场，彻底发泄了一次。之后，她外出散心（非离家出走），发生了以下和妈妈的对话（微信文字）。

妈妈：

宝贝，我一直以为我们感情很好，无话不谈，比别人的母女关系处得好，为此我还挺骄傲的。谁知只为了一句劝慰的话，得到了你大喊大叫、大哭大闹的一句"出去！"说实话我很寒心，不知道我知书达理、温柔娴淑的女儿还有这一面。一直以来你都是我们的骄傲，你自立自强自爱，你的选择我们从未强硬干涉过，给了你足够的尊重。你已长大，我们也慢慢变老，你越强大我们也越放心，毕竟我们不能陪你一辈子。你的人生你做主，只是做选择的时候要慎之又慎，千万不要在冲动的时候做选择。你长这么大，在学校的时间比在家多，虽然我们相处的时间不多，但那种牵挂一直都在，我不希望我们一家变成熟悉的陌生人，那我们将是最失败的父母。

女儿：

是啊，这是我人生第一次大哭大闹、大喊大叫，第一次什么都不管地发泄自己的情绪。我压抑了十几年，脑子里的那根弦终于绷断了。我想不通，明明只要好好说话，心平气和地说话，就不会发生前天晚上的事。而既然已经发生了，已经明白自己的冲动对别人造成了伤害，明明只要一句道歉，可我却等不来道歉，等来的却是忽略事实的指责。大事化小，小事化了，不承认伤害的确存在，且一旦孩子指出这种伤害，就对伤害避而不谈，从而改对孩子人身攻击，下一个"小心眼""不知感恩"的定义。这是中国大部分家长的通病。也正因如此，一部分心理承受能力差的孩子已经自杀，而另一部分心理承受能力稍微强大一些的孩子，像我这样一次次压抑着、原谅着。在这懂事的十几年里，每次这样的时候，我又何尝没有想过自杀呢？每一次都是因为我舍不得让你们承受丧女之痛，我不敢去死。

大部分家长不了解抑郁症，也不敢承认、不愿承认自己把儿女逼成抑郁症，所以他们否定抑郁症的存在。我不知道你们又了解多少，是不是会和有的家长一样，认为这是无病呻吟。但我在医院见了不少，每年都有因为抑郁症自杀的人，网络上也每年都有孩子跳楼上吊的新闻，你们应该看过。我自己也经历过太多想自杀的时刻，可你们就我一个女儿，我怎么能去死呢，每次这种时候，都是我自己强撑着过来，最后还是原谅你们。我甚至从不曾大吵大闹，每次这种时候，我选择自己默默哭，我甚至连指责都不愿意指责你们，并且我知道反驳了也没用，我只能自己哭完收拾好心情，在明明我什么都没有做错的情况下。这么多次，我在父母恩情和切切实实受到的伤害中来回拉扯。

是啊，你们对我太好了，可难道我对你们就不好吗？你们是好父母，我难道就不是一个好女儿吗？从小到大，我几乎没让你们操过心，也从来没提什么让你们为难的要求，我知道你们工作辛苦，养家辛苦，我努力学习，努力看书，努力成长成一个受人欢迎的人，努力考上大学、考上研究生，我甚至努力活着，难道就因为一直懂事，就活该被一次次冤枉指责吗？

如果我真的哪件事情做错了，别说骂我，就算狠劲打我，我都认的。可我没有做错任何事情，仅仅是因为出于我对我妈妈的孝心，在网上买了三袋她爱吃的饼干，就被自己的爸爸无端发脾气，大喊、摔门。这个委屈我自己受了，我没有大喊回去，没有大吵大闹，仅仅是和往常一样在自己屋子里痛苦地哭了一夜，我无法在做错事情的人不道歉的情况下释怀这种伤害。恰恰正因为这是我的爸爸，所以伤害更加严重。无故受伤害的是我，心里受伤的是我。

可你们统一战线，你三言两语否认了前天晚上的事实，这并不只是说了一句，是无妄之灾，是冤枉。我仅仅指出他伤害我的事实，就被扣上不知感恩、白眼狼的帽子，这也是冤枉。

你们对我好，我也对你们好，这本来就是应该的，也是真实存在的。你们伤害了我，却拿对我好来绑架我，我很冤屈。你们对我好，我从来没有冤枉过你们，我一直很讲道理，对就是对，错就是错。那我对你们不好吗？为什么要伤害我呢？为什么要冤枉我呢？我心里难受啊！十几年了，几乎每年都有类似的事情发生。我已经努力做一个好女儿，都已经考上了研究生，为什么还要被这样不讲道理地对待呢？我心里太难受，但我依然没办法直接指责你们。但我太难受了，太冤屈了，我只能在屋里放声大哭、大叫，用力咬自己的胳膊，扯自己的头发，扭自己的脸，我甚至扇了自己几个耳光，我不觉得痛，反而觉得快慰很多。因为和心里的痛苦比起来，这些痛太轻微了。

我知道你们做父母的不容易，所以我做不到伤害你们，甚至做不到当面指责，我只能伤害我自己。我压抑过很多次自杀的念头，因为我知道你们会很伤心。我真的不敢死。我知道我抑郁了。我已经在很努力地自救了。其实很多孩子没有必要接受治疗，该接受心理治疗的是家长。

妈妈，我真的太痛苦了。爱有多深，痛就有多深。妈妈，我请你不要再忽略是非对错来指责我。就算再懂事的孩子，也禁不起一次又一次来自至亲的冤枉。你们的不讲道理，不知道什么时候就是压死骆驼的最后一根稻草。我请求你们放下家长的高高在上威严不容侵犯，把我当成一个平等的人来看吧。我真的很累，身心俱疲。我抑郁到对生活失去一切兴趣，但我也在努力自救。请你们再也不要对孩子的情绪轻轻带过，那是个活生生的人，不能容忍被冤枉。谁能容忍被冤枉呢？

我在学校里，在外面，永远是别人羡慕的存在，大家喜欢我，觉得我活泼可爱有文采，觉得我阳光开朗，我也帮很多人开解过他们心里解不开的难题，大家觉得我很细腻又很强大，甚至觉得在我身边就很开心。我有让身边人开心的能力，却没有让自己开心的能力。很多和我一样的抑郁症患者，平时是看不出压抑的。正是因为心里受伤，才更加不想被身边的人察觉，才会每天都好像很开心很精彩。可每一次的再次受伤，以往被苦苦压抑下去的死意会叠加着涌上来，让人非常想直接去死，才能摆脱这一切。可我不敢死。你们虽然对我造成伤害，却也是我在世上的牵绊，我没有办法擅自结束自己的生命，所以我更难受。

妈妈，我真的生病了，我很难受，我的心生病了。这两天男友会来陪我散心，我也会努力找事做，重新找回对生活的希望。如果过几天还是不好，我只能去心理科寻求医生的帮助。

我知道你们想不到会对我造成这么大的伤害，毕竟在你们那代人心中，父母就是绝对的权威，是不会有错的。你们也是第一次做父母，我都明白。我能去怨谁呢？我并不怪你们，你们也是从孩子长大的，难道因为年龄大了，就不是孩子了吗？在我眼里，所有人都是平等的大地的孩子，都会有喜怒哀乐，都会有受委屈的时候，想必你们也受过很多生活中、工作中、与人交际中的委屈，只是不知道这些委屈会转变成自己的性格，不知道什么时候就发泄在自己的孩子身上，却又因为自己的性格而拉不下脸道歉。是经历和生活把你们变成这样，我有什么好苛责的呢？你们并不是失败的父母，而是大部分父母在生孩子时并不知道如何与孩子平等相处。

"天下无不是的父母"，这句话被很多父母奉为圭臬，就此扼杀孩子在受到来自父母的冤枉时发出声音的机会。一旦发出声音，会被指责不孝。所以很多孩子沉默了，压抑了，抑郁了。这种抑郁不会被家长承认，毕竟连平时的感受都被强行压下，怎么能够让他们理解抑郁真的是一种病呢，所以孩子也不会告诉父母：我抑郁了。好多人就是这样压抑着长大啊。

我不怪你们，也不会轻生。我还是在努力地自救。不然怎么报答父母的恩情呢? 我无法控制自己的眼泪,无法控制内心的悲伤,可还是要努力控制,努力找事情做转移注意力,不然怎么继续活着呢?

妈妈,我真的很想孝顺你们,很想让你们过上随心所欲的生活,我那么努力,就算在我最难受最想一死解脱的时候,我也舍不得留下你们一个人离开,知道了这些,你还觉得我不念父母恩情吗? 我以前不说,一是怕吓到你们,二是怕你们觉得大惊小怪,像大部分家长一样觉得是没事找事无病呻吟。可我现在真的病得好厉害,我真的很难受。

妈妈,请给我一点时间去治疗自己,也请你们以后实事求是,我想要的很简单,对就是对,错就是错,没有人被冤枉,没有人被随便指责,没有颠倒黑白,家的氛围是和平的,每个人都是好好说话的,说错了话做错了事及时道歉,及时补偿,这些都是在外面再正常不过的平常事,为什么到了家里反而成了奢望呢?

也请你们保重身体,常常锻炼,如果你们也需要心理治疗,过几天我们一起去医院心理科。今天我晚些回来,不用担心我的安全。

妈妈:

原来我们之间存在那么多的问题,还给你造成那么多的伤害,是我们做父母的失职,在此说声"对不起"。第一次做父母,都想把最好的给你,却忽略了你的内心。伤害你不是我们的本心,我们这代人都是那么过来的,心思没那么细腻。我们并不希望你一定大富大贵,有多大的成就,只希望你平安健康、喜乐顺遂。一切顺其自然,别给自己太多的压力,做个快乐的小女人,死都不怕还怕活着吗? 不要什么都放在自己心里,独自承担,哪怕追着让我们道歉也要发泄出来,人生除却生死无大事,心烦可以出去看看风景,买买喜欢的东西。父母永远是爱你的,以后说话做事也会注意的,把握一下尺度,找一下平衡,让我们重新相处。没有人觉得你是白眼狼,在你工作之前,你就是我们的责任。你永远是我们引以为傲的女儿,不管以后的成就如何。

答疑解惑

1. 需要经常提醒自己"优化性格"吗?

有的人常感到困惑:"当我状态很好,比较轻松的时候,还要不要坚持性格优化?"当你快乐的时候,就没必要一直提醒自己"我性格还没有改造好,还要继续改造"。这不是没事找事吗?这不是另一种形式的强迫吗?当出现情绪低落或病态思维反复时,扣个帽子,尽快出来就可以了。能尽快摆脱烦恼,不钻牛角尖,本身就是性格优化的体现。因为当你真正热情、乐观面对生活的时候,生活与实践也在不断地改造你的性格。若长时间无法摆脱,不但要运用策略,还要对性格进行反思。因此,当你轻松的时候,你能很好地适应社会,此时性格之"过"不会露头。而遇到困难时,症状就容易反复。沧海横流,方显英雄本色。在这种情况下,进行适度反思,尽快从陷阱里走出来就可以了。

2. 优化性格,不能急于求成。

众所周知,性格是一种从小形成的习惯化的行为方式,是一种习惯化的心理动力定型。在没有学会新的方式之前,这种习惯化的方式还会作为"城墙"保护着我们——虽然这个城墙可能有些破损,甚至是个茅草屋,不够坚固,但总比没有好。如果你过于急切地拆除这个城墙,可能会陷入更大的恐慌。不要排斥旧的,可以先沿用旧的方式,然后在此基础上慢慢调整,修修补补,逐步把破损的部分修结实了,就可以了。因此,不能急躁,更不能全盘否定自己的性格。要明白,我们的性格基础是好的,只是好过头了,我们要调整的只是那些过头的部分而已。

3. 心理素质会随年龄增长而自然提高吗?

随着年龄的增长,知识也会不断积累,但是如果不有意识地进行挑战"舒适区"的实践,心理素质一般是不会有多少提高的。往往是,一个人18岁什么样，80 岁的他可能还是那个样。性格不会自然改变，原因何在呢？这与性格形成的内外因素有关。一方面，从外部来看，心理素质的提高需要通过实践，经历多了，才会有经验；经验多了，才会有能力；能力提高了，才会有自信，才会有好的心态。所以，没有实践，就很难提高。另一方面，从内部来说，经历中的创伤常常被压抑在潜意识中，如同未处理的伤疤，等遇到有可能受伤的场景，自然就会出现保护性的反应。只要伤不好，疼痛就存在。所以，把伤处理好了，心态才能逐渐平和。当然，内外结合，才是优化性格的有效途径。

临床上经常遇到的情况是，有些人不知道如何提高自己，总是纠缠于症状——为烦恼而烦恼，抓不住问题的根源。也有些人不知道"性格竟然还能改"，误以为自己"天生如此，没办法了"，因而失去了改变的动力。

4. 心中的疤痕有多可怕？

路易斯·拉皮德斯在他的著作《写给年轻人》一书中记载了这样一则耐人寻味的故事：

在一次心理科学实验活动中，心理学家们征集了 10 位志愿者，请他们参加一个名为"疤痕试验"的心理研究。10 位志愿者被分别安排在 10 个没有任何镜子的房间里，并被详细告知了此次研究和实验的方法和目的：他们将通过以假乱真的化妆，将志愿者变成一个面部有疤痕的丑陋的人，然后在指定的地方观察和感受不同的陌生人会对面部有丑陋疤痕的人产生怎样的反应。

心理学家们运用从好莱坞著名电影化妆师那里学到的化妆技巧，在每一位志愿者的左脸颊上都精心涂抹了逼真的血迹和令人生厌的疤痕。然后用随身携带的小镜子使每位志愿者都看到了自己脸上新增的疤痕，当志愿者们在心中铭记下了自己可怖的"尊容"后，心理学家收走了镜子。随后，心理学家告诉每位志愿者，为了让疤痕更逼真、更持久，需要在疤痕上再涂抹一些粉末。事实上，心理学家并没有在疤痕上涂任何粉末，而是用湿棉纱将刚刚做好的假疤痕和血迹彻底清理干净了。然而，每位被蒙在鼓里的志愿者却依然坚信,在自己的脸上有一大块让人望而生厌的伤疤。

志愿者们被分别带到了各大医院的候诊室,装扮成急切等待医生治疗面部疤痕的患者。候诊室里,人来人往,全是素昧平生的陌生人,志愿者们在这里可以充分观察和感受人们的种种反应。实验结束后,志愿者们各自向心理学家陈述了在不同医院候诊室的感受,他们的感受出奇的一致。志愿者 A 说:"候诊室里那个胖女人最讨厌,一进门就对我露出鄙夷的目光。她都没看看她自己,那么胖,那么丑!"志愿者 B 说:"现在的人真是缺乏同情心。本来有一个中年男子和我坐在同一个沙发上的,没一会,他就赶紧拍屁股走开了。我脸上不就是有一块疤吗?至于像躲避瘟神一样躲着我啊?!这样的人,可恶得很!"志愿者 C 说:"我见到的陌生人中,有两个年轻女人给我的印象特别深,她们穿着非常讲究,像个有知识、有修养的白领,可是我却发现,她们俩一直在窃窃地嘲笑我!如果换成是两个小伙子,我一定会挥拳将他们痛揍一顿!"志愿者们滔滔不绝,义愤填膺地诉说了诸多令自己愤慨的感受。他们普遍都认为,众多的陌生人对面目可憎的自己都非常厌恶、粗鲁、缺乏善意,而且眼睛总是很无礼地直勾勾地盯着自己的伤疤。

这一实验结果令早有心理准备的心理学家们也很吃惊:我们对自身错误的、片面的认识,竟然能够如此深刻地影响和改变着我们对外界和他人的感知。境由心生,我们内在的自我评价竟然会如此强烈地投射给他人,从而塑造出或和谐或冲突的人际关系。

5. 如何克服羞耻感?

第一,必须学会面对并接受羞耻感。

当我们越想掩饰羞耻感,越会加重羞耻感;越想驱走心中的不快,不快就越会持续。所以,克服羞耻感的办法不是消除,而是面对和接受。羞耻感也是身体的一部分,排斥它只会让你愈发地痛苦。面对羞耻、治愈羞耻(而非回避它、补偿它)是个人成长的源泉。许多案例表明,**面对令自己产生羞耻感的情**

境，不逃避，多挑战、多经历、多体验，习以治惊了，能够接受它了，不再过度自责时，羞耻就会减少。因此，有人说："想要强大，必须出丑，出丑越多，成长越快""人不出丑，还不如狗；人一出丑，精神抖擞""现在丢人现眼，未来满堂喝彩！"

第二，要放弃"全或无"的标识，诸如"弱者"或"无能"等。

如果我们坚持使用消极标识，如"我很无能""我一无是处"等，就很容易以退缩来隐藏自己，难以使自己康复。要避免使用"全或无"的思维方式，例如："他必须完全理解我"或者"他的帮助毫无用处"。或许一点点的理解就会大有帮助，因为任何过程都是循序渐进的。如果某人并不像你期望的那样理解你，千万不要攻击他，这只会导致他产生防御反应，慢慢远离你。如果某人愿意帮助你，你应尊重他的努力，不要轻视他的帮助。

第三，努力减少对羞耻的回忆。

当我们反复纠缠于对羞耻的回忆时，应该通过反思来认识自我：为什么会感到如此羞耻？从这次"惨败"中学到了什么？提出一些正面的语句，例如，"痛苦，说明我正走在上坡的路上""这是人生成长必经的历程""我正在接触和修复幼时的创伤""生活还在继续，屡败屡战才是英雄""每个人都会遭遇生活的苦痛折磨""谁还没有过丢人的时候？"等等。用这些积极的或者"普通化（人之常情）"的言语来平衡那些关于羞耻的记忆，如"我太差劲了！""我永远也好不了了！""没脸见人了！"等等。甚至可以将自己羞耻的回忆加入一些幽默成分，比如"这是破茧成蝶的时刻""这是生活在考验一个成功者！我终将胜利！"等等。

最后，就"如何减少羞耻感"送大家一副对联，**上联：深化认识，减少掩饰，开放自我；下联：改善行为，少想多做，告别完美；横批：皮厚为王！**

6. 如何调整人际敏感？

每个人都生活在关系中，都会在意他人的评价，这是人之常情。然而，由于成长过程中经历的创伤和阴影，为了自我保护，我们会变得风声鹤唳，对别人过度警觉,表现为对别人的评价过度敏感。那么,如何进行调整呢?答案是:**试着培养"钝感力"**。

当我们怀疑自己的表现或者怀疑别人对我们的敌意时,不妨提示自己:迟钝一点,反应慢点,皮厚点,节操低点。为什么敢这么说?仍然是因为我们"过于敏感"的性格——容易扭曲或放大他人的反应。当敏感出现时,有意提示自己,试着让自己的心慢下来;对别人的言行,反应不妨迟钝一些,不做毫无根据的猜测,逐步培养自己的"钝感力",这也是人的一项重要能力。如果没有足够的智慧与经验,戴着"墨镜"以己度人,通常我们的猜测都会是错的。这样猜测的结果往往都是自责、自贬,实际上也许和别人毫无关系。因为他人并非都像那些曾经伤过我们的人那样可怕,我们往往只是借机将我们内心的冲突映射到人家的言行上而已。

难得糊涂,糊涂难得。多年以后,我们会发现:**自己最大的失误在于没能满足和善待自己,而过于在意如何取悦他人**。什么是成功?自我满意才是最大的成功。如果赢得了他人的认可,那就欣然接受;而如果没有赢得别人的认同,也请不要过于在意,取悦自己才是最重要的。

7. 特别抑郁时,怎么办?

有的时候,我们的状态会极其低迷,情绪低落,兴趣大减,更没精力去做事,怎么办?可以有以下几个选择:

(1)忙着。没有目标时,尽量忙些有价值的事情,实在无事可做时,也可以做些家务活。一方面,有利于转移注意力;另一方面,多少能带来点价值感,减少陷入"混吃等死"的感觉,因为这种感觉会加剧抑郁情绪。

(2)找一个可信任的人,倾诉、陪伴,别放弃求助。

(3)做心理咨询。

(4)寻求药物治疗。抑郁严重时,药物治疗是首选。通过药物,抑郁情绪得到一定的缓解后,前三个措施可以作为主要的调整手段。

8. 精神分析是如何治疗强迫症的?

通过相对长期的咨询,建立一个安全、包容的咨询关系,求助者逐渐将过去对重要他人的爱恨情仇转移到咨询师身上,充分表达自我,被压抑的情绪得以宣泄,潜意识中的冲突得到揭示。在这个过程中,求助者能够得到充分的理解,"受伤的孩子"能够被看到、被关爱、被欣赏,这种与过去不一样的、新的人际体验能够带给求助者重新建立安全感和"解冻与再次成长"的机会。通过咨询,求助者逐步能够做回"真实"的自己,不再被过去的创伤所限制。随着内在冲突得到缓解,外在"各类象征化"的症状也会自然消失。咨询关系在精神分析的治疗中具有核心作用。

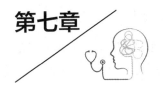

第七章

典 型 案 例

前面介绍了强迫症心理疏导疗法的基本理论和操作模式。最后一章介绍8个典型案例,供大家借鉴学习。案例的主人公多数已经走出困扰,有的虽仍在攀登的途中,但在学习和成长过程中也收获了诸多领悟和进步。过来人亲身经历的、细致入微的实践体验,对各位求助者来说,都是宝贵的前行"地图",希望能帮助大家"借他山之石,琢己身之玉",掌握症状应对之道,领悟性格优化之法,行稳致远。

在此,感谢所有提供案例的供稿者,同意笔者将他们的个人资料引入本书中,这是对笔者的最大信任和支持,也是对所有同病相怜的求助者的大善大爱。

需要指出的是,哪怕是经验再丰富的向导,手把手地给予指导,每个人的珠穆朗玛峰都需要自己去攀登。大家要避免刻板学习,尽量结合自己的实际情况,活学活用,找到自己个人化的"疏导疗法"。

洁癖类强迫案例

【案例简介】

求助者,男,25岁。

从小妈妈比较严厉,对学习成绩过于重视,学得不好的话,妈妈能连续骂一中午。小学时,求助者受到妈妈指责,还会解释,但是一解释妈妈会骂得更多，后来就不解释了。高中成绩不好，妈妈曾经因此向求助者下跪。求助者整个高中过得并不好，原因是：第一，每天要坐公交，地方也很陌生。第二，突然没有朋友了。初中时，曾有很多朋友。第三，大面积长痘，为此很自卑。觉得自己性格变了，也能和同学打闹，但是融不到一起，硬玩也不舒服，下课只能假装睡觉。第四，初中成绩好，高中却特别差，高二学了艺术。到了高三，同学不理他，做早操的时候大家都会互相聊天，他却一个人站着，只能假装背书。拍毕业照的时候，孤身一人，没有人找他，他也不想厚着脸皮找别人聊天。因为强迫的干扰，高考考得不好。

2015年，他当时17岁，曾出现了强迫症状，如写字要特别工整。那年被小猫抓了，打了狂犬疫苗，当时有些发烧，以为狂犬病发作，出现了惊恐症状。反复到医院询问，仍不放心，最后找到一个机构做了检测才放心。当时，有邻居养狗，会同乘一个电梯，回家后要反复用肥皂洗脚。检测后，狂犬病恐惧放下了，但是其他不严重的强迫症状依然存在。填报高考志愿时出现了较大失误，学校还行，但专业选错了。2016年，进入大学以后，强迫症轻了，但是人际关系很烦恼。后来，一个舍友拍了小狗的照片，求助者本来觉得自己不恐惧狂犬病了，但得知舍友接触过狗后，就特别反感他的外套，不敢碰他碰过的东西，而且各种掩饰。狂犬病恐惧又回来了，他想要询问妈妈，会不会传染，又觉得很荒谬，又不敢问。出现了新的强迫症的习惯，手上有伤口，要买碘伏消毒，贴创可贴。一恐慌，就要依赖用肥皂洗手。去超市或药店买碘伏、棉签、香皂等，特别羞耻，觉得自己变态。有多恐惧，就有多羞耻。整个精神状态不行，焦虑比较严重，生活不适应，后退学。

2018年，考入另外一所大学。入学后，与室友关系好，整体状况不错，但是强迫症状还在。如果大便池里的液体溅到屁股上，就要用肥皂、清洁剂洗，上厕所特别小心，要么提前扔一张纸，或者自己收着，不敢自然大便，溅到大便池里的液体后，内裤要用消毒液反复地泡、洗。

2020年，求助者吃了认为不干净的东西，后来出现反复抠吐的强迫症状。当时去旅游，吃团餐，有一盘土豆丝发绿，自己上网搜索得知会中毒，就失去了判断能力，就要抠吐出来。吃了一个冰淇淋，吃后觉得上面有黑毛，就要抠吐，但是又不能在人前吐，只能过后再吐，甚至要忍半天，然后再吐出来。

2020年暑假，他去杭州之前，看到网上说有人专门传染艾滋病，将艾滋病的体液、粪便等弄到共享单车的座位上。虽然自己很害怕，但还是硬着头皮去了。回来后，就开始害怕杭州这个地方。后来网传这人又去过上海高铁站，就不敢去上海了。所以2020年之后再也没去过杭州和上海。

2022年初到游乐园玩，有个假恐龙喷水，联想到之前对动物口水的恐惧，有点怕，但还没有崩溃。没想到，后来随手摸了一个玩偶的嘴，手弄破了，流了不少血，但也没有过多的联想。结果有一个同学说，应该打狂犬疫苗的，自己的第一反应也觉得荒谬，但是后来却越来越害怕，问了校医，打了破伤风针。受此惊吓，一大波恐惧又回来了，反复询问妈妈，像没有断奶的孩子一样，但又会自责。

2022年大学毕业，目前在国外读硕士研究生。

2015年，因为恐惧狂犬病去看医生，求助者当时拿酒精擦皮肤上的疹子，医生笑了起来，求助者觉得被笑话了，后来就怕见医生。2022年，来访症状严重，看了三个医院，想找到认可的医生。但很多医院都是开药，而且医生比较忙，没有时间，所以，每次去看医生的过程都特别的折磨和紧张。2022年的一次咨询中，医生说"顺其自然、与其共处"就可以了。求助者觉得她对所有人都这样说，而且急着下班，态度并不好。就医的经历，也让求助者失去了信心。

2023年5月，他找到笔者，进行了心理咨询。咨询之前，他已经掌握了一定的心理疏导疗法基础，也对我有所了解。我们第一次先进行了基本的交流，了解了其基本信息，为其介绍了几个类似的案例，以提高求助者战胜"怕"字的信心。第二次咨询，再次疏导后，进行了"找到怕的主线，主动出击"的实践和挑战。有了我的陪伴，加上对我的充分信任，他非常勇敢，成功挑战了自己最怕的"接触狗"和"吃'脏'东西"。经过前三次挑战，他的怕大为减轻。后来，我们商议，让他挑战一下对杭州的恐惧。他去了三天，骑了共享单车。四天之后，回到南京，我们进行了最后一次面询，交代了回去之后以及出国之后可能遇到的情况及注意事项，并最后一次进行了"摸狗"的练习。回去之后，他主动到一个养狗的同学家去玩，并合影留念。8月，出国读书，和我会偶尔联系。

以下是他从第一次挑战（第二次咨询）后逐次的反馈材料，写得非常详细，具体描述了他挑战前后微妙的心理变化过程，分享给大家，希望能够帮助到大家。

【来访反馈】

第一次实践后的反馈（2023 年 5 月 13 日）

昨天在黄老师的带领下终于针对自己恐惧狂犬病和呕吐的问题做了挑战。在开始实践之前，我们首先一起复盘了前一天我离开咨询室之后的想法和行为，在叙述中自己也再次明确了恐惧狂犬病，以及其衍生出的依赖肥皂、需要频繁用肥皂洗手等症状，这也是目前最困扰我的问题之一。

之后，黄老师给我讲了一些和我类似的案例（笔者注：不泄露其他求助者个人信息）。虽然具体面临的问题不同，但对于这些案例中的思维和行为，我认为自己几乎全部都能够理解。其中怕死人、恐惧艾滋病的案例中，当事人因为恐惧不惜代价地回避、并要求家人一起回避的思维和行为，我觉得与自己很有相似性。这些病友的经历，让我眼前出现了一条清楚的道路，通向没有胆量做出改变的、未来的自己。

恐惧狂犬病以及恐惧所谓"间接"的传染，是挂在我脖子上最沉重的枷锁。它导致了我躲避猫狗及相关人、事、物，以及依赖肥皂、酒精等，需要频繁清洁。这些习惯严重限制了我的自由，像焚烧炉一样燃烧着我不断投入的物质和精神，不可能有正向的收获，而且没有尽头。远如跨越多年的病史，近如这一次咨询前，这种恐惧一直在支配我的身心，让纠结和自我厌恶成了日常。在赴约之前，我就把肥皂装进了包里打算把它交给黄老师，以约束自己。虽然对于把肥皂交出去这个决定，我的心里也并不是很坚定，但我知道这个方向是我所希望的。

第一项挑战是摸地板。地板、鞋底也是我长期恐惧的事物，因为脚步当然会和狗，甚至与狗尿重合，我认为鞋底会因此不干净（有危险），并把这些"脏"带到我脚步所及的地方。笔掉在地上我都不敢捡。在飞机上时，我都在犹豫是否能够把包放在前方座椅下（后来在座位上挤着放了一路）。在黄老师的鼓励下，我摸了地板，并且特意摸自己来时踩过的地板，把双手贴在地上。因为有黄老师之前的铺垫和鼓励，我内心有了一种"拼了"的冲劲。摸完之后我又跟着黄老师摸了胳膊、头发、脸等。摸脸时甚至碰到了嘴巴。

第二项挑战是吃不太新鲜的食物。从那次旅行团经历之后，以及几次在学校饭里吃出大虫子、在外面饭馆吃到毛发等的经历之后，我很恐惧吃到所谓的变质（有毒性）、有异物（虫子、毛发等）和我不能接受的事物（猫狗等动物）有"接触"的食物（比如去了一家食品店或者饭馆，发现店里有猫或狗，后来发展到所有动物都介意，包括鸟类）。以至于在没注意吃了之后，发现了，要抠嗓子吐出来才能心安。这个行为本身，在生理上就是让人非常痛苦的。在心理层面上，我又在恐惧危险和自我厌恶、感觉自己非常病态之间无比纠结。当然，最后都选择了后者，虽然厌恶、痛苦，但获得了"安心"。这个挑战是在我和黄老师摸过地板后，用一把不太干净的剪刀剪了两块不新鲜的柿饼，我们一人一块吃了。

第三项是接近于终极的挑战——摸狗。虽然本质上我挺喜欢小动物，但由于恐惧狂犬病，我已经八年左右没有主动接触过它们了。我没想到在第二次见面时，就要开始这一项挑战。不过，我心里大概也清楚，这迟早是我要迈过的一道坎。甚至于在这一次咨询前的梦里，我都梦到了自己有了一条狗——它被遗弃了很久，很久没有吃东西，很瘦很瘦。这一项挑战对我来说难度毫无疑问最大。我一直认为，我的一切问题的解决方式，就是应该找到一家权威机构，然后从专家口中得到一句话："间接传染狂犬病不存在"。但我也害怕，真的跑去另一个城市、找机构、找专家，进入那样一种"实践"，会是另一种陷阱。而此刻，我好像要绕过这个我一直以来的"执念"，直接开始尝试。我把疑虑告诉了黄老师，他说，想要得到"专家"的肯定答复，本来就是一种强迫询问的症状。我明白我要跟强迫正面对抗了，当然不能继续守着这种执念。黄老师说我一定得拿小狗练。我明白他是对的。长期的回避狗的行为定式，和对黄老师提供的行为疗法的内心认可还有对挣脱痛苦的渴望碰撞在一起，让我在寻找小狗的路途上几乎内心一片空白。真的感受到退缩的时候，倒是小朋友知道了我们的请求，然后说狗咬人之类的话，后来对我学着狗叫"汪汪汪"的时候。一些恐惧被唤起，也带着几缕羞耻。不过那只小边牧感觉意外地很乖。我摸了它的头、身体和屁股。甚至，鼻子——它的鼻子湿湿的。摸完之后，那是更大的考验。我和黄老师在小区门口垃圾站的洗手池处用流水洗手，没有清洁剂，他冲5秒，我10秒。结束之后，我们握了手，黄老师对我说加油，我也从他的握手中感受到了力量。

分开之后我有回去找黄老师询问的冲动，有点大脑空白，又有点成就感。回酒店之后，我也没有用肥皂。只是用了几次酒店洗手台上的洗手液，大概是吃饭、吃药、上厕所、洗澡前。比起曾经也算是迈出一大步了。因为对狗的恐惧是我诸多恐惧的源头，迈出了这一步，我希望我不辜负自己的尝试。就像黄老师说的，有的人挑战完了，又加倍地洗。我不要用洗抵消我的努力，我还想尽量让我的努力发挥价值，比如，我开始有意直接按电梯，直接按开关，点餐时不逃避在"杭州"有连锁店的商家等。

这一晚上没有我想象的难熬。大概就是瓜熟蒂落，我酝酿多年的痛苦，还有，当然非常重要的，黄老师的帮助和我对他莫名的信任，把我较为丝滑地推向了突破点。但我知道这只是开始。还有其他的疑惑，纠结，还在。但我觉得这是一个不错的开始。

第二次实践后的反馈（2023 年 5 月 14 日）

这次咨询的时长较前两天减半，我意识到治疗的重点已经来到"砍树干"。

开始时，黄老师问了问我上一次之后的情况。之后提到上一次没有吃完的柿饼，问我吃完后有没有抠，我说没有。究其原因，我承认是因为这个发黑柿饼不是我最恐惧的（我并没有去搜寻、"了解"其可能危害，如果我知道它有毒害，我应该也就怕了），我更怕的是发芽的土豆（其实还有其他变质、有毒的食物；有虫子的食物；有毛发等异物的食物等）。

所以黄老师提议我们去吃青西红柿。于是这次的挑战就是：吃青番茄和摸狗。并且准备了纸巾要让狗舔，再把纸巾一人一半放在口袋或包里。他说我要接受没有百分之百的安全。

他摘了两个未成熟的小西红柿，一个小一点、更生一点、颜色更青一点，一个大一点、颜色更发橙黄一点，但是上面有疤。他把这两个小果子拿到院子里的水龙头下去洗，水龙头大概长时间没有用，打开流出的是锈水（这也是我害怕的，这次没有着重去提），略放了一下锈水后，黄老师就把两个小果子拿到水流中去简单冲洗了一下，然后一人拿了一个吃。这次咨询前，我心里带着一个强迫提问的问题，忍着那个难受劲，吃这个小西红柿时，脑子并不完全在当下、倒因此对吃西红柿并不是太难忍受。另外，吃这个对我来说另一重挑战是"昨天黄老师摸了狗、今天又直接拿了小西红柿给我吃"，不过也就那么回事了，没有太纠结。

接下来我们要再去摸狗，要让狗舔纸巾。我们去了前一晚摸过的小边牧主人家，不过寻狗子不遇。于是黄老师又去找小朋友们问。这个场景以旁观者的眼光看，我觉得蛮诙谐。以当事人的眼光看，让我紧张——带着变数和不确定性。后来驱车特地去了另一小区。在小区里往目标狗子家走的时候，随机在路上摸了一条小狗。该狗是被收养的流浪狗，很小只但是很安静很内向，主人说它胆小，它的这种姿态反而让我有点共情。摸了摸，毛茸茸的，感觉不敢与人对视，黄老师说它有心理创伤。与小狗分别后黄老师说"你看它比你还怕"。黄老师和我握了手，说它舔了他的手，然后让我用手摸脸，我害怕脸上有破的痘痘，前一次摸完狗也是因为这一点没敢摸脸，不过这次我照做了。

目标狗子是活泼的边牧。其实之前黄老师提到它的时候，我就挺想见它，感觉大一点的聪明狗跟人更有互动和交流的感觉。经过一些曲折这次终于和它见面了。我想摸摸它，它直接快进到舔我的手、留下一手口水。其实就算在躲避猫狗前、喜欢和小动物接触的时期，我都几乎没有让狗舔手的经历，喂食似乎也是扔到地下喂。我拿着某种狗食（大概是冻干）给它吃。第一次不懂也有点慌、一下喂了一把，后来知道给它一个指令，做到了给它一颗吃的，过程也挺好玩的。感到一些乐趣，也有隐隐的不安，但事已至此，况且狗子一直在等下一口饭。我就这样喂完了几把狗零食，两手上都是狗口水。不过感觉它懂得不用牙齿只用舌头吃。后来我喂完它摸它的毛时，好像也是在用它的毛擦手上的口水了。黄老师拒绝了主人奶奶让我们洗手的邀请，我带着两手的口水离开。在电梯里黄老师鼓励我用手抹脸，我说脸上有破了的痘痘的问题，黄老师说"拼一下"，于是我做了。

这次摸狗过程中我甚至没有很注意黄老师的动作，比较自发地在摸狗喂狗。喂狗时，其实有一下感觉狗的牙齿有点碰疼我了，一下子有点惊恐，不过这次的惊恐比较轻微、能够控制。上车前我对黄老师说了这一点担忧，他说狗经常碰疼他、不要去注意哪又红了什么的。在地铁上，我也没能完全摆脱这一点纠结，大概直到出了地铁口，我比较明确地感知到我不能选择以前的老路。回到酒店好像也还隐隐有点关注手上有没有细小伤口被舔，但后来这个关注感也淡化了，逐渐消失。也许是因为我感觉真的很累。在酒店里我也主动去找朋友聊了他家猫，以前他提到家里的猫我都回应得比较被动，害怕引起相关话题也害怕对方觉得我对猫有兴趣然后让我去接触。现在觉得没有这种顾虑了。

不过回来之后我还是拿酒精擦了一次手机，只是尽量粗略地擦了一下。后来吃饭、上厕所前也还是会去用洗手液，不过也尽量简短控制在十秒左右。不过，房卡没有用酒精湿巾擦，后来为了拿外卖上来再接触之后还是会觉得有点"脏"，尤其是因为在饭前，然后会去用洗手液简单洗手。

下午上厕所时，我一直有所担心的马桶溅水的情况出现了。不过我没有像以前一样大张旗鼓地洗，用酒精湿巾简单擦了。

另外之前想吃南京大排档，但是对其中一个菜有顾虑，把它和杭州联系起来。因此很纠结，甚至不敢点店里的别的食物。今天也还是点了、吃了，虽然不是那道菜本身（不是我最想吃的）。

第三次实践后的反馈（2023 年 5 月 15 日）

这一次直接开始实践。先是去摸了之前没有摸到的小比熊。我们往它家方向走时，它和主人也刚好往家走。我跟在黄老师身后朝它迎面走去，它看见了也往我们的方向小跑了一下——要是以前我应该要开始躲了，虽然还有一点点迟疑，但是有了之前的尝试，目前我对狗总体上已经没有那么恐惧。我走过去，它就走到我的脚边、擦着我的裤脚走着——这也是我以前非常恐惧的，但现在已经没什么恐惧的感觉了。

狗的名字叫"棉花糖"，黄老师先做动作，我跟着他蹲下、摸它。我本来以为比熊这种小狗会很凶，但是不知道它是不是年纪大了，感觉挺温顺的，手感也很蓬松。黄老师还鼓励我摸它的嘴，我刚开始不敢，甚至觉得它的嘴黑黑的。但是它脾气看上去挺温和，而且黄老师在摸它的嘴，我也就去摸了它的嘴。后来黄老师还让我叫它的名字、提着它的两只手跟它互动。

在和小比熊互动的时候，之前摸过的小边牧的小女孩主人路过我们，问："这不是怕狗的哥哥吗？"黄老师说我已经没有那么怕了。后来我们跟着她又去摸她家的小边牧。小边牧在我们到后不久就尿尿了，甚至听主人说它吃了自己的屎，要是以前我会觉得很厌恶（恐惧），恐怕会很难接受，但是现在我却没有很大心理波动。后来我还用它的小玩具跟它玩。玩具上面全是它的口水，一开始我也有点抗拒，后来看大家甚至小朋友都在和它玩，而且有了前一天和大边牧玩（被舔手）的基础，我也拿着小玩具跟它玩：先捏一捏发出声音吸引它的注意（这时感觉小玩具上全是黏黏的口水、让玩具的变形都变得缓慢了），然后黄老师让我把玩具扔出去跟它玩——它会用嘴巴把小玩具叼回来。和小边牧玩的时候它经常过来我这边，大概是因为我的裤子颜色很鲜艳，再加上特意没有换衣服，有前一天狗的气息。

和小狗互动结束后，我和黄老师回到菜园里——之前打开后流锈水的水池处，黄老师说这个水龙头之前冻坏过。接着和之前一样约定了洗手的方式：他洗 5 秒，我洗 10 秒（都没有清洁剂、只是用流水冲）。黄老师说洗手是因为小边牧吃过自己的屎，否则都不用洗。到我洗的时候黄老师让我自己开水龙头，换到以前，只是这样一个去摸"摸过狗的人摸过的水龙头开关"的动作，恐怕都会让我非常难受，但是这次我针对这个动作几乎没有什么想法。洗完手，黄老师向我展示了自己脸上的疤痕，之后我们又一起用手摸脸。

洗完手后回到咨询室，黄老师拿了两块糖，他用手剥开糖纸、直接用手把糖拿出来，我用手接过来直接吃。我甚至还能感受到糖是酸酸甜甜的，是我小时候挺喜欢吃的瑞士软糖。黄老师问我怎么做到的，我说因为我没有思考的时间，要是有个三分钟的思考时间可能也很难做到了。黄老师认同——就是要"少想多做"。但是这四个字听起来很简单，要做谈何容易，所以我觉得另一个我没有说出来的重要因素就是我对黄老师的信任。我觉得黄老师的实践有个特点，一方面他的态度总是很和善，让我觉得没有被讨厌或嫌弃；另一方面，实际的行动又是很坚定的。比如第一次摸小狗前，因为原定的小狗不在家，我们临时到处找狗。我先前从黄老师口中对于原定小狗有一些了解，有了一定的心理准备，但那时的情况和我预期的有了差别，因此我有一点动摇，也说了要不然明天也行。但是我感觉到黄老师对于让我那天晚上就得摸到狗的安排很坚定。而且在对他信任的基础上，黄老师总是先动作，让我觉得能够鼓起勇气跟上。

关于那两天遇到的强迫提问的情况，我也鼓起勇气跟黄老师说了。黄老师说那就要忍住不要问，我同意了。

最后黄老师让我在咨询室上厕所，我也照做了。只是还是有点忌惮摸过狗和狗口水的手接触到生殖器部位。不过在开厕所门、按水箱等环节，我都可以不用袖子或者纸垫着了。

之后我和黄老师练习了摸电梯、摸大门口开关。在咨询室里提出这个问题的时候，黄老师说我已经摸过狗——那已经是最极端的情况。确实，经历了之前那些挑战，摸电梯、摸按钮已经不成什么问题了。我还主动摸电梯墙面、主动要求黄老师让我摸摸刷电梯的卡。黄老师和我一起，各自把手机壳卸掉，用手摸手机、按钮、充电口，并且说好回去后不能擦。

这次咨询结束后，我也出现了一些纠结。比如，面对黄老师在第一次咨询时给我往矿泉水瓶里灌的一瓶水，我感觉很纠结：一方面，我想挑战喝一下这瓶我第一次时不敢喝的水（后来演变成觉得不挑战的话这次经历就不完美）；另一方面，我还是有点担心，不敢喝。后来纠结到第二天早上，我在地铁站里一口气全喝完，然后把空瓶子扔了。

今天早上，我约了一位朋友，之前也是因为他喜欢接触小动物（看到过他在路上摸狗）而疏远、逃避（害怕）和他的交往。一起出去时，我们逛了一些小店。特别是这类私人小店，我以前很怕进去会碰到宠物。这次果然，有两家店里都有宠物，第一家有一只小猫，第二家有两条狗。另外，我的朋友也说到不久前和狗接触过。好在经过黄老师的帮助，这些我以前非常忌惮的情况这回都不怎么介意了。哪怕他说话时有点激动，往我脸上喷了口水，我也能够比较平静地应对。

在咨询室里我和黄老师也对下一步的安排达成了共识，我打算去杭州（我特意坐了曾经害怕很久的高铁，到了杭州东站）。现在我已经在杭州，并且计划去自己害怕的西湖区域。吃饭的时候，那个商场似乎有标识是宠物友好商场，我也能够接受了。

去杭州第一天的反馈

黄老师，我今天去了西湖，坐了公交，也骑了共享单车（骑了三个品牌、四次，因为下雨，骑的不是很多）。明天我打算再去西湖，继续尽量多骑共享单车。然后我也害怕杭州的美团外卖，我明天也打算挑战一下。

到杭州第二天的反馈

黄老师晚上好，我今天尽可能多地骑了共享单车，也去了西湖，晚上吃了美团外卖送来的饭。明天我打算干脆再挑战坐高铁去一下上海。

第五次咨询后反馈（2023年5月20日）

结束了杭州和上海的挑战之后，这一次我决定再与黄老师见一次面，并以此结束这一次的"治疗之行"。

上一次和黄老师告别时，他说我之后可以再回来或回家，都可以。我当时心里对此并没有很清晰的决定。但后来逐渐还是有再与黄老师见一面的想法。让我最终选择和黄老师再见面的决定性原因，其实是因为星期三（5月17日）时黄老师给我发了关于他自己可能被狗抓伤的图片和文字——我认为黄老师是为了用自己的行为鼓励我远离过度的"怕"字，我看到信息后第一反应也是接收到了这一点。不过后来我又开始纠结：因为我对于那些被猫狗等动物伤到过的人也有所忌惮。而我希望能够克服这个"怕"——特别是我很信赖黄老师，不希望我自己因为"怕"对黄老师逃避、疏远，进而影响我们的关系。除了这一点，另外还有一点主要原因：星期四我发了某地大门的照片，妈妈回复建议我进去吃他们的食堂，我能理解到她就是比较随意地在建议，而我当时大概是身体比较疲劳、精神比较紧张，强迫思维乘虚而入，让我认为我必须照妈妈说的做——尤其是对于"进食堂吃饭"这一点——否则我就会有危险（当时的念头也比较复杂和纠结。其中一种思绪可能也是我的强求"完美"的思维在作祟：感觉我是来西湖边克服"怕"字的，那就得在西湖边吃个什么再走才彻底）。而我本人原本并没有进该食堂吃饭之类的打算。我坐在西湖路边的石头长凳上，试图平复/回避这种感受，但是强迫感越来越重。后来我屈从了，为了给这件事"一个交代"，甚至去问了门口的保安外来的能不能进——尽管我知道应该是不能的、自己也并不想进去，保安比较傲慢地表达了不行。这样一顿操作之后，为了消除不安，我还给妈妈打了电话，告诉她我不想去该食堂吃饭、我问了保安且对方表达了不行的情况等。妈妈刚开始还耐心解释，后来也有了情绪，并且认为我应该就这个情况跟黄老师沟通。她挂断电话之后，我也有点被激醒的感觉，也不再纠结这件事。但是更确定自己需要再见一下黄老师——因为那几天我这种强迫联想、害怕自己做错什么而遭遇失去和遇到危险的心态似乎越来越明显。另外，我觉得我也是借了妈妈所说的我应该找黄老师咨询的建议，给自己找到了一个实现去见黄老师、克服对可能被狗抓伤了的人的恐惧的愿望的立足点。

这次见面之前，我比较焦虑。在多种思绪的纠结中，我主要纠缠在两点问题上：第一，是之前遗留的一点我关心的问题。我之前接触狗、接触狗的口水以及接触电梯按钮等我曾害怕接触的对象时，我的手上皮肤都是完好的（虽然仔细回忆一下的话，我也已经接触到了面部、应该是有破的痘痘），我担心如果我手上有伤口——哪怕是很细小的，我还能否敢于接触那些对象。因为按照以往情况我是不敢的：如果手上有小伤口时接触了与猫狗有间接接触的东西，我不仅会用肥皂洗手，还会用肥皂洗伤口，再用碘伏或酒精消毒伤口。特别是我那几天手指出现了倒刺（让我感觉到有点接近伤口的形式／可能造成伤口）。在上海的酒店房间里我把倒刺剪去后（尽力剪得彻底），那个位置似乎出现了很细微的出血点。我甚至用牙刷刷、用牙签挑，想确定那是怎样一种情况、到底是不是破了。第二，是我在看医生前通常都会有的那种紧张感：想问问题→又怕问题很傻、丢人、被嫌弃→但见医生／咨询师的机会又很宝贵。如此不断纠结。而我当时又感觉自己有好几个问题需要问。

后来我尽量不再沉浸于思考的漩涡中，让自己的思绪沉淀、留下真的需要了解和咨询的问题。在见黄老师之前，我确定了三个问题方向：第一，我知道妈妈这次确实是感染了新型冠状病毒，那么我之前很可能也是，我总担心会害了别人，所以想告诉黄老师这个情况；第二，关于联想以及和妈妈的关系；第三，关于手有伤口情况下的接触。

第一个问题动机也许有点强迫，所以说出来之前特别焦虑。说出之后感觉放松一些。关于第二个问题，我觉得黄老师说的两句话对我帮助很大：①关于"怕"字的想法都当作强迫思维处理；②联想作为一种思维（特别是对危险的联想）是控制不了的，但行为可以控制。我记得这两个观点在黄老师的课程中似乎也有提到，但之前完整的我只听了一遍（本来是想在见面之前再完整听一遍，做一遍完整的笔记，但没有做到。后来既来之则安之，也不纠结这一点了）。第二句话在之前的咨询中我记得黄老师也有说过。此时，黄老师再告诉我这两句话时，我觉得格外有启发性，而且后面在实践中我发现它们确实能指导我走出纠结和与强迫思维的纠缠。另外黄老师也对我和妈妈的关系提了一些建议，他提到了斯德哥尔摩综合征，提出了要保持距离、不要被"不孝顺"的顾虑绑架、要做自己等建议，我觉得这种从第三人角度发出的建议对我很重要，也很有启发。这期间黄老师要拿我手机时我因为他手可能被狗抓伤有点顾虑，但还是给他了。

做完这些沟通我们的时段基本到了尾声，我知道我必须得抓紧时间解决第三个问题了。黄老师问我要不要上厕所，我想到待会要坐火车而且确实喝了点水有尿意就在咨询室上了厕所。出来后我要求拿在小区门口摸过狗的手拿东西吃——本来我上厕所后快速简单用水冲了手然后拿了有糖纸包着的瑞士糖，但黄老师建议直接用他摸过狗没洗的手拿没有包装的口香糖粒——他用手拿了一颗给我，我没有想就吃了。等电梯时我给黄老师说了自己对手上细小伤口的担忧，他直接把我手指上的创可贴扒掉（来之前下了地铁后贴的），然后鼓励我摸刷电梯的卡、按电梯按键、后来按小区大门口开门的按键。我提出了对他手可能被狗抓伤的顾虑，我还提出和黄老师握了手。后来道别之后刚好那只名叫乐乐的边牧出现了，黄老师又叫我回去用两只手摸了它——手上也蹭到了它的口水。黄老师后来发微信建议我"坚持住不洗手""明天回去再简单洗"，我也照做了。并且在火车站，我还买了吃的和矿泉水。吃面包时似乎嘴巴也碰到了手指和包装，不过也不甚在意了。

在火车站，特别是在火车上时，我也有一些纠结的思绪和紧张的感觉。特别是在卧铺上猛地醒来，想到前一天在黄老师咨询室上完厕所后好像没冲水，因此陷入了强烈的"做错了事"的害怕和纠结中，但我想到黄老师说"怕"就是强迫思维，后来也平复了下来。

后来回到小区，我也敢去快递站取快递了（之前因为看到有人带狗进去就很回避这个快递站）。单元门是开的，因此在这一步没有触摸。进楼后我时隔多年直接用手摸了电梯按键并顺利地回家。卖闲置物品需要发快递（对方页面显示在卖狗笼子，之前也让我纠结过一阵），我也能够用家里的废快递箱做打包了（虽然还是会有一些纠结，但是整体上不妨碍行动）。快递员上门后，我也敢直接摸钥匙、门把手来开门，以及我敢摸推拉窗、洗澡时有积水泡到脚我不再非常厌恶、敢摸房间门把手等。

回家后我也没有用肥皂洗手，而是用普通洗手液简单洗手（尽量控制在

10秒左右，不用之前固定的洗手方法）。后来也洗了几次，但基本是正常的清洁目的，比较简单、我也基本不痛苦。以前回家后，手机是一定要仔细地用酒精消毒的（不仅整体表面，要擦到手机的按钮、镜头、充电口等角角落落），特别是旅行回来后，物品几乎需要全部消毒，包、衣物等需要全部洗，这次也就用酒精湿纸巾简单擦了戴着手机壳的手机表面、平板电脑（会拿上床）和充电器。这样比较简单的流程让我的痛苦感已经大大减轻。

总之，黄老师给了我莫大的帮助。之前，我太多次认为自己已经走入绝境、感到绝望，也好多次有过自杀的念头（但毕竟还是不敢）。经历过的一些相关治疗也曾经让我觉得有些灰心。但是现在我有了改善的动力，也确实感受到了一些进步。我之前和长辈、老师这类人交流时总会觉得不自在，也会要求自己特别"毕恭毕敬"。但与黄老师的交流中，我感觉自己很自然地放下了那些"长幼尊卑"的枷锁，而且感觉黄老师能够倾听、理解我的情况，并在实践中帮助我。在治疗过程中，对痛苦现状的不满和对黄老师的信任形成了"推"和"拉"的两股力量，让我能够从深陷许多年的泥潭中开始走出。感谢黄老师的帮助，这次我真的获得了"被治愈"的感受。我会继续努力！

八天后的反馈：

哈哈！回家了以后能摸电梯按钮、大门把手这些地方了，不那么对出门感到焦虑了。还敢接触别的以前不敢接触的地方，行动障碍少了，也就可以更好地帮我妈做一些小事，她挺开心的，觉得我回来之后更懂事了。其实我觉得就是我心理和行动上的障碍少了。

最近在准备搬家、收拾东西，要摸各种东西，还有的东西会放地上再去摸，感觉也不是很有心理负担了。

三个半月后的反馈：

我已经来瑞典一个月零几天了。夏天在家的几个月没有去工作，期间基本一直连续在搬家和准备一些与出国相关的事情，让我一直保持着忙碌。

目前我觉得我恐惧猫狗的情况有较大好转,不再像以前一样那样长时间被这种恐惧笼罩。特别是在瑞典,宠物比较多,还会遇到地铁公交等交通工具、公共场合内有宠物的情况,我也能够不太在意了。这边比较流行二手店,我觉得担心的时候就会想到您说的"看大家怎么做就怎么做"的观点。

但是目前我还是容易担心、焦虑,尤其是对于"脏"和与健康相关的事情。比如说,我来瑞典后在网上看到有人提到蜱虫,如果被咬了可能有严重的后果,我对此产生了一些恐惧和焦虑感。但是我意识到我不能让恐惧一直控制我,刚逐渐摆脱对猫狗的恐惧没多久,我不想再陷入新的恐惧,否则恐惧可能是没完没了的,因为害怕疾病、死亡而消耗自己的生命也是很糊涂的行为。而且之前也获得了一些克服对猫狗恐惧的"成功经验",这让我有一些信心和动力。我觉得我逐渐能跟自己沟通,有时候能突破恐惧的思维循环,算是一个进步。

基本摆脱对猫狗的恐惧这一点我觉得已经是一个比较大的进步,也改善了我的生活质量和生活状态。总之我觉得自己还是有很多能够成长的地方,之后希望能在更多方面继续进步。

一年后的反馈:

黄老师好!最近整体还不错,有的时候有小的反复,会出现担心脏、病之类的念头,不过比较轻微,而且联想到之前和您一起的挑战,往往能帮助我变得勇敢、不计较。

吉凶强迫案例

【案例简介】

求助者,女,52岁。

该求助者是一位通过洗手、念佛经等强迫仪式来缓解内心恐惧的求助者。

因为症状严重影响到日常生活，甚至连上班都困难，不得不寻求咨询。经过两次当面疏导，建立了信任关系后，我和她商量，一起到她最怕的太平间实践锻炼。在忐忑中，她勇敢挑战。第一次，她非常恐惧，但两周后，第二次去的时候，她已不太紧张了。此外，还坐了太平间的凳子，背包放了太平间的桌子，拿了太平间的笔、白花等。通过实践，她的恐惧大大减轻。后经过一年左右的巩固，基本恢复了病前状态。但三年后，因为受到亲人去世的刺激，症状再次反复，经过数月疏导和日常锻炼，再次战胜反复。她的进步，源于对咨询师的极度信任和比较强的执行力，也是"习以治惊"的典范。

【求助者自述（2019 年回顾性自述）】

我今年 52 岁，是某县的一名机关公务员。患病前，我虽然比较胆小，但是做事认真，人缘一直很好，给大家的感觉一直是比较开朗和热情的。所以，当我出现强迫症时，朋友们都不相信。

我的强迫症是从 2012 年 6 月开始的。当时在一个饭局上，我听到一个消息说："有个人因为生活不检点而染上了艾滋病，最近离世了。"我很自然地问了下对方的姓名，听到后有点震惊，因为这个人我很熟悉，我有个朋友还和他关系比较暧昧。这个事情一下子就触发了我的敏感点，于是我开始回避这位朋友触碰过的东西，嫌脏。对那些生活作风不检点的人也开始厌恶，讨厌看见他们，也不敢触碰他们用过的东西。后来，开始反复洗手，每次洗手时间都很长，最严重时一块肥皂只能用两天，指甲里全是肥皂，手上皮肤也起泡。我知道自己有点过分了，但控制不了，不洗不舒服。

2013 年 3 月，有几个我认识的人相继离世，年龄都不大，进一步加深了我对死亡的恐惧。随着内心的恐慌加深，我的强迫行为加剧了，从反复洗手上升到反复洗澡，有时一天洗头洗澡四次。更有甚者，这年冬天，有一次家里天然气断了，我居然用冷水洗了头和身子，才敢睡到床上。更为严重的是，我不能见到人家头上的白花，也不能听到哀乐声，不能听到和看到所有悲伤的消息。

有一次，我到一个好朋友家吃饭，他家有人头上戴着白花，我内心瞬间恐惧到了极点。我如坐针毡，饭也没吃完就匆匆回家了。回家后，不但自己的内外衣服、包要洗一遍，连手机、钱包以及家人带去的所有东西都没有逃过擦洗的命运。后来的几天，一直不停地洗和擦，甚至想到老公的皮带忘了擦，又把家里所有认为要擦洗的重新擦洗，这样反复了好几次。

那时，我的症状很严重，既不能乘公交车，也不能看到白花，连新闻也不敢看，就怕看到讣告之类的，连自己的家人都不能看。家里人只好和我一起，就不能看报纸、电视，不能听新闻。我也不敢外出和朋友聚会，怕听到一些悲伤的消息。那阵子，我唯一感兴趣的就是不停地洗手、洗头、洗澡、搞卫生，因此暴瘦了 30 斤。自己心急如焚，明明知道不对，但就是无法控制，一直想办法，但束手无策。家人都很着急，到处看书、查资料。记得当时看了国内外的一些强迫症的书，但效果不是很明显。没办法，就到处看病、服药，也咨询过当地的心理咨询师，但效果不佳。当时的内心除了焦虑，就是痛苦。

后来觉得是不是家里人太过呵护我了，想到"换个环境会不会好一点？"于是就住到了舅舅家。头一个月，也许是和他们还不太熟，我确实少洗了几次澡，洗手时间也相对缩短了，情况有了些好转。但接下来的一个月，随着和他们家人的关系不断融洽，我又有点故态复萌。觉得再住下去意义也不是很大了，就回家了。

之后，我依然不能听到和看到悲伤的消息，不能听到离世者的名字和消息，情况非常糟糕。单位领导照顾我，把我调离原来的岗位，协助领导编资料。没想到，在编资料的过程中，总是要接触到离世者的姓名和消息。对我来说，这依然是一种深深的折磨，又加深了我的不安和恐惧。在这样的情况下，我又尝试着外出看病，甚至还到上海找知名专家看病，但是效果均不太理想。2014 年 12 月，病情越来越严重，开始对家里人接触丧家的情况也过敏了，生活影响非常大。虽然坚持上班，但感觉有点快撑不下去了，又想请假回家了。我们家人虽然都很急，但没有放弃希望，并且通过网络找到了黄老师的联系方式。在 2015 年的 2 月 3 日，老公陪着我一起找到了黄老师。

在经历了近三年的痛苦之后，她找到我做心理疏导治疗。经过几次咨询，我们建立了非常信任的关系。后来，我和她商量一起挑战一下"怕"的主线，也就是挑战自己最怕的事情。怎么挑战呢？我和她商量："我们一起去到某医院的太平间，我在前面，你跟着我。到太平间后，所有动作都是我先做，你再跟着我做。敢不敢做，能做到什么程度，到时候看你的勇气，以你自己能够承受为限。在这过程中，怕是肯定的，但是再怕也要鼓励自己拼一下。试一试怎么样？"她有些忐忑，但还是勇敢地答应了。到了太平间后，先站了一会儿，然后我带着她先后坐了太平间的椅子，拿太平间的笔写了字，后来还把手机拿出来放在桌子上，还和管太平间的大叔聊了半个小时。在太平间待了近一个小时后，我们才离开。后来，她还在家人的陪同下去了火葬场锻炼，而且慢慢地开始乘公交，看到头上戴白花的人，也主动和她们交流。下面是她 2019 年对 2015 年疏导和实践情况的回忆：

通过两小时面对面的咨询，我收到了前所未有的效果，我和家人都因此充满了期待、希望和信心。我对家人说，我一定会尽力配合黄老师，争取早日恢复健康。一周之后，进行第二次咨询。又过了三周，进行了第三次的咨询。这两次咨询，每次都是先聊一个小时，第二个小时，黄老师陪我去某医院太平间进行实践锻炼。第一次去之前，我非常紧张，因为我是个连白花都怕的人，居然让我去太平间。但因为有黄老师陪同，真正去的时候，好像没有想象的那么害怕。有黄老师的陪同和示范，给了我很大的勇气和信心。每个动作，都是黄老师先做，我再跟着做。我先后坐了太平间的座位、拿笔写了字，还把手机拿出来放在那个桌子上。后来黄老师鼓励我尽量减少洗手、洗澡的次数，我做到了，洗手不超过 15 秒，同时也停止了用药。

另外，黄老师一直鼓励我要坚持实践。从一开始老师带着我到医院太平间锻炼，到后来在家人的陪同下去火葬场锻炼，我觉得一次比一次好。我开始乘公交车，看到头上戴白花的人，也能主动和她们交流。在黄老师的帮助和鼓励下，通过一次又一次的努力实践，我从少敏感到不敏感到逐步恢复正常。

现在，亲朋好友家中有人离世，我也能像生病前一样，吃离世家人的饭、到火葬场送别、到墓地告别，都没有什么异样的感觉了。我的家人看到我这样的表现都松了一口气。到 2016 年 7 月，我的情况已经基本恢复如初。这两年，我已经完全康复，生活得越来越轻松，朋友都说我比得强迫症之前的状态还要好。

回首四年前，那时受伤太深的症状似乎历历在目。所以，黄老师让我写一下自己的情况，我欣然答应，一气呵成，写了上面的材料，也算对我这几年从病到愈进行的一个回顾和总结，我也希望我的病案及治疗过程能帮助到更多强迫症的朋友。

2020 年初，因为家中几个亲戚去世，加上受到一位具有人格障碍者同事的反复针对，该求助者症状出现反复，具体表现为：①地上捡东西，要洗多遍，所以，东西掉地上，尽量不捡。但坐地上拍照、包放地上，却不在乎。一次去寺庙，早上要反复洗，觉得洗干净，才算敬重菩萨。之后，早上起床，就要洗很多遍手。拿衣服前，也要重新洗手。②有很多不喜欢的数字，如"4""8""18""34""38""43""80"，涉及"4"和"8"的都不喜欢。其中最不喜欢"18"和"80"。现在"0"也不是很喜欢。数字和洗手次数结合起来，为了回避这些不喜欢的数字，导致洗手时间越来越长。③给最重要的人发微信时，会挑感觉喜欢的时间。因为有时发的话比较长，等到发出来时，却是很不吉利的时间，就会反复撤回。

虽然洗手有点多，但和 2015 年强迫最严重时还是有区别的，洗手没有特别难受和不适。奇怪的是，几年前和黄老师一起去太平间锻炼的衣服、包、鞋子从来没洗过，穿起来倒没有任何的不舒服。

和黄老师咨询了几次，黄老师的建议：再次挑战，比如坚决减少洗手次数，去寺庙前，故意不洗手；把不喜欢的数字写下来，设为手机"屏保"；故意在不吉利的时间给重要的人发微信，等等。

因为发现求助者对我的依赖，在简单给予答复和指导后，我鼓励求助者自己做出判断，避免过度依赖我，否则，求助者就很难获得独立和成长。因为，过度依赖咨询师，也是逃避的一种形式。在我的支持下，经过半年左右的调整，求助者逐步走出了反复。

2023年底随访（回顾性总结）

大约在四年前的冬天，我家的几个亲戚朋友相继去世，再加上单位里个别人故意说怪话，我听了心里很不舒服，由于想得太多，原来的怕脏、怕看到白花、花圈等又在我脑中挥之不去，洗手次数增加。感觉不好，觉得有强迫症复发的可能，我及时向黄老师咨询，并再次学习了相关资料，也会回想黄老师带我去锻炼的全过程。我深刻领悟到，人死是不可抗拒的自然规律，是正常现象，没有什么可怕的。我不再回避听到哀乐声，不再回避看到白花，讲逝者的名字，不再回避听新闻，等等，渐渐地我走出了这个阴影。

经过这次反复，我也深刻领悟到：第一，强迫症好多都是自己想出来的，要想摆脱强迫的困扰，必须少想多干。现在，我主动找事干，如洗衣服，搞卫生等。以前怕干这些，都是老公干的。为了充实每天的生活内容，我开始学习摄影，老师教得好，盯得又紧，我也学得很认真，有几件作品还入选了精选作品集。我经常出去喝茶、赏景、拍照，去发现生活中无处不在的美，寻找生活中一些乐趣，最近，又报了中医养生班，每天认真听课做笔记，不但增加了养生保健方面的知识，而且基本上没多少空余时间去乱想，一天安排得满满的，强迫思维越来越少，基本不出现了，我觉得"少想多做，努力实践"确实是走出强迫的行之有效的好方法。第二，接纳也很重要。在人前我从来不回避自己的强迫症状，强迫思维来时接纳它，允许它出现，然后照做自己的事，慢慢地，强迫思维也就消失了。

回头看她的求治经历，她能够快速进步，起关键作用的是她极强的执行力。只要面对"怕"字不逃避，"怕"字就会迅速逃离。对于仪式类强迫症的疏导治疗方式，道理是一样的，只有坚决顶住不做病态行为，一次次地挑战和实践，才能逐渐打破"怕"字的束缚。

传染病恐惧案例

【案例简介】

求助者，男，21岁。

上小学时，就害怕患狂犬病；六年级腿疼，就怀疑自己得了"进行性肌营养不良症"，后来又担心自己是不是得了骨癌。到医院检查，排除后才放心。初中时，在十字路口喜欢看绿灯而不喜欢看红灯；上街时，喜欢写着"给水"的井盖，而不喜欢"污水"的井盖，如骑车子压到"污水"井盖，就必须压一个"给水"井盖；不喜欢看带有"4"的数字或号码，看到带"4"的，就必重看一个不是"4"的数字，以此把不吉利抵消。进入高中，压力过大，出现入睡困难，恐惧、强迫症状增多，如总是害怕自己不认识汉字、怕忘简单的公式，害怕因此考试失败，于是总不停地问别人。一亲戚因脑瘤去世，就怕自己患脑瘤。高二时，有一次，感觉腿走路不正常，就怀疑是不是脑瘤压迫运动神经，极为恐惧，感觉人生完了。做脑电图，无异常，但仍不放心，仍然感觉手麻。后来，注意力关注到舌头上，越关注舌头越不自然。后来，网络上出现有关艾滋病患者在网吧椅子上安针头以报复社会的谣言，想到自己经常上网吧，会不会没太注意而被传染上艾滋病，反复回忆，而且到疾控中心检测，几乎每月1～2次。阴性的结果也不能让他完全放心，还不断上网查询，看有没有新的艾滋病亚型，问医生到底是不是完全排除了。每次检查结果出来后，能放心几天，但很快又陷入新的担心之中。后与艾滋病相关的症状开始泛化：如怕门窗关不紧，有人会进来，自称并不是怕被偷，而是怕有人故意给自己传染艾滋病。于是，一次次地检查门、窗是否完好，并反复问父母。到后来，怕从"足疗店"门口经过，因为觉得那里性病艾滋病高发，甚至见到消防栓的红油漆都有些恐惧，怀疑上面是不是血。不敢打篮球，怕同伴有艾滋病又不自知，传染给自己。不敢坐公交车，因为怕触碰到那些衣着暴露的女性，怀疑她们可能携带艾滋病。走路怕踩到针头，怕被传染。回避现象非常严重。

该求助者前期接受过十个小时的个别咨询，咨询师陪同他进行了各种实践，如用纸包针头放口袋里、足疗店足疗等，几次之后，恐惧症状大为缓解，顺利上了大学。半年以后，参加了集体疏导，之后症状消除，状态较好。但近两年后，期末考试前，又出现症状反复，新的症状是纠结于"脑垂体出现异常"。数次疏导后，坚持到考试结束，症状再次消除。至今，十多年过去了，他没有再出现大的反复。

以下材料是他参加疏导时的反馈材料，写得非常概括、具体和富有见地，希望对大家有启发。

反馈材料一

自从有强迫想法的几年来，我的症状已有很多，就如同树上的叶子不胜枚举。但是经过这半年的集体生活，症状有所减轻，但有时还会出现担心和恐惧，强迫现象已明显减少，但我也知道这主要是我心理上的问题，心病还须心药医这句话是十分正确的。只有自己战胜自己，才能获得最后的轻松和解脱。我在此就结合今天所听的及近期的进展来谈一谈体会。

首先是有关惰性病理兴奋灶的问题，强迫思维在大脑中就是一个顽固的惰性兴奋点，它一旦兴奋，由于负诱导的作用会导致周围大脑区域的抑制，从而周围的兴奋进不去，惰性兴奋灶难以消除，所以老是纠缠着那个惰性兴奋灶中的问题，让自己痛苦。所以自己在生活中既然了解到这一点，那么在生活中就能有的放矢——多关注一些其他的事物、在病态思维来袭时（惰性兴奋灶兴奋时）做一些自己该做的事，注意力转移到别处，让大脑周围的区域兴奋起来，这样对惰性兴奋灶才能达到抑制的作用。

今天有一个女孩说，她由于听到班里另外一个同学说英语老师不好，于是就对英语老师产生了抵触情绪，她将自己英语成绩不好完全归因于老师不称职，过分地抱怨外部的客观环境，而忽略了主观自我，从而无法集中精力听老师讲课，导致学习成绩下降。我的一个想法与她十分类似，就是上自习或者睡觉时要求周围十分安静，经常甚至连钟表的走动声都能影响到我的正常学习和睡眠，更不用说其他较大的干扰了，比如同学的说话声或是别人耳机中的音乐声（虽然声音确实不大）。我为此感到十分痛苦，曾把钟表放到窗外，或是不断地换自习教室，以寻求一个心中理想的环境，但是任何环境都有它的缺陷。这些细小的因素有时都可以让我的注意力不集中。您今天说这是由于过分关注外在环境而忽略了自我在其中起的主导作用，再加上本身就有强迫思维，这就使注意力很难集中到正常的事情上。又比如，最近我总是不喜欢坐带扶手的椅子，这使我内心感到拘束和不能伸展，也同样会使我烦躁，注意力不集中，躁动及一些生理上不正常的急躁反应，这些都强烈地干扰了我的正常生活。现在觉得你说的是有道理的：一个人有时无法改变周围的环境，但他可以改变自己的内心状态。我也体会到，如果你不去在乎它、关心它或者是不把它当成一个与自己相关的事物，那么它对你的影响也就自然不存在了，即你对它进行了客观的评价并把它当作一个正常的客观事实，摘掉了有色眼镜去看事物。

再来说一说我的"怕"。我近期一直出现的症状是，我在扔垃圾的时候，总是害怕会扔一个类似于炸弹之类的东西，对他人造成危害，对我的前途、命运有严重影响，有时以至于我吃完饭后要反复检查饭盒，找一找、看一看有没有易燃易爆物品，更严重的时候，我在扔半瓶饮料时，都要把饮料倒干净，害怕那会变成液体炸弹。最后，我努力去克服，冒险一次，不检查所扔的东西，看会不会有事，结果没有什么事发生，但是我还是不太敢将半瓶水扔到垃圾堆里。我知道这是不正常的思维，因为我看到我的同学将半杯液体饮料扔到马路边，头也不回，我却还有点替他担心。我也在用自己的大脑分析这个问题，"怕"或许还是源于性格缺陷，这个性格缺陷就是过分严谨。或许摆在我面前的只有一条路，那就是用"习以治惊"的办法去克服它，用事实去让我相信那是假的。类似的情况还发生在我去公共洗手间的时候。有很多人都是在大便池中小便，然后就走了，我却不敢。担心我身体如果有什么问题，用过又不冲水，会将自己的病传染给下一个使用者。我虽然知道"习以治惊"，但我至今不敢尝试。严谨、多虑、胆小、不自信是我性格中的几大弱点。多虑、胆小还体现在我在退宾馆房间时，用过的登机牌找不到了，上面有我的名字等简单信息。我会担心别人拿到会不会利用我上面的个人信息去做一些对我不利的事。这种例子时不时会冒出了一个，所以，克服"怕"与改变性格任重而道远，然而从何改起还是未知数。

黄老师今天在疏导时说，如果你在一段时间真正快乐了，那么在此时自己的自信心就会增加，由于自信心的增强，对于一些以往担心的事情就会感到无所谓（其实那些事我知道也是不需要担心和关注的），这才是一种健康的心理状态。然而，我还存在的问题是，当我情绪进入低谷，或者外来压力过大时，这种自信心就会荡然无存，结果导致原有的强迫、恐惧症状再次袭来。现在看来，这种情况与我的不正常思维有很大关系。例如：我本来怕不认识汉字或者记不住公式，这些在没有考试或者轻松的时候几乎毫不困扰我，因为我根本没有在意它或者是过分想它，但在压力过大或者考试即将来临的情况下，我由于过分担心它、去想它，反而强化了那种不正常的病理兴奋灶，使自己越陷越深，因而产生紧张情绪，以致出现失眠、心跳加速等生理反应。因此，我认为建立自信心和保持轻松的心情是很重要的，一切都要想开一点，而且要尽量往好处想。换句话说，就是要乐观，什么事情都要马大哈一点，只有这样才能为自己塑造一个新的内心世界，才能改变自己看问题的态度及处理问题的方法。

反馈材料二

今天听了一天的课，我的感觉就是在一些零散的方面悟出了一些东西。但是在全局的把握上还存在一些问题。同时，我明白"不积跬步，无以至千里；不积小流，无以成江海"的道理。或许这些小的领悟，最终会成为胜利的基石，因为这些感受都是将老师所讲的理论结合自己的思考与亲身体会得出来的。

去年个别治疗时，黄老师让我有感悟时写写反馈，我总是怕麻烦不愿意写，觉得脑子里知道就行了，何必去写呢？同时也有另一种原因，就是当我在短期的快乐中时，我就不会再深挖自己、继续认识，以为自己都好了。但是最近我发现这样做是不对的，因为写反馈是对自己的一个剖析与认识、深挖的过程，有助于自己深刻地认识自己，并对日后的实践产生正性影响。另外，有时候自己会感觉突然好像明白了什么，就是有灵光一闪的感觉，自己的恐惧或强迫症状也在那时短暂消失，在那时自己仿佛摘掉了有色眼镜能客观地看清问题了，那个时刻往往就是自己有新的体会的时候或是小小进步的时候。有的时候自己在一段时间的病态思维中会获得当中一段时间的释然，那时心里所想的可能对自己的进步也会大有帮助。然而我发现这些进步的想法，可以让我快乐，但是如果不记录下来，过一段时间之后自己有可能就忘掉了，就又掉回到自己性格缺陷所引起的病态思维怪圈里，然后继续痛苦。所以说要及时把自己的心得感悟记录下来，久而久之，一边剖析认识自己，一边积累心得，这样的话，进步将会更快些。

在克服病态思维的过程中，先进行根干分离，也就是先克服"怕"字，再逐渐加深认识改变性格。这次我又强化了一次病态思维是虚假空的学习，因为在我对理论知识有些淡忘的时候,同时"怕"字来袭,我有时候就会想万一是真的怎么办,于是强化病理兴奋灶,进入恶性循环。为什么我对"怕"字是虚假空的理论充满信心呢,因为我之前的无数担心与害怕都已证明了这一点,之前每次沉陷于病态思维当中都认为自己怀疑的东西可能是真的,回首这几年竟无一样是真的,所以这让我有了些许信心。这些虚假空的怕产生于自己的主观认识与客观事实的不相符,性格不够均衡的人往往会因为遭受一点刺激而产生心理的巨大变化,不能正确认识事物,主观与客观不相符,从而产生莫须有的"怕"字。

下面谈谈我怕的另一方面,那些事好像不是虚假空的,仿佛是存在一定可能性的,也就是您所说的"万一"。比如说我怕艾滋病这件事,就是我听说有艾滋病患者在网吧的凳子上安针以报复社会,我每次去网吧都挺紧张的,可能是由于心理作用,有一次我坐在座位上就感到"扎扎"的,似乎很轻,我也分不清到底扎着没有。我回家便检查腿和臀部,也没有发现出血之类的,但我总还是担心。你今天说,这类现象是把小事夸大,把纸老虎想成真老虎,自己吓自己。但我感觉类似事件是否是纸老虎还是未知数。比如,我后背有一小块,我感觉里面有一个小凸起,便担心它会癌变。你告诉我处事须乐观,但要是这是真的,又会如何?而且你怎么就能把"万一"当成不可能?中国不是有句古话叫作"不怕一万,就怕万一"吗?这样做是否有科学性?(过分钻"万一"正是一种病态思维,是导致自己痛苦的主要症状,不能抱着万一不放,把万一现实化。为什么别人没去钻?为什么别人不痛苦,而自己却这么痛苦?)目前,我对待这类问题还是在转移注意力,但我觉得这不能从根本上解决问题。所以,自己对这些问题的认识还有待进一步提高(根本问题的解决来源于对自己、对心理障碍等认识的深化,需要不断的实践与领悟。等认识深化了,心理素质真正提高了,问题才能根本解决)。

我再来剖析一下自己怕艾滋病或者是被针扎的问题。在别人看来,那些事近似于不可能，别人很轻易地就将它忽略了。而对于我，在某些时候，如自己快乐、高兴的时候，想到那些事也觉得没有多大必要去想，或者觉得那也是不太可能的，这就很接近正常人的看法，但是我情绪低落时，我就会重新感到恐惧和害怕。通过别人与我自己的对比，或者我自己两种不同状态下的对比，我也隐约地意识到，自己看问题的角度存在偏差——过度夸大危险存在的可能性，我应该去学习一下黄老师的那个同学，如何从悲观的情绪中走出来，其关键就是要学会乐观，以积极的心态去面对所发生的或者想到的事情。

反馈材料三

今天听了老师的讲授，我对我原有的那种不正常思维有了进一步认识，主要体现在通过对"怕"字进行彻底、全面、多方面的分析和结合其他病友的实例，我发现的确这些问题的根源就是一个"怕"，其他人的事例对我有很大的影响。他们的问题如同一面镜子，反映了我自己。我觉得我也渐渐从众多问题中抓住了主干，并通过别人的问题与自身联系取得了不小的效果。

您今天讲到靶器官，一个人如果过分关注自己身体的某一部分，那么神经系统就可能建立不正常的联结，导致神经递质分泌不正常，反而会有不良反应。还是以我怕艾滋病这件事举例。我由于害怕自己得艾滋病，那时整天害怕自己发烧，于是就整天拿着温度计量体温，开始体温还算正常，但是由于自己情绪的高度紧张，有一次量体温37.1℃，这对一般人来说好像没什么大不了的，但对我来说就似乎是世界末日降临，继而感到后背一直发热，硬是拉着家人去医院看，结果仅仅是开了点消炎药，但这并没有从根本上解决问题，我还是时不时地觉得自己好像在发热。今天看来，这就是典型的心理 - 生理反应，其根源还是在于自己的内心。我既然已经认识到是自己的内心或者性格的问题，那么面对困难就不能逃避，即便自己当时很痛苦，但一时的痛苦却可能换来永远的快乐。

再来说一说今天所谈到的睡眠问题。通过我的亲身体验，我也认为睡眠很大程度上与心理相关。在初中时,也就是我心理问题产生的初期,总是出现入睡困难的情况。那时,我还没有睡就会想,昨天就没睡好,今天一定要补上来,要不然会影响明天的学习效率。这样持续紧张,脑子就像坠入了一个深坑,越想越出不来,结果导致了长时间的连续失眠。现在看来,睡眠是神经系统放松时才能睡着,如睡觉时总是在想强迫思维或者过分关注睡眠本身,为了睡觉而睡觉,或是像我当时背着思想压力去睡觉,怎么可能不失眠呢!最后严重到什么程度?我一想到睡眠就紧张,一看到床就害怕,甚至我都不知道该如何去睡觉了。现在想来,其实也很简单,当你不去考虑睡眠的结果会对你有什么影响或者不去想睡眠本身会怎么样时,做到基本放松就容易睡着了。但是,放下思想包袱,轻装上阵,谈何容易!这就又扯到了性格缺陷的问题上,但今天还不是谈这个问题的时候。我的睡眠近来一向很好,但今天重提旧的话题,就像揭我的旧伤疤一样,我的心里又不禁有一丝紧张。但我在面对这个老对手时,我已经变得更成熟、更冷静、更有经验了,我也希望能调整自己的心态面对眼前的问题。

再谈谈我今天的一个小恐惧心理,在我与它斗争的过程中我已经成功了一半。我今天在出宾馆门的时候感觉门好像锁好了,又好像没锁好。其实,或许是我的"万一"心理在作怪,于是开始我就被它牵着鼻子走了——要是谁进去偷我东西(这我倒不怕),会不会有人会在里面安装炸弹或者做一些其他对我不利的事,这时我明显意识到这是病态的,让自己不要继续想下去,坚决作出决定——没有回头去检查。虽然心里有些紧张,甚至到晚上还是如此,但我相信自己已经向胜利迈出了一步,没有逃避。接下来,应该做的就是要转变思维模式,不去戴有色眼镜看问题,最终达到克服"怕"字和优化性格。

今天早上,有人说他自己有时经常会在集中注意力干某一件事情时,老冒出无意义的念头,他努力使自己不要去想,不让这种念头冒出来,但是终究无果。其实,每个人都会有怪想法,但是我们对待它的方法却不尽相同。我原来总是想,我怎么会有这样的想法?是不是我的大脑或是精神有了问题?于是就越陷越深,越陷越想,继而联系到那些不正常思维(怪想法)对自己的将来及前途的影响,不寒而栗。就像我觉得这个字为什么这样写,继而怕自己不认识字或者将来还是这样则前途无望,等等。但后来我的思想转变,我不再去逃避,如不看有字的或是躲着字多的东西,越是有字我越看,并通过一些事实证明,我的识字功能是正常的,这不仅是一种"习以治惊"的过程,还是自信心建立的一个过程。我也发现,我越是怕,我越是要鼓起勇气跟它斗一斗,看看它到底是个真老虎还是假老虎。

以前往往当"怕"字来临时,我自己的内心防线就全垮掉了,更别说去认清它了,结果就是被它牵着鼻子走,戴着有色眼镜去看世界,弄得自己整天提心吊胆。虽然怕的事情不同,但根源是共同的,我也认识到,我有时是过分关注自己、太在意自己、放不下,或者是太关心别人对自己的看法是导致这些问题的根源。但我现在已逐渐学会做好自己应该做的事,尽力了就无怨无悔,不去想那么多,尤其是不能总往坏处想。最重要的一点就是我要去学习和观察别人在面对这些事时的态度,逐渐把自己的不正常思维拉向正常思维。比如我担心时就会想,如果是黄老师、我父亲或者是我的同学同样遇到这件事情,他们会怎么想,如何做,以此为榜样,不断学习进步。

今天老师还讲到,生活中的确是有很多可怕的后果,正常人也同样会担心,只是程度与我们不同而已。正常人或是乐观的人通过理性的判断就不去顾及或在乎"万一"的事了,而我却总是把"万一"夸大成即将发生的事或是现实。因此恐惧悲观,从而生成不安全感——"怕"。通过今天的学习,我认识到,虽然存在着这样那样的危险,但危险并不是无处不在,我们的思想如果过分的极端化去关注那万一,而放弃了绝大多数美好的事情,这样是很不值得的。纵观古今,成大器者都是具有一颗大无畏的心,有一句话我记得很清楚,就是"大丈夫生死何足惧!"只要我们人生道路走得直、走得正,没有虚度光阴，不断地为社会作出贡献，这就足够了。但我还是没有达到那种思想境界，总是太在意自己，牵挂得太多。但我也会慢慢地卸掉包袱，去实现自己的价值。

世界上没有百分之百的完美，我"过"的性格——要求百分之百放心，就破坏了自我保护。不完美才是世界的本质，过分的完美违背了自然的规律，而违背规律就要受到惩罚，如不安全感、不放心，拿放大镜审视自己与周围的环境，结果导致怕"万一"——必然会带来痛苦。这就解释了我重复摆放东西、要求工整、位置合适或是重复一个动作使自己满意的不正常性——即我过分要求完美而违背了自然规律，痛苦也就成为必然。既然知道了产生问题的原因，那么我就会刻意去学得马大哈一点，少在乎一些，结果就会好转。

对"怕"字，首先要分清是非真假，界定其病态思维的本质。然而，就我的感受而言，有时我在怕"万一"的问题上，那些问题似真非真，又似假非假，我根本分不清楚。黄老师今天说，在分不清是非真假的时候就不去分，随大流就好，别把自己看得太重！但我对这句话的前半部分都能理解与做到，但让我真正别把自己看得太重，我有些做不到，这也正是我困惑的地方。因为我觉得我肩负着众多使命，不论是来自家人、学校还是朋友，这些都使我顾虑重重，也希望老师在今后的讲述中为我指点迷津。

反馈材料四

黄老师，你说过在与自己斗争的过程中，如果取得了一定的进步，是会有一种豁然开朗的感觉。我觉得，在治疗的初期是可以这么讲的，因为在痛苦中沉浸了许久，而突然的一种领悟会让自己心旷神怡。我这次参加集体疏导治疗，有几次似乎"大彻大悟"的感觉，但我认为这种感觉还只是停留在初期。我认为我现在就是在逐渐地优化性格，在实践中应用已有的知识，而我获得的快乐却是另一种形式的，是一种战胜自我的快乐。我现在基本上能够落实您说的话——去跟怕斗一斗，看它能怎么样？我正在尽力地去挑战和穿越我的一个个"禁区"，难度也由低到高逐渐增加。原来这不能、那也不能，现在强顶着怕去实践了。在这个过程中，我逐渐改变了自己一些看问题的态度，有时候怕似乎是欺软怕硬的，建立自信心是能够使许多问题迎刃而解的。

用我的亲身感受来说吧，就像今天早上，我在去上课的时候，有两只狗从我旁边走过，没有拴绳子，我非常恐惧。我并不是害怕它咬着我会疼，而是怕它有狂犬病——还是过分担心自己。当时我甚至搞不清楚那狗到底咬着我没有。可能是由于过分紧张，我越是努力地去分清是非真假，脑子感觉越乱，好像就是自己给自己挖了个坑，跳进去，纠缠不清。然而，我后来意识到，路上有狗走过是一种正常社会现象，虽然它对我来说是不完美的，但绝对的完美又不存在，所以我只能去面对它。于是我就不去想那个问题，但是开始还是分析——咬到的话会疼、会流血等等理由，分析完不可能后，才放下心来。我知道这可能也是一个误区：如果是正常人，最多害怕一下，几秒钟后就忘掉了，我就不能忘掉，还要分析一下，这就是我与大多数人的区别。我总是把一个事物联想得太多，而且总往不利的方面去想，这也与我性格中的胆小、多虑、太在意自己有关系。下次如果我再遇到这种情况，我就会去想，若是黄老师遇到这种情况，他会怎么做？一定是先走自己的路，不去想那么多可怕的后果，就算不好的后果发生，面对现实，解决问题就是了。虽然我在处理这件事情的方法上还存在一些偏差，但是，通过这件事和其他相关事件我发现，怕是欺软怕硬的，您如果不去想它或者顶着暂时的怕去干一些别的正常的事，"怕"字就会自然减弱或消失。你越是在乎它、排斥它，它越纠缠着你，就像一个"小痞子"一样，弄得你痛苦不堪。

又说到怕"万一"这个问题了，今天下午我又对我的问题有了进一步的认识。我原本总是会去判断和分析：我到底在网吧玩的时候有没有被针扎到？通过你的指点，我认识到"想搞清楚被扎还是没被扎实"是没有任何意义的，也是搞不清楚的。我回想到，在学校时，尤其是学习或生活特别忙的时候，就不去担心它了。也许这里就暗藏着一条正常的道路：坚持做正常的事，病理兴奋灶就逐渐不兴奋了。而我放假在家，没事做的时候，就会顺着它去想，就好像一个"小痞子"老来挑衅，我就被他牵着鼻子走了！这就陷入了误区。你越想它越来，我就越担心，就如同"拍篮球"的道理一样。我最大的收获就是当"怕"字、担心来临，而又分不清是非真假时，就采取两种方式：要么随大流，要么继续做正常的事，或者将两者相结合，做到不怕、不理、不硬顶、不逃避，坚持少想不做，慢慢放松。还有一点，就是克服"怕"字要快刀斩乱麻！为了达到此目的，我可以适当的矫枉过正——凡是担心、可能、万一、怀疑等让自己情绪低落的想法都是病态心理。我可以将它们当作"不可能"，或者是视而不见，尤其是要去做正常的事情，这样才能尽快地从痛苦的圈子里走出来。

我也体会到，在"怕"和"担心"袭来的时候，工作或者学习的效率会受到很大的影响，能否承受住这种效率的下降，是摆脱不良循环的第一步。我在同怕进行斗争的时候也要勇于实践，达到系统脱敏的目的，即由紧张到不紧张到放松。我经常会有这样的反应，遇到一个事的时候，突然感到害怕，然而过了一会儿又觉得无所谓了，这可能就是老师所说的第一反应与第二反应，我进行心理治疗的目的就是将第一反应（病态反应）与第二反应（正常反应）的间隔时间缩短，达到就算"怕"来临，也能很快地排解掉。

又拿出我怕艾滋病的例子，我与它斗争或者说打交道这么长时间，也慢慢体会出了我的担心和怕的脾气，摸出了它的门道：它光欺负那些害怕它的人。而后摸索出：原来干正常的事，不去硬斗，慢慢转移注意力，它对自己的影响就不那么大了。而从这一过程中，我自己对待问题本身的态度及认识也在不断地改变：干好自己的事，过好生活的每一天，保持一份愉快的心情，只要自己尽力了，就不去后悔什么。世间万物生老病死自有它的规律，如果整天为此担忧，那将错过生命旅程中更多美好的风景。同时，我应该学会同病态思维共处，像带着痣一样，偶尔关注它一下，但根本不在乎它！它就不那么干扰自己了。所有强迫思维，正常人都会有，只不过我拿着放大镜将所想到的危险夸大很多，并过分关注而已——认识到这一点，不过分关注它，坚持忙一些有意义的事情，把生命放置在正常的轨道上前行，才是最重要的。

反馈材料五

黄老师，我今早跟你说的进步过程中的三个阶段：①糊涂：完全不知所措；②明白：明白了病态思维来了以后该怎么做，但十分机械，类似于刻意用学来的方法去解决生活中遇到的问题和出现的症状，但这是必须经过的一个阶段；③习惯成自然：模模糊糊、朦胧的感觉，好像所有学来的知识和方法都已融为一体，又不太容易记起一条条的原则或处理问题的方法，但是遇到问题后能形成正确的条件反射，以正确的方法去解决问题。例如：我一想去重复检查门，脑子中就会觉得这好像很无聊，没有什么必要；看到路上有狗，就会觉得——唉，一种正常的社会现象，大家都一样，无所谓。似乎已经不去考虑什么咬与不咬，狂犬病不狂犬病，我觉得这才是正常的思维。至于我现在，据我的自我分析，还处于第二阶段向第三阶段的转化过程中，也可以说是二三阶段的交叉区域。

为什么说我有第三阶段的领悟呢？因为我遇到原来曾经怕过的事，没有来南京之前，如果刻意注意，还是怕，但我现在已经可以在几秒钟之内将它排解掉。例如，原来自己总会在意"自己会不会不认识字？自己的认字能力有没有问题？"自己越是怕不认识，就好像真的不认识了一样。现在认识到，自己当时是被它牵着鼻子走了。而现在本身这种思维就不太经常出现，就算我刻意去想它，脑子中马上会呈现出："我为什么会这么想，这显然不太可能！"或者觉得这种想法是没有意义的和可笑的。再者，我原来与许多病友一样，会关注自己的呼吸，一旦关注，呼吸就好像不正常了一样，而且越是关注，越不正常，最后弄得我好像都不太会呼吸了。而我现在的感受是：就算我去刻意注意我的呼吸，确实还有些不自然，但是我很快就会觉得没必要，不去关注它，大脑中好像自动把它定性为——没什么事，无所谓，这也就类似于良性的条件反射。就算有时候陷进去一点，及时用所学的方法排解：①接纳它，允许病态思维与自己的共存，而不是去排斥和担心；②忽视它，也就是不过分重视它，这种病态想法也自然会淡去。其他以前的强迫与恐惧思维，如东西摆放位置好不好或者摆放得正不正，这些问题在我脑子中也就是一闪而过，而替代它们的就是"无所谓"——那些东西如何摆与我有什么关系！迷信是骗人的！

但为什么说我还处在第二阶段与第三阶段的交汇处吗？如有些东西关系到自己的切身利益，自己还是会很害怕，这时候既然大脑一时把它排解不掉，我那就只能用所学的规则与方法进行排解，一步步积累经验，提高认识，以达到最优化。就举我中午吃饭时出来的一个思维吧：一位女士在洗脸池前照镜子，我侧身从她身后过去，她刚好弯腰整理大衣，我正面对着她的背面，这时我就联想到我原来上过的不好的网站上的一些不良画面，我当时就害怕会和人家有性方面的关系而导致严重后果。虽然知道这种想法不太现实，但当时就是怕，脑子中无法形成正常的条件反射将它排除掉。于是，我就运用所学的方法，首先界定病态思维，判断是非真假——我想在那种公共场合发生像我想象的那种事是不太可能的，于是接着就想到病态的要坚决地丢；其次，我让自己努力去做正常的事，不老去想它，或者是转移注意力想些别的事，果然这种怕的思维就慢慢地减弱了。同时，我还考虑到，这种现象在公共场合是相当普遍的，如排队时或者在公共汽车上，别人为什么不去害怕而我偏偏害怕？这是因为我性格和思维方式的问题，我也应该以别人为榜样，一切都正常化，从而改变自己的态度。

我还有的一个症状。有时帮别人端茶、倒水、买饭，这本是生活中十分普遍的现象，但我每次做这些事时，总是担心自己会不会给里面放什么毒药，给对方造成伤害，从而给自己造成不利。另外的担心是怕我如果有什么病，传染给别人，会对别人造成伤害，自己于心不安。我明明知道自己是莫须有的担心，可我还是害怕，这可能同样是由于我性格过于谨慎、过于善良的原因吧。对于这些纸老虎，我会坚决为它扣上病态思维的帽子，接下来用"三自一转移"的方法：首先，进行自我矫正——认清它是病态的，端正自己的态度与认识，不要被它牵着鼻子。其次要进行自我认识——认识到这是由于自己的内在原因与性格缺陷造成的，进而进行自我改造。这里边包括了许多内容，我认为首先要克服"怕"字，从自己挖的坑中跳出来，并从这一过程中得到领悟，作为优化性格的基础。另外，转移思路是十分必要的，切忌被它牵着鼻子走。

在克服"怕"与"万一"的过程中，首先要树立起自信心，凡事不要做可怕的预测，就算有什么情况，到时候再说，一定要保持乐观。在治疗的过程中，症状反复现象是时常出现的，我们应该接纳它，并处逆境而不馁，任何时候都不要放弃。

最后，就是要避免逃避，逃避是掩耳盗铃，它会使你的债务越来越多，对自己更加不利。

反馈材料六

黄老师，你今天说，在听课或者听您讲的例子的时候，别的学员有时或许有一种豁然开朗的感觉，这其实是一种进步。但是我觉得我的豁然开朗（初期的明白）已经过去了，我现在面临种种问题似乎都已经变得很平静。就拿我的亲身感受来说，豁然开朗只不过是我由"不知道"到"知道"过程中的恍然大悟，刚接触时的确有一种喜悦的感觉，尤其是用那种方法对待自己面临的问题，取得了一定的成效而获得的那种成就感让我欣喜不已。但据我多年与这些不正常思维的纠缠，我意识到事情绝不是那么简单——不是恍然大悟了，那些病态的东西就没有了。最重要的是那些症状会一而再、再而三地反复，我们如何去面对和解决这一系列的后续问题才是能否达到"最优化"的关键。

我时常会冒出一些原来曾担心过的想法或冒出一些新的怪念头，其实就是病情的反复，而我如何在以后打好这场持久战，才是问题的关键。当然，我不必去想得太远或是悲观地面对困难。问题来了，解决就是了，但这需要自己付出巨大的努力和忍受一段时间的痛苦。

除了前面所说的诸多不放心之外，还有一个"怕"字总是时不时地出来干扰我，至今仍然如此——因为我经常会感到头痛，因此总怕患什么不治之症，比如恶性肿瘤之类。目前我已经基本能分清什么是病态思维了，我知道头痛可能是我持续焦虑造成的，也知道恶性肿瘤是不太可能的，但仍跳不出那些担心的圈子，很难打破它的惰性兴奋灶。比如，在学校时，我会担心如果我投入到学习或者听课中去，不关注身体，身体万一真的异常了怎么办？想到这个担心可能是病态的，于是我鼓起勇气——"我豁出去了，我不想再难受下去了，我就认真看书，看你能把我怎么样！"其实过了一会，就好像有灵气注入一样的感觉，不仅没发现什么异常，反而觉得轻松了。我发现转移注意力的确是非常管用的做法，但是有时候情绪又会低落，因为外界刺激换个形式，我可能又一下子被它牵鼻子走了，判断的标准可能又与客观背离了。我目前采取的方法是：一旦有身体健康方面让我难受的感觉冒出来，我就把它看作是病态思维，要果断，并且尽量转移注意力，切忌被牵着鼻子走。让自己完全"放下"过度关心自身健康真的是很难的，但是我会努力去做。我会想：我现在身体状况很好，任何人活在世上都无法获得一个永远健康的承诺，我也不例外，所以顺其自然，面对现实，做自己的事，那些所担心的病，有没有都无所谓了。

通过实践悟出道理是一个艰辛的过程，在这样一个漫长的过程中，认识性格与优化性格是主要任务。我性格中的一个"过"字所带来的不良影响，可以用"过犹不及"来概括，即好过头就和不好一样。我过分要求完美，其实就是不完美，或者可以说是离完美越来越远。就拿我的亲身感受来说吧：今天和病友们一起出去打雪仗时，我用雪球打到别人头部时，我心里就会有一阵担心，"会不会给对方造成什么伤害？"之类的想法就一拥而上，使自己很痛苦，而事实是什么样的呢？在打雪仗的过程中，出现这种情况是十分常见的，况且雪又不是很硬，对别人造成什么伤害也不大可能，但我就是怕，而且一旦类似的事情发生，怕就随之而来。这种怕给我带来的担心与痛苦不亚于我真拿石头把别人砸了所带来的自责与痛苦。这一点就足以说明我的性格缺陷——过犹不及。优化性格是很难的，其中你说的认识难，在我看来没有什么大问题。我已经认识到，我的大多数痛苦就是一个"过"的性格所带来的，最关键、最难的就是优化性格。

虽然在前进的过程中病情会出现反复，有时甚至让我很痛苦，但我相信在这个过程之后我会进步、成长。自己的性格会一步一步变好，慢慢把自己从一个胆小怕事的性格转变为一个胆大、自信、乐观的性格。

最后我还是觉得，把大量的时间耗费在病态思维及其活动上是毫无价值的。同时我也认识到，当病态思维来临时，我要很快地转变态度——今天我也真的感受到了——观念一转天地宽。

反馈材料七

今天的主题是如何调整心态，做到时时处处自我满意。要达到这个目的，就不得不进行自我认识和剖析了。

反思起来，我是一个十分以自我为中心的人、过分关注自己，甚至有些自私。所以我十分在意我外在的东西，比如说帅不帅。当我感觉我自己不帅或者别人觉得我不太帅时，我心里就会很不好受，那么这样的心理失衡，就很可能让我更去关注自己，其他的人或事统统装不到心里，陷入了一个恶性循环，久而久之就形成习惯性思维，总是关注自己帅不帅，一旦理想的状况不能达到就痛苦。所以，有时候我会感到突然的轻松。那时我的想法是：我管他帅不帅呢！别人怎么说又能怎样，就算女生不喜欢我又能怎么样，就算会因为不太帅做不成一些事又能怎么样，我可以做别的嘛！不要太在意别人怎么看你，用自己喜欢的方式去享受生活，快快乐乐的就好。我不自信、胆子小、习惯往坏处想的性格也是促成了病态思维的重要原因。

我觉得人之所以活在这个世上就是为了高兴、快乐。例如，我们赚钱是为了快乐，找女朋友是为了快乐，娱乐是为了快乐，因此，既然那些病态思维折腾得我不快乐，我就尽量忽略它，从不关注自己做起。另外，快乐才能增强免疫力，是健康的诀窍。但是，有时候又总是不放心或者习惯性地、强迫性地去想，搞得自己很痛苦，又回到恶性循环。明明知道有百分之九十九的不可能，但仍不放心。于是在病态思维来的时候做正常的事情，做一小会儿那个思维就淡化了，虽然这个过程很苦涩。胆子大一些，一定要胆子大一些，这真的很重要！看看这个纸老虎究竟能把我怎么样，但不能硬顶，以转移为主，不能硬生生地排斥它，允许它的共存，慢慢地忽略，切忌被它牵着鼻子走。这是一个实践的过程，要勇敢一些，相信自己会胜利！同时要乐观，因为情况远比自己想象的要好很多，一定要让自己相信！

说到这里，我今天也有两个小小的成就愿与你分享。其中一个是，中午我离开宾馆时，那本《心理障碍自我疏导治疗》被忘在了床上，而后我便离开了。我刚走进集体疏导的会议室，就想起了这个事，突然怕就来了。我担心服务员收拾房间（上午我让服务员来收拾房间的）时，会看到那本书，从而会把我当成一个心理障碍者或精神障碍者，她如果到前台查到我的信息，再将这些夸大并散播出去，会有不可想象的后果。一串串可怕的后果接二连三地浮现在脑海中，这回我真的有点担心了。然而过了几分钟，我明显意识到这种思维是病态的，但还是有些犹豫。又过了几分钟，我又觉醒到：不能再与它纠缠下去，否则我会被它牵着鼻子走，这是克服怕的过程中最大的忌讳。于是，我坚持正常听讲（如果回去拿书，是最大的逃避），同时我告诫自己，一定要乐观，为什么要往坏处想！说不定人家服务员根本不会在意那是什么书。于是，在少想多做与保持乐观心理状态理念的引导下，我慢慢从坑里爬了出来,不再害怕了,我从中感受到了战胜自我的喜悦。

下午还有一件事,某个病友说他曾经在一个艾滋病患者洗过手的河里洗了次手,他当时手上还有伤。我一听到就很害怕,你让我与他握手,还让他摸了我有些发红的青春痘,我当时也没多想什么,就让他摸了一下。当时没什么,而后来闲下来,我就会想各种各样的"万一",但持续的时间很短,很快给它扣上病态思维的帽子,去做正常的事(如玩手机游戏等)。即便还是会有些怕,但是随着我与它共存时间的增长,并不太在意它,它就淡化了。后来我又问一个阿姨(病友的家属),如果她有个伤口,其他人甚至疑似艾滋病患者摸了一下她会怎么想,她说就算摸了一下,她也不会想到那么多,根本不会与它纠缠,就算传染上了,也就认命。我想这才是正确的心态,对我有很大的启发。

反馈材料八

今天是集体疏导治疗的最后一天了,自己的内心也是百感交集,既有学到知识与方法的满足感,也有克服困难所带来的成就感,更有与病友及家长们交流所带来的快乐。在这七天里,我学到了很多东西,不仅系统地学习了心理疏导疗法,通过别人的例子反省自身,而且我也主动向病友的家长们询问,了解到他们是如何思考我所遇到的问题的。通过比较,我发现我的思维与认识的确是存在偏差的。一般人根本就不去考虑那些方面,而是我想得太多,而且总往坏处想。

我现在所面临的最大问题就是症状的反复,只要树根没有完全挖掉,它总会长出新的枝芽,或者表面上的反应有所不同,而根源都是一样的。还是举出我怕艾滋病这个例子,虽然我不厌其烦地说它,但是我觉得这是在揭我自己的伤疤,只有把脓挤出去,伤口才能痊愈。随着我不断深入地分析与认识的提高,才使我的思维趋于正常化。众多的症状表现,其出处是一样的。比如那个病友摸过我的青春痘,我当时还没有意识到有多大问题,但第二天早上苦恼就来了。而且就算我为它扣上病态思维的帽子,努力转移注意力去做别的事（正常听课），但是它还是总是在脑海中浮现，于是随着我敞开内心的窗口接纳了这种病态思维，与它共存，接受它对我的不良影响，通过做正常的事转移我的注意力，即便它还是在不断地骚扰我，我包容它并不去理它，过了一会儿，当兴奋点转移时，怕的症状就明显减轻了。

现在，再来谈谈学校的事。在学校出现了不少新的症状，我就不再赘述了。其实，翻来覆去都是胆小、怕万一，如考号是否写好、灯是否关好、电脑是否关好，同样我要用学来的方法去解决另一个环境下的一系列问题，同时，以别人为榜样使自己的行为正常化，这样无论是在压力大时，还是在放松时，都能游刃有余，活得快乐。

通过这次的集体疏导治疗，我真正学到了许多方法，认识水平得到了提高，但是未来所需要面对的问题还很多，对我来说任重而道远。我会在以后的生活中做到多实践、不逃避，逐渐优化性格，最终达到自我满意的成功境界。

注意力强迫案例

【案例简介】

求助者，女，30岁。

17岁时，出现穷思竭虑症状，后来通过"只想学习，屏蔽其他"的方法，配合药物，度过了10年时光。随着结婚生子，原来的方法失效，重新陷入了恐惧之中，不能上班。无奈之下，寻求治疗。在新的咨询师那里，通过分析症状及记住关键口诀应对强迫思维，开始有效。但随着遇到新的打击，这一套方法失效，反而形成了"方法强迫"，再次病休。接触疏导疗法后，咨询师建议"扔掉拐杖"，生活不需要处处依赖某些"口诀"，而且一定要坚持上班，这样才能有新的体验。她执行力非常好，不久之后就上班了，但仍然持续使用了一段"口诀"。在慢慢扔掉"口诀"后，她才迎来真正的轻松和自由。

拐杖是用来拄的，不是用来扛的。疗法也是如此，用过就扔——不依靠疗法才是最好的疗效。

【求助者自述】

我的两段人生

我今年30岁，我的成长分为两个阶段，17岁前和17岁后，17岁前我是个快乐无忧无虑的小女孩，17岁出现了强迫之后，便陷入了无穷无尽的折磨……

原生家庭

我的父母是中学老师，他俩都是学科带头人，很优秀。我的初中是父母所在学校，妈妈是我的班主任。父母对我的学习成绩要求非常高，如果考不到年级前十就会打骂我。但是他们又特别爱我，我真心想替他们争光，让他们在别的老师面前有面子，所以我很努力地学习，成绩也一直比较理想。我的妈妈经常叮嘱我：好生和差生的区别就是听课效率，一定要保持非常高的注意力，在课堂上事半功倍！于是，我一直用"百分之一千"的注意力要求自己，不想让自己错过课堂上老师说的每一个字。

症状雏形

就在初三下半学期冲刺阶段的某一天，我在课堂上认真听课，突然眼睛扫过第一排同学桌上的矿泉水瓶之后，好像眼睛里再也看不了别的东西了。只要盯着黑板，注意力就全部放在了矿泉水瓶上，我当时特别害怕，努力让自己看黑板听老师上课，但眼睛就是无法从矿泉水上挪开，从此，我的余光强迫开始了——从关注矿泉水瓶到某个同学整个后背，再到另一个同学的后背。为此我换了两次座位，以回避余光的干扰。好在初三强迫还不是很严重，中考还算满意，当时只觉得可能压力太大了，算个小插曲，"脑子暂时坏了"，中考一结束，还是开开心心地过着暑假，期盼高中的到来。

到了高中，并没有我想象的那么美好，我上的高中是区里排名第一，能考进来的同学都是在原来初中学校的佼佼者，我在班级里几乎处于倒数的状态，成绩一直不好，我就更加逼自己要好好听课，逼迫自己要注意力集中。同时，我的外界也出现了压力。我在班级里人缘很不好，从小到大我从来没有学过如何社交，一直在镇上长大，周围的孩子和同学都很淳朴；到了城里，连我喝水、走路的姿势也会被别的同学议论纷纷，也有的说我语气不好。总之，我被排挤了。双重压力砸在我身上，我的强迫开始正式出现了。

症状爆发

上课好好的，我开始注意第一排某同学校服红色的帽子，根本无法把注意力放在听课上，一直盯着红帽子，眼神怎么拉都拉不开。我内心一直在央求她赶紧把红帽子的衣服换掉，以为换掉就好了。结果她换了另一种颜色的带帽子的衣服，我的注意力并没有能回到黑板上，还是停留在她的帽子上。我痛苦万分，不知道该怎么办，于是我就想，不行我换个东西盯着会好受点。这个帽子已经折磨我一个星期了，也许我脑子里去想一个故事，想一个可以花费一点时间研究的问题或者想象把班级里排挤我的李某打一顿，于是整节课我都在脑子里自娱自乐，好像没有之前盯着帽子那么痛苦了。我非常兴奋！是不是这个痛苦的循环到此结束了？是不是终于可以好好听课了？可现实是，我从余光强迫转为了思维强迫。

我脑子里的问题一个接一个。我印象最深的就是第一个问题：物质决定意识，那为什么古人唯心派会提出意识决定物质，而且现实中也有很多意识好像可以决定物质的例子。当时我就特别懊恼，明明知道这个问题很无聊，却在一直自我分析、自我解释，总觉得没有解释清楚，得到某个答案，总会觉得这个答案有漏洞，总是说服不了自己。无奈之下，我只能向政治老师请教。政治老师说："因为人的思维由大脑产生，大脑是物质的，所以物质决定意识。"我豁然开朗，这个问题解决了！我终于可以好好听课了！我如释重负，满怀期待地进入教室上课，上着上着，另一个无聊的问题又冒出来了！纠结质变和量变的问题："醒着的时候是量变，睡着的时候就是质变了吗？"于是一节课都在纠结这个答案，我不停地让自己不要再想了！浪费时间！好好听课！结果满脑子都是这个问题，无法摆脱。无奈之下，我又去请教老师，可这次老师的回答并没有让我满意，但又不敢到处问，我怕别人觉得我精神有问题。所以这个问题每天无时无刻不在折磨我，让我无法正常学习，无法正常休息，从白天睁眼到晚上闭眼，脑子里都是这个问题。

我开始每天打电话给我妈妈，和妈妈说得最多的就是："我脑子停不下来地想，一直在想、重复地想，停不下来。我非常痛苦，痛苦到想结束生命，我想休学。"我的妈妈很心疼，也很焦急，但她当时在电话里说："这样子每天不开心不行，我们不在乎你的学习成绩，别给自己很大压力，生活要有质量才行，要开心。不开心，生活就没有质量，要想办法调整和解决。"我听到妈妈的话放松了很多，她们不对我的学习成绩做要求了。但禀性难移，后来我对自己的学习并没有任何降低，因为我觉得父母其实是在安慰我，她们还是希望自己的女儿是优秀的。现在看来，妈妈那时说的"不开心不好"，像火上浇油，让我更加无法接纳当时的状态。

寻求治疗

不久父母带我去了某专科医院，去挂了精神科的专家号，医生说我是轻微强迫症。那时我父母也不懂什么是强迫症，并没有过多关注，一听"轻微"二字，就觉得没什么大不了，以为就像感冒一样，吃几个疗程的药就应该好了。结果，回到学校后，症状没有任何改观，根本无法学习，注意力无法集中，吃了几个星期的药一点效果也没有。在学校的每一分钟都是折磨，中午根本无法像其他同学那样在教室里午睡，我只能偷偷跑到宿舍里，躺着想办法。我想自杀，想把我脑子砸碎。为什么脑袋里总是充满杂念？为什么停不下来？一直想想想？上课一个字也听不进去，每天还要在同学面前装出一副正常的样子。每天还有作业，还有考试，我怎么活？吃药也没用，每天充满了绝望感和无助感，觉得没有人可以帮到我。就这样持续了大概两个多月，我每天一边痛苦，一边想办法，最后还真给我想到了一个办法！我的"新模式"诞生了。

找到"出路"

这个模式一用就是十年，靠着它我考上了大学，考上了编制，当了老师，让我可以像正常人一样生活。但大家千万不要模仿，因为这个模式说白了就像是止痛药一样，治标不治本，而且局限性非常大，终归会在特定的条件下分崩瓦解。

现在我来介绍一下这个模式具体的内容：我当时躺宿舍床上想，我不就是注意力无法集中吗？不就是脑子里充满了各种杂念，问题停不下来吗？只要能做到注意力集中，让我能听进去课，问题不就解决了嘛！我现在不就学习这一件事嘛，那就不要操心其他任何东西。于是我就给自己定了条条框框：第一，脑子里只能想与学习相关的东西；第二，学习以外的人、事或者胡思乱想，不允许，要想的话，就让自己发呆、放空。我就这样试了两节课，有效果！我脑子里不再有乱七八糟的念头了！我可以注意力集中了！我可以听课了！于是乘胜追击，用了一天，太舒服了！出现了久违的脑子舒服的感觉了！

自此以后，我就一直小心翼翼地用着这个模式。当状态不好、身体不佳的时候，这个模式有时候不太管用时，就加大服用药量。那段时间，我一直在吃盐酸舍曲林和氯硝西泮，舍曲林最多吃到四颗。一边吃药，一边用这个模式。这个模式总的来说是管用的，但它也会带来另一个痛苦：不能胡思乱想，不能去思考学习以外的东西。这样的话，我的生活就变得很枯燥，像机器人一样，只能学习。但高中阶段，只有学习也没关系，与听课和考大学比起来，其他的事都是小事。只要可以注意力集中，其他的事都不算事。况且我也没有别的办法，有这根救命稻草就谢天谢地了。

再起波澜

这个模式贯穿了我的青少年和青年阶段，一用就是十年，一直到我婚后的第一年。我之前一直天真地认为这个模式可以用一辈子，结果发现自己想得太简单了。当面对买菜烧饭、打理家务、交水电费、买东西等复杂的家庭生活时，我脑子里只想一件事的模式不行了。这个模式之所以能起作用，是因为当时我只需要好好学习，生活中的其他事情父母都帮我包办了，我根本不需要操心。面对复杂的生活，恐惧感再次出现，我不停地重新暗示自己，但是大脑已经不听我的了，我的模式很快就不能用了。十年过去了，我以为就算模式不能用，强迫应该也过去了，可事实是，很快我就陷入了新的纠结中：开始分析高中的细节以及为什么会出现这类情况等等。每天都在不停分析和高中相关的事情，我还拉着我老公一起帮我分析。每次得到答案后，很快就会觉得不满意，需要重新分析。非常痛苦，与高中相比，强迫一点也没有减弱。无奈之下，不得不加大药量，每天吃2～3片舍曲林。

从高中一直到结婚都在吃药，大学毕业工作稳定后，基本是每天1片舍曲林，也不知道药物有没有用，反正用着我的模式，心理状态是没有问题的。模式失效后，增加药量，也没有任何作用。在课堂授课时，脑子里充满着强迫，很难进行正常的教学。没办法，只好请了一个学期的病假，逃避在家。躲在家里，虽然压力没有学校那么大，但感觉还是很痛苦的，感觉自己跟个废物一样。老公建议到某专科医院做心理咨询，试试看，说不定能解开心结。一开始我还是很排斥的，觉得心理咨询不靠谱，还是直接吃药靠谱，但我真的没有办法了，只能去试试看！在医院找了某个心理治疗师，开始了两年多的心理治疗之路。

心理治疗

该治疗师在强迫症治疗方面比较专业，这两年的时间，他让我明白了什么是强迫以及治疗强迫的原则。他让我把纠结的问题都记下来，治疗时，他会从专业的角度分析我的每个问题。三个月左右，他让我慢慢把药给停了。停药后，我感觉并没多大变化。所以我个人认为，药物对于强迫者来说，作用并不大。

两年下来，四本笔记本被我记得满满的。治疗师主张行为疗法，要多做事，但我的不良暗示比较多，容易被干扰，他教我使用注意力的办法是：思维跟着事情走。我觉得这个口诀非常好，每次用了这个口诀我就可以很好地使用注意力，我就按照治疗师教我的这些暗示和提醒，两年间基本可以和正常人差不多地生活，但比正常人多了很多暗示，比如做事的时候：思维跟着事情走，尽量不要追求完美，越想好得快越快不了，等等。之前是一周去他那里咨询一次，四五次以后，基本就一个月甚至两个月一次。

当我觉得生活逐渐回到正常时，一个生活问题打破了现有的状态。2022年8月，我发现我老公出轨了。此后，我的脑子就像卡壳了一样，很难运转。我只好尽力暗示和提醒自己，却仍然无济于事。说白了，我把治疗师教给我的方法强迫了！一做事，暗示和提醒就会不停地出现，就像邯郸学步一样，学着走路的方法，最后学来学去连原来怎么走路都不知道了，导致只能在地上爬，无法走路！我连买东西这么简单的事都无法完成，"选东西—看配方表—算价格—去自助结账机结账"，每一步我都没办法进行，更别提到学校上课了。于是，我又请了一年的假躲在家里。治疗师让我像跳水一样，站在跳台的目的是跳下去。我当时处于一种一直站在跳台上却怎么也跳不下去的状态。我基本上在床上躺了三个月，想过自杀，治疗师说应该把治疗的注意力放在"做"这件事上，而不是在提醒和暗示上，并推荐我认识了黄老师。

接触疏导疗法

从去年认识黄老师，至今六个月了，一共咨询了9次。前6次比较集中，每周一次，后来3次是需要时临时预约的。现在介绍一下我的疏导过程和心得体会。

黄老师的方法的核心就是优化性格。黄老师说我前两年的治疗，就像一个练武之人，无论什么招式都要参考手上的拳谱。对手的招式千变万化，我总是拿着拳谱去应对，就很难学会，也终究不能真正地掌握武术的精髓。又好比爬山，我一直借助拐杖上山，当我不需要拐杖的时候就应该把拐杖扔掉，但我现在仍然把拐杖扛在肩上，导致我无法真正地行走自如。

知道了理论，后面就是操练。黄老师说想要治愈强迫的关键就是优化性格，而且我之前失败的根本原因就是没有解决"怕"。让我遵循两个原则：第一，降低做事的要求，降低对注意力集中程度的标准；第二，坚决不逃避，回学校上班，再难受也不要躲在家里。

后来，我一直按照这个要求去做事。我终于可以"跳下水"了，可以去做事了！因为我有前两年治疗的基础，而且在我老公这件事之前我也已经恢复得不错了，所以运用这个理念，我进步很快。简而言之，做事的时候降低要求，难受痛苦的时候降低要求，要求过高的时候降低要求。抱着这个理念，这样的状态稳定了大概一个月，但很快一个新的问题出现了，我又开始强迫这句话了：降低……降低……，每天脑子里能说一百遍，非常累，但好在这是治根子的方法，而且我每天都在做事没有闲着，不至于让我像之前一样崩溃，但依然非常痛苦。于是我就告诉自己："交给大脑！大脑在我做事的时候会判断、识别并且降低要求"。

一开始，我感觉很好，不需要担心那么多，相信大脑，"烦不了，往前冲"。但好了两个星期，又不行了，我开始陷入了自我怀疑：难道大脑是大脑，我是我？大脑决定我，那还需要我干什么？我自己也有思维，什么都交给大脑，那还要我干嘛？怎么可能分这么清？好不容易想到一个方法又没用了。

总结一下，我发现，其实一直以来我都用一个方法把自己和强迫隔开，所以在面对强迫时，并没有真正去优化性格。总想着用一个方法、一个暗示、提醒或者咒语来阻挡强迫对我的伤害，现在我已经处于一个无处可逃的境地，所以只能让自己和强迫共存了，因为我没有任何方法了。

黄老师无论什么问题都会用专业的科学知识给我解答。所以我必须要接受自己很蠢很傻的样子，"来就来吧，傻就傻吧！"我能做的就是每天面对 100

遍的提醒暗示，尽量刹车，能刹多少就刹多少。然后把"来就来吧"这句话变成一个背景墙，每当做事的时候，会把这句话自动融入做的事中，达到自动化的效果，渐渐地，有了效果。

当然，调整起来，难度还是很大的。我是一名体育老师，在上室内理论课的时候，读字读句或讲授知识的时候，强迫就特别容易冒出来，一边忍受强迫的干扰，一边还要给学生上课。有的时候，讲了一半，因为脑子里有强迫暗示，我必须得把暗示在脑子里读完了才能讲话，所以经常讲着讲着就要停下来一会，才能继续跟学生讲话，真的很难受、很痛苦。

还有，我们体育老师有时候要自己跳操录视频，我在练的时候就已经很紧张了，摄像机一开，强迫立马就冒出来，摄像机打开前心态调整得再好都没用。录视频的时候就怕自己动作忘了，怕强迫导致自己无法完成动作，好在一学期也就两三次，忍忍就过去了，大不了就多录几次……

随着每天练习，我发现那些强迫性的暗示逐渐在减少，从100多遍慢慢减少，状态好的时候一天就出来几遍，但我也不敢骄傲，因为这么多年和强迫的较量中，我从来就没有赢过。就在我写这篇文章的此时此刻，目前还有两个比较困难的地方需要磨炼。第一，看电视的时候。当我在看一个剧情性要求很高的电视剧时，或者是自己非常喜欢的电影电视时，强迫冒出来的就很多。我知道，内心肯定是希望自己不被打扰，可以很好地把想看的电视看完，但越是这样越焦虑，越看不下去。我给自己的暗示是"我就用1%的注意力去看，能看多少看多少，慢慢来，不着急"。状态好的时候可以自动化地去看电视，状态不好的时候，我就会想：这1%什么时候是个头！我想好好看电视，好好地投入看电视！然后就会很焦虑，电视也会看得一塌糊涂。我自己也知道是强迫思维冒出来不停地干扰我，我也知道如何不在乎，但知易行难，很难做到。但和以前相比，好的地方就是我会调整自己了，而且是用科学的方法调整自己，让自己不能急于求成，还要继续修炼。第二，当自我膨胀的时候。因为我进步得很快，强迫出现的越少，我的自信心就会越来越提高，甚至有一种回到17岁之前的健康状态。这种自信心膨胀让我本能地不想面对失败，本能地想把事情做好，本能地想对事物的要求高。现在要修炼的就是在自信心提高的情况下，怎么样去降低做事的要求，去把性子压下去，去寻找冷静平衡的感觉。

革命尚未成功，我仍需努力！

半年后随访（2023年10月10日）

暑假前和黄老师做完咨询后，我开启了自己的暑假，我一直按照黄老师说的理论核心：降低做事的要求，降低对注意力的标准，去生活。可能是暑假不上班，压力比较小的原因，原来这个核心理论在我脑子里重复的次数很多，但慢慢地，它的次数在减少。因为我觉得我每天告诉自己这么多遍，就算不告诉，我肯定也是知道怎么做的，我能不能给自己一点勇气，从100遍减少到90遍？因为其实我的大脑肯定已经都知道该怎么做了，就抱着这种想法，就像开车刹车一样，能刹几次就刹几次。慢慢，我每天的脑子里这个核心理念的次数在减少，慢慢地再做事的时候逐渐自动化，退为像"背景板"一样的存在。但每天还是会重复，只是次数不会很多，总的来说不像以前那样剧烈的痛苦、强迫念头的折磨占据整个大脑，严重影响正常生活。

就这样一直保持到开学，我的自信心也越来越高，最大的一个改变就是：没那么怕了！因为之前心理治疗的三年，我虽然有所好转，但是总是握着治疗师教给我的"治疗方法"，这个方法是与生活理念脱节的，所以只有不停地"握着"，我才能正常生活。但现在的心理治疗教给我的不仅仅是个方法，还是生活的理念，所以在用方法的同时还在改变对生活的理念，是一种价值观念。

在写这次心得的时候，其实我又去找黄老师咨询了。因为我又不舒服，难受了。我原来以为，可以一直把这个理念作为"背景板"保持着去工作去生活。但我现在的环境变得和暑假前不一样了，首先，我原来的办公室只有一位女教师，她沉默寡言，我们交流得比较少。所以基本相当于只有我一个人，我每天就是去上课，然后回办公室休息，而且工作相对简单，只要把课上好，也没什么别的事情。但这次开学完全变了。

首先换了一个校长，其次我换了办公室，我现在的办公室里除了我还有四名女教师。一开始我仍然保持着像暑假一样的感觉，可很快就做不到了，因为我们新校长经常开会，经常会安排老师做一些除了上课以外别的事情，我突然觉得我变得忙了起来。我的同事每天都在说好多话，喜欢聊天、吐槽、聊八卦，喜欢问我的意见，等等。我变得焦虑起来，导致我脑子里这个核心理论在不停地重复，以前一天基本二三十次，现在又到了七八十次的频率，以前我觉得我的核心理论强迫色彩还不是很多，价值理念占70%，强迫色彩占30%，但现在反过来了，随着我重复次数越来越多，这个理念变得强迫色彩越来越重，它变得像开关一样，我每次做事和别人说话不用手按一下，就不能正常进行当下的事情，很难受，我也想着不去按这个开关，大脑已经知道怎么做，但那种巨大的不安全感和担心就像洪水一样袭来，根本没办法招架。所以还是会按那个开关。得了强迫以后，再也无法去流畅的做一件事，真的很烦，再重复了很多遍以后，就会有一种不想让这个强迫出来的冲动，但我立马提醒自己，不让它出来就是强迫，仍然会严重，可是我不停地在重复强迫，满足强迫也会加重，我该怎么办！但我知道，自从接受心理疏导治疗以后，有一个底线我是坚决要守住的，就是不能逃避！我在这个学校四年，逃了两年多，可是就算在家里，痛苦程度也并没有减少多少，打分来说的话，在学校上班是十分，在家里也有八分。所以再难受也不能逃跑，我得在学校里待着，当然，这不是硬扛就能扛得住的。方向不对，方法不对，根本没办法待在学校里，于是我又和黄老师约了咨询的时间。

在咨询是否满足强迫方面，通过咨询其实我自己也大致知道是什么方向，那就是尽量不去满足。肯定做不到不满足，能做到那就不是强迫了，这种强迫的念头和想法，能刹住多少是多少，从100次到99次就已经是进步了！强迫不让出现肯定是不行的，就像压弹簧一样，越往下按弹得越高，这与我一开始的理念是相吻合的。逃避是底线，不允许。这是核心中的核心，还有一个非常关键的点就是做事，不能让自己闲下来，我问黄老师，如果遇到自己可以选择的情况还好，如果碰到复杂的事情，有难度的事情并且自己没办法选择，那压力岂不是更大，更加焦虑？黄老师说，如果遇到没有办法选择的事，尽力去做就好了，做不好拉倒，只要不逃避，已经非常棒了！只要在做事，已经非常优秀了！不要在乎完成什么效果，好也罢，一塌糊涂也罢，你已经在进步了！这个我要通过很长时间去摸索这种感觉。

这次咨询里我还提到了生活中两件让我很痛苦的事情，给宝宝剪头发和烧菜。我家宝宝两岁半，剪头都是我给她剪，剪的是西瓜头，在剪发过程中，要剪齐，对我来说特别痛苦，因为我要告诉自己不能很齐，越要求高我越做不下去，会被强迫折磨得非常痛苦，有时候就会剪得很歪，很不齐。还有就是烧菜，我尽量让自己的要求去降低，有时候确实烧得一塌糊涂，咸了、淡了等问题，就特别想去补救，内心在指责自己，心情也很失落。但黄老师和我说，不要精确，做这些事大差不差就行，越想精确，越想完美主义，强迫会越严重。因为我是注意力强迫，总是担心自己注意力不集中，我有一段时间告诉自己，我就用1%的注意力做事，最高20%、30%就行。结果一天大部分时间都绕在这些百分数里面纠结，黄老师说越在意这些，监控感就来了，控制这些东西，条条框框，有要求在里面，越是起到反作用。所以我就不纠结这些数字，只要降低了注意力的要求就行，这样子就会好很多。

目前很困难的事情还是看电视，我得把心态调整得很好的情况下，才能放松地看电视，心态一旦失衡，看电视就会特别想集中注意力，从而导致强迫加重无法看电视，非常痛苦。在暑假的时候，当跟自己说了降低对注意力的标准，还是比较容易就能调整到这句话所想要达到的状态。但现在重新上班，在复杂的环境里，效果就没有那么好了，我需要继续摸索。

一年后随访（2024 年 5 月 20 日）

在心情不好或压力大时，或像做美容这种长时间躺着时，强迫仍旧会出来，扔有恐惧感。"降低做事标准及对注意力集中程度的要求"扔旧握在手中，但感觉越来越减轻，因为我可以慢慢做到把这句话作为背景板带着去生活。总体状态还行。

口水强迫案例

【案例简介】

求助者，女，17 岁。

初三时，开始出现口水强迫症状，并伴随有计划强迫、头抖、因为自我要求极高、自我监控导致的"一干正事就变慢"等其他强迫症状，症状主要出现在人际环境中，严重影响她的人际交往。高二寒假，接受了集体疏导治疗。再次随访，她已在大学毕业实习了。集体疏导四年后，她在人际交往和性格优化方面的经验总结，值得大家学习。

【求助者自述】

心路历程

我的主要症状就是过分关注口水。在初三时，有一次上课外班，可能因为敏感，对人际关系感到紧张，而对方也比较紧张，出现了吞口水的动作，从这以后我就开始关注口水了。一开始，只是在上这个课外班时害怕吞口水，让对方听到，害怕让对方察觉到自己的紧张。后来慢慢地在学校、在家里都出现了这个症状。例如在学校时，因为害怕别人看到、听到自己咽口水而感到紧张、不自在，导致分泌口水增多，然后我还得等合适的时机，才能咽下去，不让别人察觉。可能因为我觉得咽口水代表着紧张，而且咽多了别人会觉得我不正常而议论我。总之，我觉得咽口水是一件不好的事。

初三暑假时，由于和外界接触不多，有时几乎不受这个症状影响。但是在上课外班时会时好时坏，尤其是当感觉到别人察觉出来我在咽口水时，症状会加重。在和别人坐得较近、安静的环境中，这个症状也会更明显。

在高一开学时，原本以为这个症状会消失，但因为怕和同学的人际关系因这个症状而受到影响，结果导致这个症状并没有消失，之后还影响到和同学、老师们间的正常交流，由此引起恶性循环。而且在上课时，我必须在完全把口水咽完后，才能有意识地把注意力转移到其他事情上，因为如果不咽干净，肯定会影响和同学交流，万一被老师点到名字，也会引起尴尬的场面。因为我认为咽口水是不好的东西，所以当我看到旁边的人受到我影响也在咽口水时，我会感到愧疚。

另外在初三的时候可能因为学业紧张，我的头会不自觉地抖。因为我不希望被坐在后面的同学和老师看到，所以就越紧张，抖得越厉害。目前在高中，当我想起这个症状，而且又有较多人看我时，我也会抖。但这个症状已经极少了，基本上不怎么出现。

还有，在我看书时有时也会出现一种情况，就是当我按顺序读书时，会读得比较慢，但当我想随意翻翻后面，看看有什么内容时，这时却读得很快，而且情节也能掌握得很好。有时在一些细节上，例如希望把物品摆放得整齐，字迹写得工整，但我觉得这些要求并不过分，起到的积极作用大于消极作用。

家人反映情况

症状是从初三开始的，遇到学习压力大、人际关系紧张、心情不好症状加重。去年，高一上半学期，由于和班上某个同学有点小矛盾，一个学期都在纠缠同学之间的关系问题。老实、善良、拘谨、胆小、呆板，爱发脾气，一点小事就能导致心情不好，有时候一点事情要说上半天；有时会后悔过去的事情，有时又担心将来的事情；经常情绪不好，时不时地叹气；处理不好和同学之间的关系；注意力不太集中，阅读困难，有时完不成作业，时常后悔开始没有抓紧时间,但下次还会犯相同的错误;早上不能按老师要求的时间到校,老师批评多次也没有效果;自信心缺乏,有的时候很自大,但多数时候自卑;有些表现像儿童一样;常常把有些事情怪罪到别人身上;对外界很敏感,如声音、别人的目光等。因此,学习不专注,注意力不够集中。

第一次反馈(2012年1月15日)

这次我写的反馈材料可能会比较零散,想到哪儿写到哪儿,把过去的和今天的感悟都整理一下。

我认为我出现这个口水恐惧症状主要是我看问题的角度有偏差,别人认为有口水很正常,不太在意,而我对咽口水有厌恶的感觉,觉得如果我咽口水太多,别人会对我产生看法,排斥我,由此想到了一些不好的结果。结果越想越害怕,而越关注这个,口水分泌越多,进入恶性循环。如果要走出这个循环就要求我改变心态,不要想到糟糕的结果,也许后果并没有我想象的那么严重。

别人害怕的东西,都是具体的,而且是可以理解的。那些东西可能会对生命造成威胁,害怕是有道理的,而我害怕的东西都是一些想象出来的,有时能想多少就有多少,最后被吓到。而我想象出来的结果中,有些也许就不会发生,而有些也许会发生,但并没有那么糟糕,对别人也没太大影响,别人对我的看法也不会变得极坏无比。当我不在乎别人怎么看,允许别人对我有偏见,乐观地面对时,估计我的症状应该也会有所减轻。而这些想法多是由性格决定的,所以要优化性格。

另外,我有时也会想,在高三学习压力大时,也许我的症状已开始好转了,但没想到,越是关键时刻,我的症状却又急转直下。看来,应该对症状会反复有一个正确的认识和态度。登山不可能一帆风顺,突然一失足掉下来也是有可能的,但掉下来不要紧,应该以积极的心态面对。虽然掉下来了,但由于更熟悉道路,我登山的速度会更快,也就是调整的速度更快,然后重新达到一个新的高度。像遇到高三这种压力大或有外界不好事情发生的情况时，就像是在登山时遇到了雨雪天气，上山速度会放慢，滑下山也正常，但不放弃，趋势就是向上的。

症状跟自信也有关系，我想我的自卑可能和小学的经历有关。我妈是外地人，不知什么原因被我们班同学知道了，因为年纪小，没有形成正确的认知观，他们认为外地人不好，很鄙视外地人。所以当我想跟他们玩游戏时，他们便会以我是外地人为由拒绝我，我当然很失落，也很委屈。但令我感激的是，这时会有一个我很要好的朋友站出来说："如果你们不加她玩，我也不和你们玩了。"由此我加入了她们的游戏。随着年龄的增长，这种歧视越来越少。但在三年级时，班里转来了一个新同学，她很能带动人缘，让同学围着她团团转。那时，她转过来也没几天，不知道什么原因，她也知道了我是外地人。在一次课间时，我不知道大家都围着她做什么，原来她在给每个人发贴画，我认为是应该每个人都有的，但我不好意思管她要，这时旁边一个同学把她得到的贴画分给了我一点，那个新同学说了一句话，我记不太清了，意思应该是不要把贴画给这个丑陋的外地人。我很委屈地找到了我妈妈，我妈妈又很婉转地把这个和之前的情况转述给了老师，第二天老师批评了那个新同学。我当时有些害怕那个同学更对我不好了，但后来也没发生什么。后来在高年级时，这个现象就没有了。

有一次好像班里核对身份证号，当我听到有人的身份证号开头也不是北京的时，我很纳闷为什么他们之前没有被鄙视，也许别人不知道他们是外地人，我也同样记得老师念到我的身份证号时，我非常紧张、担忧，我害怕还会受鄙视。

我还想起来，在小学二年级时，我和班里一小部分同学参加图书大厦里举办的四句文背诵比赛，这是团体比赛，我们班好像没有得到最好的名次。这时有一两个同学就说，"都怪某某有口音害得我们没得奖"，我看到班主任没说话好像默许的样子，一种难过涌上心头。最后有记者采访，班主任让那两个人去了，最后好像他们的照片还被登上了报纸。等到星期一，学校让我们班表演，老师又彩排一遍，老师说如果背错可能会被替换下来，班里有的同学顿时十分积极，由于我害怕被换下来没面子，等到我背时，一时背不起来，停顿了一下，结果不出所料地被替换下去。我一直认为，是因为我是外地人导致被大家鄙视，而评不上三好生，结果小升初受到了影响。最后到初中，一开始时虽然成绩排在班里前列，但我认为好像我不应该得到三好生。因为这个事儿，我有时也会埋怨我妈。

第二次反馈（2012 年 1 月 16 日）

症状是内因的反映，内因是外在现象的根源，而决定内因的正是性格。

我个人认为我的性格是容易改变的。例如在我小学时，我们班有一个女同学性格十分开朗，大家都很喜欢她，我也想像她那样，于是我观察她的行为、为人处世的方式、和别人说话的特点，然后我也刻意模仿她，最后我认为通过我的行为能够让别人感到我很开朗。而且我认为，如果我愿意的话，有时我可以让自己变成一个内向的人，有时也可以变成一个外向的人。但通过我今天的思考，我不知道这些外现出来的行为是否真正标志着我的性格改变了？还是通过做这些动作会对我的性格产生潜移默化的影响。

按照现在来看，我最真实的性格是那内心深处的充满条条框框的性格。过分严谨小心、追求完美让我的性格不平衡，不平衡势必会产生问题，我的"活动范围"太窄，限制了自由程度，把自己关进了一座无形的监狱中，一定会痛苦。在集体疏导中的实践证明，把条条框框拓宽也是可以的。另外，我还了解到，现在进行自我教育是最切实可行的办法，通过看书也是一个完善性格的良好途径。

心里的想法对症状的影响很大，有时我想象咽口水带来的不良后果，并且相信了自己的判断，在事实不清楚的情况下，就认定了一个自己想象的事实，并且寻找蛛丝马迹来证明自己的判断。在这时，那些现实中的场景就会经过自己的加工而变成了坚实可靠的证据，只要自己认定的事实不变，那些所谓的证据也会越积越多。最后，不存在的事情就被臆造了出来，自己吓唬自己。我想象的不良后果就是别人不好的评价，所以，当别人对我有看法时，我会把大部分原因归结到口水恐惧症上，导致害怕这个症状。其实，即使有20%左右的人对我印象不好，也是正常的事。有时，人与人之间天生就有一种厌恶感，不应因20%而忽略80%，导致无谓的不快乐。症状消除的过程就是使原先被踩宽的大路变成小路的过程，在这过程中，要逐步调整思维，转移注意力，同时客观地看待自己，不要拿放大镜看自己的缺点。自己的心态是由自己决定的。

第三次反馈（2012 年 1 月 17 日）

今天，我的口水恐惧症和人际关系之间的联系让我想了半天，也令我很困惑，但现在，我终于算开了一点窍。

我觉得我的口水恐惧症主要分为两个阶段。

第一阶段，关注口水的病态思维就像"小痞子"一样，想来吓唬吓唬我，但我就走进了第二个误区，被它牵着走。推测我反复咽口水会让人厌烦我，影响我的人际关系。但事实是，咽口水在别人看来是正常的，而且别人根本没有在意它。我所认为的会传染别人也是别人暂时的模仿甚至是潜意识的，别人没有树根又哪来的树叶呢？即使别人有树根，我也仅仅是个导火索，炸药包才是根本原因。

在第一阶段，"小痞子"偶尔也会暂停一下，让我喘口气，但有时，"小痞子"也会下定决心一直干扰我，而且还更恶毒了一些，他还带了把刀来吓唬我，这时就进入了第二阶段，这把刀就是人际关系。因为口水增多也会对说话产生影响，而这时别人就会有所察觉，对我产生看法。这时我就会进入误区一，很排斥他，不想让他出现，结果适得其反。

我认为当我还在第一阶段时，我就应该快刀斩乱麻，否定不好的猜想，而且尽量把注意力转移到正常的事情上去，也就是对"小痞子"置之不理，这个过程是随大流的过程，按照规律来说是会痛苦的，所以，要学会接纳自己的表现不够好、效率低下等结果。当我不小心进入第二阶段时，想走上独木桥会更难，因为我得先不在乎"小痞子"手上的刀，也就是不太在意人际关系。现在除了我讨厌的人和我不熟悉、不在乎的人对我的看法我不在意外，剩下的人如果对我有意见的话，我会尽力来改善我们之间的关系。所以在人际关系这块儿，我还要多修炼，一个真正强大的人即使不花太多精力在人际关系上，人们也会自然而然地聚拢在他周围，所以我要先改善自己，使自己充满自信，这些烦恼就会逐渐消失。

第四次反馈（2012 年 1 月 18 日）

通过这几天的疏导，我对病态思维的真面目有了一定的了解，我认识到这些病态思维是虚假空的幻想，并且逐渐学着去接纳它。我发现，当我看淡它、不把它当一回事时，它在我大脑中占的地位也会随之减轻，它来不来我也不会在意了。但当我不愿意它来时，它对我的干扰反而更大。所以我觉得最重要的还是心态，当我有信心战胜它，并且认定它就不是个可怕的东西时，这种暗示会使我有积极的心态应对它，好像有拨开云雾见天日的感觉，这应该就是在顺境中症状会有所减轻的原因吧。所以，不管发生什么事都应以乐观的心态面对。

我现在担心当我面对学习压力增大等一系列不好的处境时或者在我猝不及防、不经意的时候，症状会突然来袭。实质上，这也是一种"怕"。换一个角度思考，病态思维会潜伏在我身上，只不过出现的频率会越来越少，我应该理解自己，调整心态，同时行为上应该做正确、正常的事情来转移注意力，积极进行调控，不逃避，逃避只会使债务越积越多，更加不利。最后我的目标应是学会处理这些病态思维，和"怕"学会共处，症状的反复会给我处理病态思维带来更多的经验,让我在登山时,达到一个新高度。正常人偶尔也会遇到强迫思维,但他们没有过分在意,被绊了一下,拍拍屁股站起来,又继续前进了,而我被绊倒时,还要想一想为什么被绊倒了,怎么被绊的,宁愿坐在那里,也不愿站起来。强迫思维对我的干扰时间自然而然也会更长。我现在要做的就是逐渐掌握快速站起来的方法,这过程也许会很漫长,也许会多次跌倒,但唯一不变的应该是坚定不移的信心。

克服症状与优化性格不是孤立存在的,我认为我需要增强我的自信心。在平时,一些事情还需要别人的肯定,别人的不认可或否定也会对我的自信产生影响,我应该学会在不盲目自信的基础上自己肯定自己。

第五次反馈(2012年1月19日)

现在我已经正确地认识了病态思维,掌握了处理病态思维的方法,在今后就需要我不要急躁,反复实践来熟练掌握这个方法。这就好比原本我身处一个黑暗的迷宫,找不到方向,而现在一支蜡烛吞噬了黑暗,引领我前进的道路,我需要坚定脚下的步伐,最终走出迷宫。虽然这个症状曾经给我带来过痛苦,但我还是要感谢这个症状,因为如果没有出现这个问题,我就不可能参加这个集体心理疏导,又哪里有可能对自我产生这么深刻的认识,更不可能这么早就开始有意识地改变性格,从而改变自我,改变人生。

对于性格,我一直认为这很难改变,但现在我对优化性格有了信心,我必须优化性格,这是我一辈子的功课。当然,优化性格会像割自己身上的肉一样,极其痛苦,但所获得的益处会远大于痛苦。在生活的很多方面都会体现我的过头性格,所以我要随时发现、认识并矫正,在这过程中,社会实践会促进性格的改造,所以我需要多与外界交流,从而改善我对事物的习惯性看法。

自信与自卑从来都是由内心决定的,我可以成为我自己的决策者。我就是我,不完美,或好或坏的情绪都是我的一部分。社会是由人组成的,每个人都不相同,我应该感谢那些曾经让我处于困境中的人,他们让我得到了磨炼,使我更快地成长，没有经历风雨的花朵只会不堪一击。我要接纳别人，他们与我的经历不同，矛盾也一定会时时处处存在，我不能用我过窄的准则要求别人。换位思考，互相理解，宽容别人是解决矛盾的良方。

仔细想想，世界上那么多美好的东西，只不过我们没有发现美的眼睛，有时我们换一换思路，就是另一番景象。每个人的不同，每个人看待事物角度的不同，才造就了如此多彩的世界。

随访（2016 年 9 月 30 日）

随访反馈（一）

现在想来，距离参加集体疏导已经过去四年半的时间了，我认为这是我心灵之路的开端，让我知道了我们要在自己的内心中寻找答案。每个人生来就有自我成长的种子，我们要做的就是不断的给予它养料，然后静待花开。在这四年半当中，我在成长的道路上一直走走停停、进进退退，在不断的摸索中前进。其中有了一些感悟和体会，与大家分享。

首先我要感谢自己的症状，它的出现其实是来提醒我的：你该关照一下自己的内心了。它的到来是如此的偶然而且令人厌恶，但是它又有它存在的必然性，而且如此的恰到好处，像是在极力捅醒在装睡的人一样。睡着的人不愿醒，他是看不到外界的恶了，但是外面的美好他也一样感受不到了。所以，感谢这个想要叫醒你的人吧。他虽然会使我们感到痛苦，但是我认为痛苦可以为我们提供成长的动力，而快乐有时会让人麻木。

有了这个症状以后，我们都想要改变自己，天天把改变自己挂在嘴边记在心里，改变的愿望是如此的强烈。但一定不要忘了，接纳自己才是能够有所变化的第一步，也是最重要的一步。不光是接纳自己的这个症状，试着去接纳自己的一切。例如当某一种情绪，尤其是负面情绪产生的时候，我们先不要用思维去批判它。情绪没有好坏之分，它只是一种信号，我们只需要全然地去感受它，这时你会发现这种情绪会自然而然地消退，不会困扰我们很久。但是如果你和他对抗的话，那它很可能也会缠着你不放。我的感觉是，当我开始接纳自己的时候，一些改变就在不经意间发生了，东西不必非得整齐码放、衣服不用洗得那么干净、字迹可以随心所欲一些不必那么规整、出门时不用反复确认东西有没有带全……我变得更有灵活性，更有包容性，好像自己的生命力被释放了出来，能让更多不一样的事物进入到自己的生命里。

我觉得自己在成长这条道路上还不够勇敢，目前也没有那么放得开，但我知道我需要给自己点时间，让自己慢慢来。自我觉察并且不断完善是我们一生中要不断努力并且坚持去做的事情，我们都需要给自己点耐心，按照自己的步调来。建议大家平时可以多读读心理学方面的书籍，手机里可以订阅几个跟心理疗愈有关的公众号，借由这些文章来认识人性也了解和认清自己，与自己和谐相处，进而与这个世界和谐相处。愿我们都能更好地成为自己。

随访反馈（二）

自从参加集体疏导之后，我的心中就有了方向，知道想要解决自己的困惑就必须向内观，改变自己，获得自我成长。近几年我到底改变了多少，成长了多少，还有这个成长的过程我自己是比较模糊的，但我试着从第三者的角度观察一下我近些年的变化。

我是在高二寒假的时候接受的治疗。由于在高二的时候文理分班我被分到了一个不错的班级，同学之间团结和睦，我的学业相对来讲能够轻松应对，而且又学习到了舞蹈这一个新的技能，所以还是比较有自信的。印象中高二是高中三年中最快乐的一段时光，但还是有症状困扰的，参加集体疏导后，我对自己接纳了一些，对咽口水这件事没有以前那么的紧张在意了。虽然在症状方面有所减轻，但我知道性格上的根源还是存在。

例如，我记得在高二时有一次周五放学后，有一位同学想让我陪她逛一个小商场。作为一个"好人"形象，我心里不太情愿，觉得这样耽误了我写作业的时间，但表面上我还是表示愿意和她一起去。最后虽然逛的过程还算愉快，但回家后我就开始计较了，觉得这样做耽误了我的时间，很郁闷。结果整个周末就开始拖延，没心情开始写作业了。像类似这种情况，在我印象中还是经常发生的。一遇到周末或者假期时，我总是希望按照一个完美的计划表去完成我的作业，但事实上这种情况是几乎不可能发生的。一旦我发现我用的时间超出了我的预计，我首先会看能不能用之后的加快速度来弥补上，可结果可想而知，要想准确无误地按照这种没有人性的计划表来完成我的作业那简直是奇迹。所以当我发现实际情况和预期相差甚远时，我就没有什么动力去写我的作业了，心情十分沮丧，觉得再怎么努力也达不到完美了。之后的状态就会很糟糕，一边是后悔和自我否定，一边是得完成老师布置作业的压力。最后在挣扎之中，到要上学的时候才开始写作业，但已经太晚了。所以现在看来，那时候的自己是一个对自己苛刻，跟他人计较，喜欢没事儿闲得跟自己过不去的一个人。

过于在意他人评价者普遍对自己的道德规矩上的束缚较多，我觉得把自己陷入到一种道德的优越感当中，其实是降低了对他人的包容度，这是一种对宽容的蚕食。我记得以前我特别不喜欢别人看我在干什么，不想让别人知道我在干什么事，比较自私，不愿分享。我发现这背后有一个重要的原因是我认为看别人在做什么是不好的，我不敢去看别人，好像这样做是错的，所以我就会去计较这件事。但现在我不会去把看别人这个动作加上过多的想法，这只是一个自然而然的行为罢了，当你从道德的角度去给它加砝码时，这个行为就变得沉重了。

我们之所以会在人际交往中紧张，我想其中一个原因是我们怕得罪人，怕伤害到别人。其实内心的潜台词是我做得如此之好，你们就没有理由来攻击我。由于我们是如此的脆弱不堪，所以认为好像别人也没有强大的内心来接纳自己的"不好"一样。还有一点是我们想要塑造出一个完美的形象，高高在上，好像没有缺点，这样就能蔑视别人的缺点以维护自己的自尊心。你想用头脑来控制自己，但最终还是不可能战胜你的人性，因为人性不需要完美，它需要完整。在我们给自己这么大压力的同时，其实是会在无形中给周围人带来压力的，我们伪装在"善"的壳里，但这并不是真正的善。处在壳之中的我们察觉不到其他人的心，别人也很难通过这层壳看清我们。不如真实一点，自然一点，用一颗带有温度的心在这个世界中寻找感动与美好。

心因性失眠案例

【案例简介】

求助者，女，28岁。

下面介绍一例因噪音强迫而严重失眠的案例，在她人生最重要的时刻（怀孕5个月时），严重失眠不期而至。最无助的时候，通过心理疏导群认识了我，我为其推荐了《心理障碍自我疏导治疗》一书。当时是2009年，她有孕在身，路途遥远，没有当面咨询的条件，我们也未开通视频和电话咨询，只能通过文字进行交流。在我的协助下，经过艰苦的努力，几个月的时间，她基本上慢慢走出来了，并生下了一个健康的女孩。希望她的领悟与分享对大家有所帮助。

【求助者自述】

我的问题是上初中以后开始的。我对学习要求较高，上课的时候要求自己一丝不苟。在我学习的时候，我从余光里发现有人在抖脚，我不想注意他，却总也无法不去注意。越不想注意，越在意，后来我干脆用东西挡住视线，却又发现眼镜里面有灯的影子，我就把眼镜摘了看书。后来又发现写字时我的圆珠笔有怪味，老干扰我，所以就用钢笔。后来发现钢笔也不行，就改用铅笔……再后来，不到万不得已，我只靠大脑记……我本来写的字不是很难看，但是一看到笔就觉得紧张，所以字也写得很难看了……一堂课下来，有的时候能听进去点，有的时候，要依靠自己课下学习。强迫症就像洪水猛兽一般，让我无法招架，我好累，太累了。心情也坠入了无边的深谷，我开始变得抑郁，也变得无限自卑。

后来上了中专，强迫的痛苦一直伴随我。中专毕业后参加工作，强迫同样伴随着我的工作生涯，我学一点东西很辛苦，很多时候根本不想去看，但是又没有什么办法，不学哪会懂呢？连基本的工作也没法开展。但单位毕竟不是学校，不用那么拼命，慢慢地我的一些症状居然消失了，我不再看书就紧张，也不再注意眼睛的余光……但是我依然害怕看到笔，害怕听到钟表的滴答声（对这种声音的强迫是从中专开始的），只要有它们在，我就会陷入强迫之中，立刻心跳加快，无法安静。所以看书的时候，我一般不拿笔，睡觉的时候旁边不能有那种滴滴答答的钟表，否则，会让我非常不安。再后来，我居然对邻居家的空调声音强迫，对水滴声强迫，对虫子叫声强迫，只要听到就非常不安。不过我有办法处理，我把窗户关掉，把滴水的水管关了又关，把鸣叫的虫子打死，好像变得风平浪静了。也就在这一段时间里，我怀孕了。

我很庆幸，小宝宝挺会来啊，在秋天里来临，没空调声，也没虫子声，真好！我安安心心地养小宝宝就行了。但好景不长，越来越多的强迫症状出现了。看到路边的灯闪烁就不舒服，听到路边商店里放的音乐也不舒服，办公室里有人在装修房子发出吱吱的声响也不舒服，听到同事的电脑发出较大的轰轰声也不舒服。睡觉时，邻居的电视声音也吵得我很不舒服。我的关注越来越多，我的身边怎么有这么多的声音，让我觉得很不舒服。我的失眠由此渐渐开始了，那时我怀孕才5个月。

我开始失眠了，因为楼上的人总是把电视声音开得很大，半夜里又总是起床，我因此换了屋。但换屋之后，发现窗外有很大的汽车声与火车声，一到晚上，我就数火车，一趟又一趟，数到了夜里两三点，依然没法入睡。我赌气坐起来，听听那声音，也不是太吵啊！可是头一挨枕头，又觉得无比的吵闹。我把耳朵用手指堵起来，我可以听到自己的心跳，但是又隐约可以听到火车声。我把手拿开，外面根本没有火车声响。我又睡下，但是一会火车又响起，我又把耳朵堵上，又隐约有火车声响，我又把手拿开。我一晚上就这样子度过。就这样子，晚上失眠，白天上班，坚持了两个星期，自己神志混乱，不得已休假回老家了。

回到老家，我想着"回到老家，清静了，就可以睡着了"。但是却发现老家比我住的地方还要吵。农村里有磨坊，五点钟就开始吱吱地响。为这事我还顺着声音找到了那一家磨坊。站在他家门口，真想冲进去狠狠揍他们一顿。我家村子里挨着一条很繁忙的公路，晚上都是汽车轰轰开过的声音，吵得我非常烦躁。在休假之前我咨询过当地的心理咨询师，她告诉我说接纳声音，别烦。所以一般前半夜，我都是听着那轰轰声，但是没有任何睡意。烦了，我就找出自己备下的耳塞堵住耳朵，但是堵上耳朵的效果更差，总怀疑外面有声音，大脑总是不听使唤地要去听，我就又把耳塞摘下。一晚上折腾上好多次，摘了戴，戴了摘，大家知道我有多痛苦了。我明明知道这些举动是没必要的，但是我却无法控制，自己把自己折磨得筋疲力尽。有的时候累极了，就会在天明之前，迷糊上一觉，有的时候一夜无眠。睡不好吃不好，又怀着小宝宝，一般的孕中期是整个孕期的黄金时期，吃得香睡得香，我却刚刚摆脱孕早期的呕吐，再次掉进了强迫症的火坑。我的身体状况急转直下，人消瘦，走路轻飘，吃饭困难，肉类、水果与我无缘了。所幸我能喝牛奶，我备下好多袋孕妇奶粉，状态好能吃饭就多吃一些，状态差，就用牛奶来补。晚上睡不着，饿了就起来冲奶粉喝。无法形容当时的心情，床是地狱，比地狱还恐怖，强迫症是凶神恶煞，比凶神恶煞还可怕。我曾经独自一个人跑到田地里，指着苍天叱问："你为什么要如此地折磨我，一个瘦弱的女人！折磨我也便罢了，又为何这样子折磨我肚子里的孩子！"眼泪如雨，心如刀绞！我再也无法控制自己的情绪，我恨，无比地恨，恨苍天不公，恨老公无能，恨爸妈从来不懂得关爱我。积压在心头多年的不满，在这一时刻爆发！我冲老爸老妈大发脾气，发短信恶狠狠地骂老公王八蛋！我看到了爸妈的眼泪，看到老公的颓唐！在这个小生命来临之前，在这大地回暖的 2009 年的春天，我家却看不到一丝的祥和。这个家，因为我一个人，而变得失去原来的温馨与快乐。最后，我选择了离开，因为我知道他们帮不了我了，我在家里也只能徒增他们的烦恼。我回到了工作的地方，我开始了寻求医治之路。我上网搜索，了解到了心理疏导群，认识了黄老师和广大病友。

黄老师给我推荐了《心理障碍自我疏导治疗》一书，我也找到了那么多跟我一样，被苦痛折磨的病友。现在回想，我正是依托着这样一个平台，不断地自己深化改变，一步步走出泥潭的。本以为我是上帝的弃婴，现在看来，他还是在我最痛苦最需要帮助的时候，敲开了我的房门。心灵的蜕变，开始了……

拿到那本书之后，我看到了那么多和自己一样的人，看到了他们的康复之路。我不知道我是不是也能走出来，也不愿再去想这个问题，身心被折磨万分的劳累。那个时候我从来没有想过未来，甚至我肚子里的孩子，我也不去想了。我每一天都是极其努力地活着。晚上无法入睡，就躺着，如果饿了就爬起来冲杯牛奶。如果很幸运地能迷糊一会，第二天的精神就会异常的好，我就不放过机会，使劲多吃一些东西，或者到田地里走一走。那个时候正是鲜花盛开的季节，大地回春，万物都显得特别活跃，喜鹊成群地在大树的枝头欢叫，心情也会舒缓一些。如果晚上没有入睡，白天总会睡着。我不知道那时候的心情是好是坏，极端的累，极端的痛苦，让自己对所有的一切都无比地漠然，没有高兴，也没有很多的悲伤，从来不想明天到底如何。睡得着就睡得着，睡不着便睡不着。无奈，无助，又无能为力，便只能听天由命。自己明天是不是还会活着，小宝宝是不是会好，都不去想了，一切都交给上天决定吧！就是以这种心态，我熬过了整个孕期，小宝宝很健康地出生了。当我还躺在手术台上，听到宝宝响亮的啼哭声，我无法控制地流下了眼泪，医生说："你怎么了？为什么这么激动？"我哽咽无语。

孩子虽然很瘦，但是各项指标都很正常，能吃能喝，看到孩子我会莫名地忧伤。我的身体很差了，强迫症还是时时刻刻都缠绕着我。我两天两夜没有合眼，又刚做过手术，妈妈说我的脸色蜡黄。我支起头，晃一晃，居然一点困意都没有，我跟老公说："我这个脑袋一定是外星人的"。好在小宝宝出生，可以用一点安定，就这样子，刀口也恢复了，此时我觉得生命真的很顽强。从怀孕第 5 个月起到现在，我这种极差的身体状态，竟然没有出现任何事故。小宝宝一直都很正常，我也没有得过任何病。

生完小宝宝的日子里，没有用过镇静催眠药物，因为要给娃娃喂奶。每次一躺到床上，强迫便开始了，火车声、汽车声，等等。强迫就强迫，我就在那里听着，强迫着，能睡着就睡着，睡不着就睡不着。我知道我是斗不过强迫症的，我也不想跟它斗了，与它斗我只会更累更辛苦。我被强迫症折磨得一点脾气都没有，我一边坚持照看孩子，一边顶着强迫症的折磨。最深的感觉就是累，有的时候真的想发脾气，控制不住了就抓起什么东西，狠狠地向地上砸去，对命运的不公，对上天的不满，对强迫症的憎恨，就在那一刻里狠狠地发泄出去。就在这种状态里，我断断续续地可以睡着一些，不再是整天整天的失眠，身体也因此得到了一些恢复。

孩子一天天地长大，我在强迫症中一天一天地熬过。每当我觉得失望的时候，就去读一读那本书。看到那些走出来的人所写的经验，我半信半疑，我想他肯定不像我这个样子，所以他能走出来。后来又转念一想，其实每一人的症状都是多么的相似啊，所以我又觉得所有患上此病的人，都是一样的多么不容易。每一天睡上一觉，我立刻觉得高兴，如果一睡不着，我又觉得无比沮丧。后来我发现，表面上自己不关注、不重视，其实在潜意识中一直都在关注它。所以，当我因为一时睡不着而觉得很灰心的时候，我会立刻纠正自己，找点乐子。半夜里醒来了，我不再为睡不着发脾气，我就干脆用手机编辑宝贝的照片，玩游戏，上网看新闻。心理疾病最大的特点就是爱反复，我的大脑中总是不断出现"今天晚上睡个好觉多好，今天晚上睡不着怎么办？"我知道这是人类潜意识的一种自我保护。我会立刻纠正自己，今天晚上没过呢？怎么能确定无法睡着呢！我就这样子在磕磕绊绊、在反反复复中，一点点地给自己心理暗示。睡着了，不用太高兴，睡不着，也不太悲伤，睡着与睡不着都是再平常不过的事，第二天该干什么干什么。即使很累，我依然会挺着，再不行了，就躺在床上休息。一挨床就想"能睡着多好，如果不强迫多好！"往往这时候就又会开始犯病，我也就干脆躺着看看书。累了，就把书往脸上一扣，想着书里的情节，往往就滑到梦乡里去啦。

所以很长一段时间里，睡无定式。也许开着灯，也许脑袋上顶着书呢，也许穿着衣服呢，无论哪一种方式，我都不反对。强迫症来了，强迫就强迫一会，不想强迫了，我就干脆做其他的事。它好与不好，我都觉无所谓，反正这么长时间里我的睡眠越来越好，不再像以前那样子，让人无法忍受了。

慢慢地我开始由害怕强迫症，转而向强迫症笑了，这个原本我认为无比可怕的东西，原来我认为无法医好的脑患，看来也不过如此啊！我想着想着，嘿嘿地得意笑了起来。心理素质越来越强，情绪波动也越来越小，病也就越来越轻。曾有一段时间，外界有一点的变化，我就会想会不会因此而无法入睡，比如，早上要早起，换了个地方睡觉，比如外面有一种声音吵闹，等等，我立刻自我纠正。事实上，很多回，我都以为无法入睡的时候，都不知不觉地睡着了。我渐渐地发现大脑原本就非常的智能，当你的生活之中有越来越多的事去做，它会自动转移到该做的事上去，而不是总在那里强迫，累了困了以后，它自然就会入睡，即使你不想睡，它也会不知不觉地睡着。

就这样，我一点一点地走出来了，当时的怀疑已经冰释。我的身体飞快地恢复，当我能在大街上奔跑的时候，我不禁向生命由衷地礼赞！生命多么顽强，生命力多么强大，经历了那么多的苦难，我和我的孩子都依然健健康康地活着。

说实在话,当时我觉得可能一辈子也无法走出来,但是没想到我用了半年的时间就恢复得差不多了!总的感觉是:不要按照我们原来已有的思维方式去看待问题。为何不尝试一下换个思维方式呢?改变认识问题的方法,随时自我纠正,心态的积极暗示,反复地总结与思考,心态慢慢得到了调整。伴随着心理束缚的解脱,自己就慢慢走出来了!过程是累的,但前途是光明的!

病好了,天天睡得很香,我还兼职开了自己的网店。新的人生,就要开始啦!

不禁想起了那有名的佛诗:菩提本无树,明镜亦非台,本来无一物,何处惹尘埃!心理问题,多数是自己虚构的,是自己吓唬自己的产物,原来什么都没有!

焦虑障碍案例

【案例简介】

求助者,男,36岁。

求助者并非强迫症,而是焦虑症,但为什么纳入本书呢?目的是为广大焦虑症求助者提供可资借鉴的经验。我也多次说过,焦虑症和强迫症并没有本质的区别,如果说有区别,也只不过是"小痞子"换个变形的马甲而已。

求助者通过集体疏导的收获有二:①明确了症状背后的"怕"字。之前他只知道是焦虑症,和心理有关,但不清楚自己的症状是如何来的?又是如何走入死胡同的。没有知己知彼,哪能战胜敌人?②了解了如何应对这个"怕"。尤其是"小痞子"的比喻,让他茅塞顿开。之前他以为纯粹的焦虑思维,无法实践,现在知道了思维如"小痞子",也可以通过行为的方式实践,内心就一下明朗多了。加上他曾练习过正念冥想,将其与疏导治疗的理念有机结合,慢慢地找到了与"怕"相处的门道。从此,闭环打开,良性循环开始。

【求助者自述】

症状和发展：2017年似乎就出现症状了，可能是由于生意的失败和对手的打压，当时出现了脾气特别暴躁的情况。和别人说事情或者打电话（特别是让我很生气但又必须妥协的对手的电话），情绪特别激动，感觉心都要跳出来一样。这样一直持续到2018年。当时有段时间心里特别生气，吃饭的时候出现了异常：心脏跳动特别快，是那种无规则的跳动，好像自己快要死了，紧接着又出现了呼吸困难，当时特别害怕，都害怕自己去不到医院。后来，到医院检查了所有项目，包括头部、颈椎、心脏、肺部、腹部，都没有问题。除了血液生化有点小问题之外，根本找不到原因，更加急躁，不停地在网上查询，突然看到了精神问题的条目。当时对精神问题也不太了解，因此心里特别害怕，头晕严重，内心抓狂。当时我的老婆已有身孕，陪老婆散步时我感觉头晕得更厉害。一想到我还有很多人的工资要发，手里的钱根本不够，外面的债务又很多，感觉自己都要疯了。也许是我父亲的缘故（后面我会说），我格外怕医院，特别是西医，2018年底我去了中医院。找了名医开中药方剂，诊断是肝气郁结，调理了一下。到了过年，可能是放假让我压力变小，轻松了很多。2019年初，我一个亲戚得了肝癌，很快就去世了。我很害怕，感觉闭上眼睛，他就好像站在我跟前一样。有一次睡午觉，突然我脑子里闪现前一段时间在水库里钓鱼的场景，我不小心掉进去了，旁边是很多的坟墓，幸亏我会游泳，不然就完了！我很害怕"是不是那几个坟有鬼魂附到我身体里，所以才会有这样的症状？"越想越怕，真的是害怕得不行了！没过多久，我的电动车钥匙丢了，到处找，翻了个底朝天也找不到，我心里很着急，不停地问自己："怎么会丢了，怎么会丢了，为什么就找不到了……"一直纠结着，两条腿像是有无数虫子钻一样，心里非常纠结，感觉整个人快要崩溃了。

求医：2019年5月份时，我朋友带我去了一个专科医院，那里的诊断说是焦虑症和抑郁，刚开始吃的是米氮平每晚1/4片，早晚吃马来酸氟伏沙明各1

片,这两年我自己减到了原来的一半。

成长中我记得几次丢人的事。我在上初中的时候,自慰被别人看到了,现在想起来都非常丢人,心里充满自责。我父亲和母亲都是性格比较倔强的,特别是我父亲,他比较暴躁,经常和我母亲争吵打骂。但我父亲特别疼爱我们这几个孩子,尤其是我这个男孩,对我的期望很高,因此我到现在都感觉很愧疚,觉得一直都没有达到父亲的期望,甚至是让他很失望。我很爱我的父亲,父亲在我的心目中就像是大山一样。2010 年 10 月,我父亲在浙江突发脑溢血,我在北京上班,医生说有两个结果,要么下不了手术台,要么成植物人。这两个结果对我来说,简直是晴天霹雳,我根本没办法接受,当时瘫倒在地,连夜哭着从北京赶到浙江。家里本来也没什么钱,但家里人一致认为,花掉所有的积蓄,就算父亲是植物人也要一直治疗。后来实在没钱了,就只能将父亲转院回老家,在老家的医院里花费会稍微少点。那几个月,无论白天还是黑夜,一直由我照顾父亲。慢慢地,我自己的身体也累垮了,经常一天睡不了几个小时。2011 年春节前,父亲走了。我以前是一个特别爱笑爱玩的人,但父亲走后,我和我的家人好几年都没有走出来。从那时起,我发自内心的笑就很少了,而是经常闷头想一些事情,脑袋上面像是被布盖住了一样。父亲不在了,我的压力大了,特别是开始做生意以后,变得脾气越来越大。我当时没太注意,现在想想确实如此,有时做了对不起家人或者别人的事,我就觉得非常自责,现在每每想起还是如此。

现在是 2021 年,过年前后我精神状态很好,药都减得差不多了,这次又犯了。不过鲁老师和黄老师写的那本书对我帮助很大,但是我整天精神很差,内心纠结、头晕、恶心、心慌。我很爱老婆儿子,也很想和他们一起快乐生活,但就是快乐不起来,经常他们在一旁玩,我的思想却在纠结,很难从里面跳出来。有的时候心慌,就担心是不是心脏病,万一我猝死了怎么办?腹部不舒服就怀疑这癌那癌的?很痛苦,就怕万一。

现在的生活不是我想要的，为了家人、为了自己，我不能再这样了，要找到一条路。这次我也是带了很大的勇气来的，希望能得到帮助。

第一天反馈（2021年7月16日）

今天第一次参加集体心理疏导。听完同学们的发言，我的内心有些酸楚。大家都是心地善良的人，每个人都有一个只有自己才能懂得的故事，有长期积压而没有得到释放的小火山，最后理智落了下风，小火山终于爆发了，大家被烧得遍体鳞伤。在内心的伤只有自己知道，这才是最痛苦的。结合到我自己，本来我的心理素质就不高，2017年事业上遇到人生的第一次重大打击，引发长期焦虑，并且出现了躯体症状，由简单的焦虑发展到严重的心理疾病状态。后来，不停地思考、检查，想找到我目前认知范围内科学合理的答案，让自己放心，而且是百分百的安全。可是焦虑让我对放心的结果也产生了怀疑，于是就进入了一个死循环，到最后可能焦虑的不是现实的事情或者身体状况，而是焦虑本身，就是恐惧着恐惧本身。

现在我对自己问题的原因了解了大部分，下面就应该是如何克服"怕"字本身的问题。我始终相信上帝关上了一扇门，会打开一扇窗，我正在寻找打开那扇窗的钥匙，那一片天空应该更加美丽。

第二天反馈（2021年7月17日）

今天主要强化了"怕"这个"虚假空"的本质。在老师讲解的时候，我突然又冒出了焦虑症状，头猛得一晕，害怕的情绪涌了上来。引起这个症状的原因是我特别怕将老师讲的别人的症状复制到我自己身上。没办法，我只好硬着头皮尝试实践，心里想：害怕是虚假的，全是虚构的，是自己长期焦虑的一个习惯，慢慢自己就会好的，给自己一点时间，不要着急。然后让注意力再集中到老师的讲课上，一直到讲课结束，才想起课堂上我曾焦虑发作过。心里多了点惊喜，原来别人的症状果然不会传染。之前我是很担心自己传染别人的症状的，现在看来这是多虑了。

关于自己的性格,我今天着重考虑了完美主义的问题。本来我认为完美主义在我身上根本不存在,因为,我在生活中是不太讲究的人,特别是上学期间,比较随性,也喜欢和随性一点的人交朋友,太严肃的人我不太愿意接触,所以原先我认为自己没有完美主义。但听了课之后,黄老师讲,只要某一方面追求完美或者确定感,就很容易出现问题。看来我在身体方面或者在焦虑感的控制方面,也是犯了完美主义的错误,不打破这个完美是没办法解决问题的。

第三天反馈(2021 年 7 月 18 日)

今天最大的收获是发现了我平时注意不到的一些问题。比如,我不太喜欢去一个陌生的地方,一个原因是感觉很累,第二个是到那里会有一种不确定感,第三个是会莫名地担心。最后我总是找借口不去,逃避了。以后有机会我要实践一下,解决这个问题。这次给我的灵感是思想的焦虑,也是很容易找到实践方法的。

中午放学的时候,我感觉天空比以前美丽多了,久违地抬头望着白云,很久以前的快乐记忆浮现在我眼前。

至于两大误区,对第一个误区我非常无奈。平时没有症状的时候,我就怕焦虑情绪会来,然后说来就来,越担心什么,什么就来。有时感觉只要自己活着,这个问题就一定会出现,因为想啥来啥,到最后就是害怕,永远逃不掉,完美的闭环。最后自己一步步进入了妥协,也许是反抗累了、也没有精力了,或者是绝望了,这才进入了第二误区。

第四天反馈(2021 年 7 月 19 日)

四天过去了,基本知识已经掌握了,剩下的就是在症状出现的时候慢慢实践吧。在参加课程的第二天,我就有意把药量减半,好让症状出来,便于完成实践。有点奇怪,"小黑人"好像知道了,就是不出来,有点可惜。在这么好的环境中实践的机会有点少,就好像你越想让他出来,他反而害怕了,不敢出来了。

刚出现症状的时候，心里万分恐惧，感觉人生可能就要这样在痛苦中度过了。但总归是不甘心，拼命想找到救命稻草，在这个过程中又更加绝望，也有一丝希望。就像再炎热的夏天也会有一片树荫为你遮阳一样，家人的关心、朋友的支持都是重燃希望的动力，生命需要希望。

我对自己的心理问题从不避讳，到目前为止可能认识我的人都知道我的问题，因为我不认为这是见不得人的，相反，也有好的一面。只要我们跨过去了，那一定是天高云淡、潇洒人生，比起没有经历过的，我们应该会更加热爱和尊重生活。不管是一两年还是三年，总之都要加油。

第五天反馈（2021 年 7 月 20 日）

今天学到了关于安全感的问题，对我的触动挺大。回忆中，从小学开始父母就经常外出打工，虽然培养了我独立生活的能力，但在心里也埋下了安全感缺失的隐患，结合现在的种种表现，能够对号入座。比如我现在不太喜欢去陌生的地方，总是莫名地担心；自己特别在意的事情出现意外情况，总是很难接受，下次类似的事情就会表现出过度的担心，对人和事都是这样，心里总是出现糟糕的画面。到最后，事情还没做，心情已经低落了一大半，事情还没有结果，就已经先给它下了一个判决。这就导致越来越不想做那些不确定的事，万一遇到不想做又不得不做的事情，就会非常焦虑。时间长了，一点一点的焦虑就会越积越多、怕去的地方也越来越多，给"小痞子"的机会也就越来越多，直到彻底被他征服。今天收获很大，我明白了"怕"是由不安全感产生的，"怕"是"虚假空"的。克服了"怕"字，不安全感就会消失，性格就得到了改造。

随访自述（2023 年 12 月）

很荣幸接到黄老师的这一任务，让我给大家分享战胜焦虑症的心得。回过头再来看，我反倒是非常感激我的焦虑症，因为这给了我一次心灵成长的机会。

　　言归正传，我是 2018 年在某专科医院确诊的焦虑症。在这之前，我的身体和精神出现了很多的症状。比如说头晕站不稳、心慌、浑身疼、恶心呕吐、吃不下饭，身上像无数只蚂蚁在咬自己，身体有一点不舒服，就担心自己得了什么大病，晚上睡不着，恐惧感无处不在。我相信大部分焦虑症求助者都会有这种状态，往往也和我一样，在医院也检查不出来什么问题，总是心慌难受，感觉下一秒就要死去了一样。当时真不知道自己是怎么回事，就感觉到特别的恐慌，脑袋里莫名其妙出现了害怕的事情，一件小事我也会一直不停地反复纠结。比如说那次丢钥匙的恶性循环，不停地想，越想越难受，是那种非常无助的难受。我知道我进入了一个怪圈、一个死循环，明明知道这是不对的，但是那时却控制不住我的大脑、我的情绪和我的身体。很多有我这类心理疾病的求助者会选择轻生，我非常理解，不是他们不想活下去，而是活下去实在是太痛苦了。我理解他们的痛苦，这真不是一般人能承受的，这一点我非常确信。

　　无奈之下，西医治疗和中医治疗我都尝试遍了，始终解决不了任何问题。那种无助感真的是让人痛不欲生，就像掉进了一个无尽的深渊一样，不停地往下掉，无处不在的恐惧一直跟随着我。这时我才知道我出了问题，而且不是别人能帮的那种。在医院确定了是焦虑症后我也买了很多书籍，实话说帮助不是特别大，直到看到黄老师和鲁龙光教授写的《心理障碍自我疏导治疗（第 2 版）》这本书。2021 年，我参加了集体心理疏导，虽然因为疫情最后一天没上完课，但是对我来说足够了，对我的帮助很大。

　　回家以后，我彻底梳理了一下自己的问题，分心理和身体两方面，具体是心理问题影响到身体，还是身体问题影响到心理，我也不管了，同时对症状做出了对应策略。

　　首先谈谈心理方面的问题怎么解决。我比较认同黄老师说的我们的大脑真的病了，是一种疲劳导致的病。明确了这一点，我们就应该让我们的大脑先回归到正常的状态，这需要时间和不断地努力。我就在黄老师讲的基础上更加深入去追本溯源。黄老师说的"小痞子"这个案例，如果能深入执行，基本上就没有太大的问题了，我认为这是整个课程的精髓，非常值得我们去仔细思考。我们掉进这个陷阱，其实就是"小痞子"在作祟，他让你有的时候分不清楚虚假的和真实的，老师说的"一刀切"就能解决一大部分问题。有的时候切得很难受，做不下去，有可能你前进了十步，症状来的时候又退了九步，没关系，这就是进步。多给自己一点时间，相信自己一定会好的，因为焦虑症本来就会好。不管你是用时间去熬，还是用别的方法去克服，总会好的，这一点大家一定要坚信，我作为过来人，这是我给大家的建议。

大家有没有考虑一个问题：焦虑症像什么？像不像是我们做了一场噩梦，在梦中我们很恐惧、很害怕，但是醒来后我们就知道这是一场梦，也就没事儿了。其实焦虑症也是这样，只是我们还没有从这场噩梦中醒来。那怎么能让自己不害怕呢？试想一下，如果是别人在做噩梦，你只是看到别人在做噩梦，你是不是就不那么怕了？所以这就引出了一个第三者，同样是用于我们应对焦虑症的方法（我把它比成方法）。如果我们跳出来看，焦虑症状态是不是就会好很多，我看着我自己恐惧害怕，我感受它，只是单纯在感受，不要做任何评判，就像黄老师教我们的一样，不要评判，因为这样会进入"小痞子"的怪圈中。我想这是一个很好的思路，但是有点难做到，具体怎么做到不评判？不进入"小痞子"的怪圈可能需要一个辅助工具，想必有人看到过或者学习过，那就是正念冥想。学习这种方法会让我们更加容易做到不评判、不进入"小痞子"的怪圈，这需要一定的时间去积累。

到现在为止，我的焦虑症已经好了。我不认为我在正念时状态有多好，相反，不是很好，但是已经受益良多了。我相信，时刻用黄老师讲的"小痞子"，再加上正念这个辅助工具来对抗"小痞子"的方法非常管用。之所以说我受益良多，是因为虽然我的焦虑症好了，在社会当中还会遇到"小痞子"，这时候用黄老师这一套理论和方法也是能够处理这些问题的,这让我感觉到生命的轻松和快乐。对我来说,应对焦虑症,我没有用太多的方法,我相信方法不需要太多,只要你能坚持下去,一种方法就够了。

再来说一下身体问题我是怎么应对的。身体的不舒服有很多,我又用了两种思路。第一个是锻炼,超强度的锻炼我没有用过,不好评判。我比较喜欢柔和一点的运动,所以我选择太极拳,最好选择那种真正的太极拳,而不是太极操,希望大家做一个甄别。太极拳讲究"心身合一",讲究心与身体时刻链接,是一个非常愉悦轻松的运动,我感觉对身体帮助很大。第二个是药物治疗,我偏向中医。吃饭吃不下去,我就找中医调理,睡眠不好,我也找中医调理,有很大帮助。特别是胃肠道的问题,大家可能听说过,肠道是我们的第二大脑,肠道健康了,大脑也会跟着愉悦很多。

说到这里,我感觉差不多了,最后还想跟大家分享一点小小的感受。现在回过头看原来的自己,会想我为什么会得焦虑症?我的总结是性格决定了我会得焦虑症,决定性格的主因是认知出了问题。我们从小到大经历的事情决定了我们现在的认知,所以这次治疗焦虑症的旅程,也是我们修复认知缺陷的旅程,希望大家早日康复!

社交恐惧及回忆强迫案例

【案例简介】

求助者,男,39岁。

求助者受困于人际关系和强迫回忆多年,遇事瞻前顾后,不敢行动,事后反复回忆,惴惴不安,总怕自己做不好、做得不对。走了不少弯路,经历了诸多痛苦。后来,积极践行疏导疗法,获得了巨大的进步。通过疏导疗法,不但自助——自己摆脱了心理困扰,而且还助人——活学活用,结合自己的实践,对疏导疗法进行了自己的诠释，帮助了不少心理困惑者。他的这篇纪实性的自我疏导传记，详细记录了他实践中的心路历程，描写细致入微，情节跌宕起伏，引人入胜。为他曾经的无助与磨难而叹息，为他的勇敢和智慧而自豪，为他取得的巨大成功而高兴。相信他的这篇分享能引起广大读者的共鸣，也能给尚处在心理迷雾中的朋友们以帮助。

【求助者自述】

心路历程

我常常觉得严重的社交焦虑如同一个人生活在地狱中，和别人生活在同一个时间和空间，却身处不同的世界。回想往事，又有多少感慨。社交焦虑的形成是"冰冻三尺，非一日之寒"，同时个体自身也是很重要的。我将从不同时期的成长经历来分析我产生心理障碍的原因。

不到一岁，我就离开了父母，被送到外婆家，这件事对我的影响是巨大的。现代心理学的研究表明，不在父母身边长大的孩子身心的成长是不全面的，尤其是六岁以前，如果一些方面的成长受到压制，那么这一段将是难以弥补的。在外婆家五年，我几乎被封闭了。外婆万分小心，为了我的安全，从不让我单独出去玩，我很少与同龄的孩子玩耍。那种与小朋友玩的渴望，那种想自由的焦虑，到现在记忆犹新。我总是盼望着，盼望着，哪怕是我的小姨回来也好啊。就待在一个小院子里，出去的机会很少，因为大人要干活。外婆对我极疼爱，不让我出去乱闯，嘱咐中永远是"小心、不要惹是生非"。在我的回忆中，她从来没有"主动、大胆"的鼓励，这与成长是多么的矛盾啊。现在很明白了，六岁以前如果没有正常开发某方面能力，以后就没有大的机会了，七岁看大一点也不错，这是铁律。我的性格基础大部分是在这里形成的，可以想象，这样成长起来的孩子能有多大出息。外婆是一个聪明人，她很会讲故事，是她的故事伴随着我成长，也是我最大的乐趣。日积月累，我的性格变得胆小、敏感、要面子、任性、道德观念强。爱面子，不能让别人说不字；胆小，见人就害羞；老实，怕事，心里装不了什么大事，这样的心理基础是不可能产生很好的适应能力的。

基因和家庭对一个人性格的形成也是很重要的。我父母都是那种为了工作可以什么都放下的人，他们都是当时非常优秀的大学生，工作都是最出色的，只是在那个年代可惜了他们的才学，身在外地工作，再加上涉世不深，又没人帮助指点，清高、太认真、固执、怕事、道德观念太强、爱面子、老实，他们错过了无数的个人机会。他们太难了，总想开创一番事业，他们将一生中最美好的时光全身心地献给了那个地方。

上学了，我才被接回父母身边。那个时候他们忙于工作，生活对我来说，已经有了一种压力感，也可以说是一种焦虑。因为他们对我的要求是很高的，很严厉，也许是我根本还没适应这种生活，没有什么方法可言，谈话基本都是命令式的，几乎没有商量的口气。其实他们实际上是没有时间，对工作太认真了，完全缺乏对我的耐心，因为他们当时在那里没有多少生存空间。我只有不断地考出更高的分数，更好的名次，来引起他们对我的关注，来引起周围人对我的关注。我记得每到重要考试前，我总是发烧打针，其实那就是身心极限的一种预警。生活环境很艰苦，我后来得了严重的鼻炎，吃了好多药，就是治不了根。因为吃药太多，吃饭没有规律，小学就得了胃病。我母亲现在想起来还含着眼泪和我说："当时真是傻了啊！真是得不偿失啊！"忙得狠了，就在家里发火。父母吵架的情境对我来说是一个噩梦，那可怕的一幕一幕我现在记忆犹新。

我的那个学校是一个村办的小学，由于我是外来的，在那里备受欺凌。又是几年，在性格形成的关键期——12岁之前，我再次错过了一个成长的重要机会。心理极度压抑，痛快的宣泄和温暖的包容对我来说是一个永远的梦，我的内心已经变得极其懦弱，纯粹的外强中干。我只有不断地追求高分和各种成绩，在学校里高标准要求自己。从小我就一直希望自己能够掌握一种优秀的技能，但都落空了。我想在学校里得到我应该拥有的一切，我要得到表扬和成功的感觉，也只有这一点可以让我得到一点点自信和自尊。由于学习成绩好，道德观念高，所以从一年级开始就一直是班干部，一直到了初中和高中我都是班长，而且是最优秀班级的班长。

在青春期，问题是比较多的，当时脸上长了青春痘，我就感到很难看，为此心里总是不舒服。长时期有种挫折感，总感到在别人面前抬不起头来，想了好多办法来治疗，也没有治好，当时的药根本就控制不了。因为一次严重的扭伤和几年不断加重的胃病，再加上自尊心强、太要面子，极度的挫折和失败感，使我慢慢地产生了说话做事总要反复回想的毛病，尤其做错了事，总是不能原谅自己。总是担心自己做错事，学习更是担心学不扎实，总是担心记不住，学得不对，怀疑是不是自己一些课听错了，这是一个综合的症状。社交也陷入了困境，因为怕不明白别人说的意思，有时会反复琢磨；又怕得罪人，也会因为一点小事想好长时间。在顽强地支撑了一两年后，终于轰然倒下了——琴弦绷太紧，断了。高中，休学了！真正的噩梦开始啦！从此再也没有回到过学校。优秀的成绩、积极的学习态度、同学的纯洁友情、顽强地追求高标准的意志力远远不能扭转心灵的崩溃。现在想来，那是必然的结果，因为我早就透支了，崩溃只是时间的问题。看来，人若是在关键的发展期调整不好，那就不可避免地会出现问题。

漫长的地狱生活开始了，为了能尽快回到学校，我全力治疗，开始以为是胃病太厉害造成的，到处看病吃药，中医、西医、理疗等所有的办法都用了，效果不大。当时浑身极其难受，这其实就是焦虑、抑郁、恐惧引起的，家里人总是说我古怪，我也是动不动就发脾气。我感觉自己被恐惧锁定了，所有的肌肉感觉都没有了弹性，走起路来都感觉不对劲了。后来还是我的母亲发现我的情况不对，可能是心理或精神状况出了问题，那时候根本就不知道什么是心理障碍。在一年的时间，她带着我把省内的好医院里看了个遍，各种病"猜"

了个遍,就差住院了。药也吃了个遍,一点用也没有,反而慢慢地加重了。据说给我作诊断的医生,有些是国家级权威。但越治越没有信心,真的感觉已经走投无路了,又在家里待了一年,可叹啊!(所以现在我看到一些朋友身处绝地,还不知道向哪里走,我真的理解他们。如果说看到疏导疗法或实践了疏导疗法没有突破就放弃了,真的很可惜!这只能说无缘啊,疏导需要过程,情况各有不同,只有长期坚持,你才能获得意想不到的效果)。

后来,还是我的母亲进行了仔细研究,怀疑我得了强迫症,这才有点对路了。但是光吃药又有多大用处?也没有什么真正有用的药物。当时吃药的量是不小的,就是想快点治好病,可惜收效不大,天天迷迷糊糊的,就像生活在虚空中,生活离我是那么遥远。在所有人的面前我都抬不起头来了。一个小伙子在家里待几年,除了吃药,没有正经事干,想想吧!同学来看我,那是在"折煞"我啊!我最钟爱的学校——永远也不能再上学了,我真的不知道我怎么了,我当时只能期盼着医学新科技的出现。其实,当时我就觉得,除非奇迹出现,我基本上没有多大希望了。上大学?呵呵,那是一个永远的梦了,能活着不难受就行了。有时会看着窗外的小鸟,我想哪怕是一只小鸟也好啊。什么办法都想到了,学习瑜伽、打猎、海滨疗养……所有能想到的都想了,包括心理治疗。如何调节心理呢?看了大量的关于心理学的书,逢这方面的书就买。当时只有国外的疗法,西方的疗法我也实践了,我母亲当时研究了好长时间,我们也操作了,但是没有效果。一个是文化,另一个是操作,都有难度。对了,还有森田疗法,找到一点资料就如获至宝,好好研究,好好实践,但哪有成功的可能?本身不同个体就有差异,而且森田先生亲自指导,也有不少难以奏效的案例。后来,有机会看了森田先生的传记,感觉还是力度相差太远。实在没有办法的情况下,我感觉不能让母亲太难过,抱着奇迹可能出现的心态,开始上班了。上班后,我是单位上的一个另类。一个字——难!一个词——超难!

　　我的另一个问题就是怕做事、怕行动，胆小怕事，这个症状是非常痛苦的。因为怕，不敢去完成该完成的事。在学校时，我怕当班长，怕上学，后来一直退缩到不敢上街，不敢去买东西，不敢和人说话，尤其不敢和女孩说话，不敢去完成作业，不敢完成一项活动。不敢做的情况太多了，每当要去干一件事情，即使是很小的事情，也要琢磨好长时间。

　　再举一个例子，我怕去超市。在逛超市时候，我怕我出门经过那个检测仪的时候警报会响起来。一进超市，我就紧张，马上分不清是非，尤其是不买东西的时候，一走到那里就怕得不行，怕万一有个人把东西偷偷塞进我的口袋，万一我自己带进来的东西能感应那个仪器，万一……在里面逛的时候就一直想着过那个检测仪的情景：如果到时出事怎么办？几十个症状都出来了，呼吸、手、脚、眼、头……到处不适，胡思乱想、焦虑、自卑、抑郁都有。脑子不停地想着怎么办，如何跟保安理论，等等。看到这里，好多朋友都会哈哈地笑起来，你的问题太简单了，你的怕是不存在的，"虚、假、空"嘛！你那个想法很过头啊！可是这个问题却折磨了我好多年。在我自己的心理治疗过程中，一开始这不是最严重的问题，等别的突出问题解决以后，它才凸显出来。以前是一进超市，买了东西就快走，像离开是非之地一样。

　　有一天，母亲在一本刊物上看到了鲁龙光教授的相关报道。与鲁教授联系之后，我踏上了南去的火车。这次是否真能够解决我的问题呢？我还吃着药，真的可以将来不吃药吗？我能回到原来的我吗？我还能正常吗？集体疏导真的很有效吗？天下还有一样和我受苦的人？那里的医生不会和我以前见到的一样吧？我的问题好多，我的情况能对症吗？无限的担忧……在火车上蹲了十几个小时，天不亮就到了南京，终于到了！

　　学习了疏导疗法之后，道路并非一帆风顺，艰险并没有过去，但胜利之门已经向我敞开了。后来，经过了无数次的失败，我再也没有绝望过。因为我知道，我的力量在不断增长，我将从这里起飞，这里就是我起航的地方。

实践与感悟(1)——结缘疏导疗法

师傅领进门,修行在个人!在集体疏导过程中,有超强领悟者是少数,这与个人性格和机缘有很大的关系。我是属于那种性格缺陷较重,又陷得很深的那种,自我的深度执着,多年形成的性格壁垒,一时根本就打不开,但收获还是巨大的。在感性认识上,有了转折性的改变。首先确认,我的情况就是一种过分,只是还没有认识清楚,只要认识清楚了,绝对可以建立"新秩序"。这只是需要实践、认识和一定的时间、空间。性格的认识和改造,是根本性的,现在的学习,是为胜利做好战略知识储备,对疏导疗法有了一定的认识和一定的实践体会。当时学习班上的同学悟性高的,确实有了飞一般的认识;而悟性差的同学也通过学习明确了自己的未来不是梦。疏导疗法的科学性很强,心理治疗者没有必要为一时一地之得失而耿耿于怀,必须志在高远,而疏导疗法通过实践和认识,足以使人领悟到广博深远的精神境界。

七天的集体疏导,现在回忆起来仍然是美好的。鲁教授很忙碌,每天都要对几十位学员进行认识和评估,要看我们每个人的反馈材料,第一次看到了大家的风范,那是智慧与仁爱。我当时在南京的突破少得可怜,为了克服"怕"而第一次握了一个女孩的手——很感谢那位女同学。不过这是在大家的鼓励下,怀着许多繁杂的心情才做的,但这并没有解除我的紧张。当时如果有悟性,记下这次成功的感觉,完全可以再突破。只是当时心理的力量太弱小了,没有在这个点上大胆突破,还是胆子太小了,太自卑了,伦理道德观念过强了。我只是担心"万一",担心自己会进一步做出什么事来,万一别人反感,万一被别人误解,万一产生爱情,万一……现在分析完全可以通过"三自一转移"来转移或控制这些"万一",难受也要去控制,锁定它,这就是"习以治惊",从而实现单点突破。当时,还是太胆小了。后来,我在这一点上实践了无数遍,就是这个思路,真的突破了,现在和我关系不错的女性朋友还真不少,我们常常相互帮忙。

胆小的反义词是什么？勇敢。勇敢是怎样产生的？来自于胆量。胆量是如何产生的？是锻炼，是"习以治惊"。"习以治惊"是怎样形成的？是一次一次的反馈，是一次又一次的信息交换，是一组一组的认识，是强力的实践，直到最后锁定终极目标，将其攻克。这就是心理疏导的特色，它通过多种方法打开通道，然后对心理深处的错误思维进行有效打击，不断提高个人的认识水平。

有些错误观点一眼就能看穿，但有些是不明显的，因为多年以来根本认为那就是对的。在学习疏导的时候，我总是感到难以掌握，其实已经看了好多遍了，但因为焦虑、抑郁和恐惧，使我放不开。内容方法就是那些，可我总是不放心自己的所学，总是担心自己做错了，总是怕自己理解错了，犹豫不决！什么叫犹豫不决？举一个例子，一位朋友上厕所，一上就是一个小时，这就是典型的犹豫不决。总是一种想赢怕输的心理，患得患失，高度的认真，高度的担心，不敢做出最后的判断。这个阶段，我沦陷了很长时间，陷入了过度的治疗。过度的治疗，表现为将那种对一切都不放心的习惯，放在了疏导上。也就是说，把那一个心理障碍体系完全套在了疏导治疗上。这样就好比你扛着一个沉重的包袱前进，虽然这个包袱早晚会卸掉的，但在疏导的前进道路中，使你根本无法进入治疗的高速公路。在这个阶段，我待了好几年的时间才搞明白。但当时我相信疏导，没有被暂时的被动所动摇，坚持不懈。那么多成功的例子，我只要多费点时间，我也会达到他们的水平。后来我扫清了周围的障碍，这个问题果然显现出来。这就是国内的一些心理疗法所强调的——不要执着，要无为而无不为。怎么破除执着？怎样无为而无不为？连"走"都不会还想"跑"？不可能的。如果能不"执着"，如果可以达到"无为而无不为"，不是已超越常人了嘛！那何来烦恼呢？

我们目前还是来点实际的吧！让疏导去掉我们的过分就行了，其中"少想多做"的方法在这方面就具有很高的实践价值。有一天，我将"疏导书"放起来了，不再看也不再想了，反而进步更快了。这可能就是常说的不在乎症状了，这样就灵活了。不是我跟着"疏导"走，而是我领着"疏导"走了；不是"疏导"转我，而是我转"疏导"了。至于怎么破除执着？怎样无为而无不为？且看下回分解。

实践与感悟（2）——初战告捷

为了要战胜这个症状，我付出了巨大的努力。朋友们！真的！如果没有心理疏导疗法，一个人真的很难走出来！回想以前，看看现在，真是不敢想象。我开始一件事一件事地做，从小事做起，越做越大。果断！果断！再果断！！勇敢！勇敢！再勇敢！！比如今天是周六，在家整理房间，有些东西没什么用处，果断卖废品，卖了不去想；有些家具调整一下位置会更合适，想到就果断调，调完了不去想；整理一下自己的藏书，没用的拿下来，果断处理掉，不去想……行动，行动，再行动。行动果断，做事不怕出错，做过不多想，不后悔。少想多做，"习以治惊"！怕见人，那就要多出去，见了人不多想，该打招呼就打招呼，该谈话就谈话，过去就不要想，即使他没有注意到你，也不多想。"习以治惊"！我开始认识到了"过"字是怎么一回事。慢慢地，在生活中我开始有了一些小小的成功，就及时进行总结。就这样：认识→实践→觉悟→解脱。

我前面说的那些造成障碍的原因，外因偏多，我知道这是我成长必须接受的代价。我之所以写了一些过去的种种不幸，是我已经不在乎了。俗话说"无魔不成佛""大难不死必有后福"，高质量的不幸常常伴随着高质量的幸福。我对现在很满意，主要是自己的成长性现在才真正体现出来，长得慢而已，只要过上一段时间，一些方面就有进步，这是综合实力的体现。我想还是写一些自己具体的操作实践吧。

在患病以后，我总是担心自己做错，总感到自己做得不对，怎么做也不行，整天担心万一做错了怎么办，而且不论怎么做都感到会有缺陷，尤其在很多人面前，更是无所适从。我只能说，一切都在勇敢的实践中才能有所突破，在心理素质有所提高之后，我不断地主动出击，在工作上通过自己的努力，得到了领导层的认可，于是就把我安排在一个每天要接待许多顾客的岗位上，这样我将不得不面对大众。这倒是给我出了一道难题：去了吧，那么多人面前做错了怎么办？我的心理乱套了怎么办？自己的心理素质是否适合干这些事？万一反复怎么办？万一别人挑出我的错误怎么办？我做得不完美怎么办？我肯定会有不周到的地方，怎么避免？万一因为没有干好被迫下岗怎么办？万一别人找我的麻烦怎么办？我要怎么做才能完美呢？设想了好多的可能，可是为了生活，我不得不去。饭碗，不去能行吗？

　　一到那里，我就慌了神，还搞出了一些笑话。常常是慌里慌张，不知干什么好，好像什么也不会，只能老老实实地坐在那里，焦虑和抑郁不时出现，真是计划没有变化快啊，在家里想的一点也没用。如果在以前，我早就陷入恐慌而不能自拔了，可是现在我不会这样了，疏导这时起到了关键作用，看到别人用什么表情，我也用什么表情，就像自己什么都懂似的。他们不怕，我也不怕。好好地关注业务，无论如何，也要来一个做完一个，我不能陷在"是非对错"里，就像我战胜对超市的恐惧一样，被逼的——为了家人的幸福生活，我不能害怕，我要勇敢，我不能在乎自己的那些"胡思乱想"，疏导的战法在我的脑子里不停地转换——巧于联系，分清是非，少想多做，勇敢果断，"三自一转移"，不追求完美等，我轮番使用，我不能等到全好了再来上班，那也是追求完美，我要在战斗中成长。我要像别人一样目中无人，充满自信，就这样完成了一个又一个业务，认识了一个又一个朋友。我都完成了，没有倒下，而且完成得很好。在做业务的时候，就是不去过多地想对和错，做完了，就不再去多想。别的同事怎么做我就怎么做，不管难受不难受，在坚定地做完第一个业务后，心里有了底，我想这就是"习以治惊"吧。

　　初战告捷，以后越战越勇，我记下了这珍贵的小胜利时的体验。我总算明白了，出了错也没什么了不起，主要是我"怕"出错、"怕"失败，而什么都放不下，其实那个"怕"就是虚假空的。抬起头，目空一切，"我为什么要生活在紧张里？没有必要的！"我这才发现，思想的空间是如此之大。我常常将疏导里的例子拿出来，与自己联系，原来不理解的现在理解了。最主要的是，在初步安定了之后，不在乎自己的问题了，凡事没有什么了不起。再进一步，我就能体会出自己的标准太高了，虚荣心太重，太爱面子。行动上也能体会出一些性格的缺陷，比如：想得多，做得少，还不够果断。我感觉，当自己走到一定阶段的时候，是不容易倒退的，总会有办法解决一个一个的问题，举一反三，总会不断进步。

在疏导中有一句话是很重要的，鲁教授说的："在顺境中性格改造起来是容易一些的，所以在处理个人问题上要积极一些、果断一些，要敢于把握对自己有利的机会。"

认识到了这个问题，进超市我就不多想，你那个错误的想法，我不理你，我带着你逛，难受我也不管你，再后来我不在乎你整个症状了，症状我都不管了，我要看看这个那个产品，合适的我就买回去，没有可买的，我就空着手走出去。我经过检测门时也还是难受，但难受和难受不一样了，我顶过去了。顶过去，我看问题马上就变了，我看那个门卫也可爱了，我好有自信，我是消费者，我是他们超市的"衣食父母"。原来我进去的时候，对人家礼貌的问候，我都紧张得无法消受，现在我放松了。

正在我初战告捷，刚尝到胜利的甜头时，却遇到了一个大逆境，几乎使我一蹶不振。但就是十年前的这次逆境，使我在事业上获得了前所未有的成功，不但实现了在南京时鲁教授所说的"在逆境中一定要保护好自己"的目的，而且实现了自己人生的价值。我是如何做到逆转的？请看下回分解。

实践与感悟（3）——反复与逆转

经过一段时间的自我疏导，我取得了很大进步，工作生活等一切似乎都在顺利前行，有的反复我也能经过努力而基本战胜。就在这时候，一个意外发生了。在公司改革的时候，由于年轻幼稚与对社会的无知，我与主要领导发生了冲突，这个错误是致命的，这使我立即失去了晋升的机会，甚至连立足之地几乎都没有了。单位中的朋友和同事在一夜之间都变得很陌生、很遥远，除了家人我几乎已经没有了支持，但由于种种原因，我一时又不能离开这个公司。在慌乱之中，我不断做出错误的选择，工作中不断出错，相当不顺利，兵败如山倒，就是这时的感觉。那个领导也没有给我任何的机会，我被踩在他的"脚下"。有近半年的时间，我生活在灰暗中，一时间风声鹤唳，反复得很厉害。我明显感觉到我在老去，身体状况不断下降，非常虚弱。儿子幼小，妻子工作不好，老人已退休，房子是租的，经济状况薄弱。由于当年的休学，同学也联系很少，没有可以依靠的人，何去何从啊？前途显得十分迷茫，悲观到了极点，我再一次濒临绝境。

在身处绝地之际我想起了鲁教授的一句话，"在逆境中一定要保护好自己"。怎么保护自己呢？就是要面对现实，放下那颗虚荣心、过强的自尊心，要敢于吃亏，吃亏是福；要勇敢、要轻松、要乐观、要灵活。痛定思痛，我重新认识自己，自己的性格的确存在着娇气、依赖性强、虚荣心强、自尊心强、过分认真、从不吃亏、以自我为中心、患得患失、心量狭窄、自卑、多疑、不灵活、固执己见、胆小怕事、只要遇事就往坏处想（悲观）等等缺陷，与《心理疏导疗法》书中所说的一样，性格缺陷是这次失败的主要原因。

我决定改变自己的思想观念，不再怨天尤人，停止一些胡思乱想，不再把社会想得那么可怕，不再把事情总是往坏处想，自己的病痛也不往坏处想（事情有时根本不是我想象的那样），转移思想，少想多做，勇于在生活和工作中实践。

第一步，我决定调到一个条件好一点的子公司去。第二步采取"低位进入"的方法：放下自己的架子，少说多做，但绝不是自卑（不将自己的优点和实力用缩小镜看，也不将缺点用放大镜看）；不论是人前还是人后绝不再说任何人的是非，只对别人采取真诚鼓励和赞美闪光点的做法，决不去当"裁判"（人无完人，不去苛求别人，要多去赞美别人）；一些良好的习惯坚持不懈地执行，比如提前十分钟上班。在将一些要强的主观思想放下以后，做事的动力和力量一点也没有减弱，反而大大增强。

一年之后，我成功战胜反复。优化性格的同时，经过自己的拼搏，我的计划也实现了，不但进入了这家子公司，还做出了很好的业绩，人际关系也大为改善，渐渐地我已经掌握了话语权，所有的人都对我另眼相看，那个领导对我也奈何不得了。"会当凌绝顶，一览众山小。"通过这次成功，我产生了极强的自信心，因为这是我完全独自取得的一次胜利，一次从内而外的真正胜利。从此，我真正独立地在社会上立足了起来。

通过这次人生的经历，我对自己进行了重新定位，我决定离开这家我为之工作奋斗了多年的公司，因为我发现凭自己的能力我可以进入一家实力更强的公司，在那里可以更好地发挥自己的才能，当然那里的待遇也是不错的。经过几年的谋划和努力，我如愿以偿地进入了这家公司，在进入这家公司的前前后后发生了很多事，但每次都被我一一化解。优秀的业绩，不断拼搏的精神和良好的人际关系使我在生活和工作中找到了感觉，我终于完成了人生的一次大逆转。

十年之中我被迫调动了几次工作，每一次都是极难操作的，但我一次比一次调动得好。我现在的工作很好，我很满意。面对困难，在家人帮助下，我疏通一个又一个关系，搞清楚一步步的程序，对一个精明的人来说也不是一件容易的事。每一次都是一次考验：果断啊！勇敢啊！还有等待——漫长的等待、耐心，绝对不能急躁，绝对不能悲观，因为那个名额不是专门为你准备的。我尽量地利用一切资源来促成我的事，我拼了！我终于闯过来了！什么叫作破釜沉舟？不经过怎能知道。在新的岗位上，我越干越好，越干越会干。

哈哈，好轻松！没有磨难，人是很难觉悟的！我真正体悟了这句话。

平时我们不要太在意自己的症状，因为它像感冒一样很正常，你要带着症状去该干什么就干什么，我们不要把什么事想到百分之百再去干，认识多少就实践多少，少想多做很重要，去和一般人一样去获得你想得到的东西吧！在性格缺陷的改造中，对我来说，"果断"是最有用的，它带动了我性格的优化。

我感觉，当你把心理疏导疗法与自己相结合，慢慢地你就会脱离书本，书本上的会变成你自己的东西，会变成你整个系统的一部分，不断地自动更新和升级，提高你生命的质量。你想看看我的系统是如何进一步更新和升级的吗？请看下次分解。

实践与感悟(4)——以人为镜，分清是非

逆境是成长必经的过程，能勇于接受逆境的人，生命才会日渐茁壮。
——"逆境与顺境一样，可以使我们的心理素质得到更新和升级！"

经过了各种治疗，心理疏导疗法给予了我最大的信心和胜利。在接受鲁教授的心理疏导治疗以后，我经过多年的自我心理疏导，不仅有效克服了各种症状和改造了性格，而且在生活中闯过了许多艰难险阻，通过生活中的磨炼使自己变得更加坚强与成熟了，那颗不安与烦躁的心也变得坚韧而柔和了。

鲁教授和黄老师的书和一些文章把疏导疗法已经讲解得相当清楚了，这些理论和例子都是在实践中得出来的，非常宝贵。这些宝贵的资源在我的自我心理疏导中得到了充分利用。通过自我剖析和实践，我认识到我的一个主要症状就是对做过的事情和行为总是反复琢磨，就是放不下，无限制、无根据地想下去，非常痛苦。这个症状的治疗答案我是在书中找到的，我是这样分析的：那个不停洗衣服的求助者，衣服已经洗干净了，还洗什么？她怕衣服洗不干净；还有一个不停测量床的宽度的那个求助者，两米宽的床，他还是怕从

床上掉下来。他们俩的症状在我看来相当无聊，他们的"怕"我认为是绝对的虚、假、空，由此推想，"我反复琢磨做过的事情和行为"也一定是虚、假、空的，就像他们的反复洗和反复量，我的"怕"是怕事情做得不够十全十美和怕有不好的结果。这时的我对症状并没有认识清楚，但是与非已经基本知道了，我决定先把无限制地琢磨停止。

但这时候痛苦就来了，我坚决不理它，它强大的一面就表现了出来，张牙舞爪。我顽强地顶住压力，我转移注意力，干别的、想别的，我坚持分清是与非，少想多做，经过许多次的实践（这个过程就是"习以治惊"），慢慢地在反复对抗中，我认识到了症状来源于"怕"字，来源于性格缺陷，并且"怕"字就是虚、假、空的，这时候我轻松了不少，信心建立了。但这个胜利还是初级阶段的，是低级别的胜利，我现在只是分析和认清了这个症状的一个方面，它的另一个方面表现得更为强大。实践证明，战胜它会获得更大的利益。我是如何认识和克服它并挥戈猛进的呢？且待下回（注：由于一时的焦虑、抑郁等原因可能会有躯体不适等情况，不要在乎它）。

实践与感悟（5）——举一反百，"我"才是答案

鲁教授曾对我说："心灵的修炼，要活到老，学到老！"

在疏导过程中，我觉得耐心是最重要的，在无数次的拼搏之后，我发现了一些适合自己的路径，终于可以体验什么是"习以治惊"。疏导书中多次提到了"道德观念过强"这个问题，多年的过头性格使我无法理解这个命题，后来我采用鲁教授说的，疏导者应当做到："善"，善于设疑（提问）；"精"，精于理解（内容）；"巧"，巧于联系（自己）；"勇"，勇于实践；"贵"，贵于检验，终于从这里打开了一个突破口。

有一段时间始终不能发现问题，没有什么进步，就与书中病友们的情况对照，总感到他们的情况很容易判断，而自己的很难，根本不清楚什么是与非，搞不明白。认识不到自己对做事情完美无缺的追求，认为那是合理的，更

认识不到什么才是真正的突破。在工作中，很多人利用了我的弱点，很多人也提出了对我的批评，可是我无法超越。其中有一个现象，我不能忍受我母亲和妻子买菜的时候对人家的菜挑来挑去，而且要砍价，我在旁边会非常紧张和羞愧，每次都要求她们不要那样，并且会和她们吵架。还有就是本来和女同事或女同学好好地谈着话，会突然感到，会不会我控制不住自己，万一做出一些出格的事怎么办？想到这里，人一下子就呆若木鸡了。这是一个大类，是举一反百的。后来我反思到是不是我思想道德太纯洁了，这是不是就是疏导疗法中常说的"道德观念过强"？于是我决定将它设为是非中的非，在后来的实践中终于取得了重大的突破。

根据疏导理论，我做事怕不道德和怕脏是一回事的，所以我再出现在那个环境的时候，我就心中有数了，开始勇敢地接受环境，接受别人的言行。当她们买菜的时候，我明白我应当微笑地看着她们砍价，而且支持她们去尽量挑选又好又便宜的；我可以转移想些别的，可以看一下其他的菜，而且过后我坚持不去讨论她们的行为道德与否。在坚定的忍受了一段时间后，我更加熟练地运用了这个策略。我似乎已经感到"这就是突破了"，不知不觉中，我已经与"怕"字展开了坚决的斗争，并勇敢地坚持住了。其实，坚持时并不好受，体验的就是一个"惊"字，渐渐地我明白了，不是她们做得不道德，而是我过分了。这样大家就都轻松了，家庭生活也轻松自由快乐起来。

这就是"习以治惊"。同理可证，分清是非，举一反百，熟能生巧，质的变化在不知不觉中产生了。从这些小的胜利中，我体会到了只要我有足够的耐心，就会不断的深入下去，就会不断的提高自己的心理承受能力，变得更加强大。

实践与感悟（6）——人到无求品自高

孔子是位诲人不倦的教育家，他打过一个比喻：一个参与赌博的人，如果用瓦块为赌注，心理毫无负担，赌起来轻轻松松，对输赢泰然处之，反而常常获胜；他用衣物下注就会有所顾忌；如果他用黄金下注，那就会顾虑重重，心情紧张，惧怕输掉赌资，会患得患失。其实，赌的规则和技巧都是相同的，由于产生怕输的负担，技巧就难以发挥。

我以前很怕领导、异性、大人物，怕在大庭广众之下讲话，一点小事就彻夜难眠，紧张得难以自制，好长一段时间找不到方向，没有办法。在实践疏导疗法后，认识不断提高，后来我发现，我的根源是有所求，是欲望、是太高的期望值。人到无求品自高。常听人说，"只问耕耘，不问收获。"《心经》说"心无挂碍，无挂碍故，无有恐怖，远离颠倒梦想，究竟涅槃。"可有些观点说，怯场是件很严重的事，一定要勇敢地克服云云，这种想法同样成为了我的挂碍，因为我把怯场看得太重了，好长一段时间无法超越这一点，从没想到过"无所谓，由它去吧！紧张就紧张，不紧张就不紧张，无所谓了"。认识到了这一步，我豁然开朗。

很多人都有这样的感受，对人生的每一点感悟，每一点成熟，往往都是碰壁碰出来的。常听人说假如十年前我有现在的思想水平，整个人生会大大改观；如果二十年前，已经有现在这种思想水平，整个人生就要彻底改写了。

我个人认为，集体疏导能够让心理困惑者在较短的时间内掌握经典心理知识和疏导知识，不再被无尽的恐惧所困扰。在掌握了疏导疗法之后，就等于有了最好的老师，一直指导我们，那我们大家就会少走很多弯路，少犯很多不必要的错误。如果我们早日觉醒，我们的人生会有很大的改观。

实践与感悟（7）——平常心

根据"阴阳互根"的基本原理，宇宙间万事万物都有阴阳两面。有男人，就有女人；有好人，必然有坏人；有懂道理的人必然有不懂道理的人；有合理的事，必然有不合理的事；有高峰则有低谷；有昌盛必有衰落；什么都是一半，我们只能拥有一半。既然都是必然的，就是符合规律的。任何事物只要产生，就一定存在产生它的条件，因此它应运而生。所以任何事物的产生都是合理的，符合规律的，既然是符合规律的就是正常的。那么对于正常的现象，你有什么可生气的呢？你把正常的事物看成是不正常的，说明你看问题的方法不正确。总是站在自己的角度来看问题，要求万事万物只有阳无阴，只有好无坏，是不可能的。为什么好人、好事、讲理、合理的都得让你遇上，遇到坏人、坏事、不讲理、不合理的事就心生不平？这些都是客观存在，你生气不生气它都照样存在，并不会因你的生气而消亡。生气等于在拿别人的缺点来惩罚自己，细细想来，真是又愚又痴。无论别人说你是非短长，你都毫发未损，只是自己心理不平衡罢了。即使别人把你夸得再好，你也未多长一两肉，只是得到了一种空虚的心理满足而已。

把一切事物都看成是正常的，心也就会平静如水。有好事临门不喜形于色，灾难压身不愁锁眉头，宠辱不惊，去留无意，生死成败，一切顺其自然。对待一切事情，只要自己尽到了心，即可问心无愧，不必强求预期的结果。别人发财是正常的，我不发财也是正常的。如能做到"猝然临之而不惊，无故加之而不怒"，毁誉褒贬，一任世情，这就是"平常心"。有了平常心，再面对原来的事物，心态就平衡了，就无需"以忍为上"，而是根本不生气。当然，这里是从人体养生的角度来探讨问题，并非糊里糊涂，是非不辨。正因准确认识到事物的阴阳各半，才能够冷静正确地处理事物，不动气伤身罢了。

实践与感悟(8)——"魔鬼"，等待你的觉悟

在第71届奥斯卡颁奖典礼上，意大利影片《美丽人生》出人意料地获得了三项大奖……就算在集中营里，圭多脸上始终带着笑容，只是在给儿子演戏，没有发自内心对生活热爱的人，是不会有这种灿烂的、让人喜悦而充满力量的笑容！圭多知道噩梦是暂时的，相信美丽的人生才是永远的，所以才小心翼翼地呵护着儿子纯洁幼小的心灵……我每次在看这部片的时候都是热泪盈眶：一位父亲对孩子无限的慈爱，化解了魔鬼城中的恐怖。生活是美好的，哪怕一时被黑暗所笼罩，我们依然能够找到美之所在，冬天来了，春天已经不远了。一个人来到这个世界，最重要的就是心灵的觉悟。

实践与感悟(9)——想除"魔兵",必毁"魔戒"

我感觉,要想有突破,就必须承受惊吓!突破不是想出来的,是"受"出来的。因为我知道,不论我想得再周全,也是不会轻松的。在做一件事的时候,总想快点结束,怕出错,心里急得不行,光怕万一错了怎么办?要忍受痛苦的做事过程。有可能全错,但我已经有所认识了,就要死猪不怕开水烫,坚持做事,带着症状做事。归根到底,就是过分老实的性格产生了许多的联想,表现为反复检查思考自己的行为和思想是否已经周密,是否有违规的可能。这里,我想到了疏导疗法的"巧于联系",与总是担心门没锁而无数次地回去检查门锁的那个求助者一样,如果我停止检查,情况肯定将会出现巨大的转机。已经分清是非,反复地检查自己的行为是否符合大众的认同,这就是强迫的表现。认清楚了,就不要纠缠在是否反复检查上,否则,就是在和"魔兵"在斗,这样是永远也打不完的,要将"魔戒"毁掉才行,所以要向"怕"字下手。坚决的去做事,再和别人交往,不一样了,就是不一样了!但突破了吗?突破了!顿悟了吗?没有,正在过程中,认识还要飞跃。

实践与感悟(10)——大道至简

因为多年形成的观念不容易改,比如道德观念强,我不但对自己是苛求的,而且对家人也是苛求的,所以常常表现为对别人的过分要求,总是看不惯别人的一些做法,经常与家人、同事生气,而自己也处于一种总是反复琢磨的恶性循环中。我举一个最简单的例子,我妈妈去买菜,她喜欢在人家的菜摊上挑来挑去,我就看不下去,也说不上为什么,好像是没有面子,反正就是难受,所以就说她,结果大家都不痛快。后来我明白了,这就是那个"分清是非"中的"非",这就是那个"过"字。我常提醒自己,人"非"就是我"非",以别人来对照自己,交叉起来认识,逐渐形成了自己的"孤独九剑",也就是在一招中有几种变化。比如说"巧于联系",一个是自己与书中的例子相联系;再是自己与自己的其他成功认识相联系;还有就是自己与别人相联系，别人不怕，我也不怕。虽然在自己看来事情是多么的难，难到让自己犯愁，难到让自己浑身不舒服，越是这时候我才觉得越不能退缩，常常是在一些关键时刻获得较大的提高，一些经典的事情成为我后来心理调节中的技术支撑。在一些战术的使用中，不能太复杂，要简单，我平常用的就是几招，"巧于联系""分清是非""果断和勇敢"，绝招往往就是一下两下，正所谓大道至简至易，过分的全面就是执着、就是追求完美、就是在追求虚假的东西。

在不断取得新认识的时候，举一反三是很重要的，这是手段和过程，而结果就是顿悟，而这种顿悟可能就是心理学上的认知改变。机会往往在绝望中产生，当我陷入了一些复杂的局面时，有时会感到绝望。一次孩子生病了，病得比较重，我的心也从焦虑到恐惧到失望到绝望，在那一刻我突然感觉我是孩子的靠山啊，我一下子明白了什么叫作勇敢，在那一刻我知道不应该再胆小怕事，我感到世界并非如我想象，"勇敢"在我心中开始发芽了。

为什么我要反复提到向"怕"字挑战？因为在后来的战斗中我对此有了深刻的体会。比如有一次要去金店买东西，说实话我不想去，我觉得那是个是非之地，我怕去那里。但是为了亲戚，面子上实在过不去，我才和他们一起去了。到了那里一会儿，我就处于紧张状态。因为当时不能分清是非，浑身紧张，要是以前我只能更加怕到这里来，而这次我想不能这样，要采取一些方法（因为观念没调整过来，所以当时就处于高度紧张焦虑状态），我想要先分清是非。如何分清呢？别人不怕，而我怕，难道是别人的精力比我旺盛，他们可以避免被人误解？与此同时，我也隐约感到自己的观念是错误的。但是如何下手呢？我顾虑，只要自己有担心，就会产生动作，我的动作一定会表现出来：自己的眼光不停地在检查自己和别人，我的动作是那么退缩和犹豫不决，我的语言已经检查了好多遍。认识到这里，这时疏导的战术就用上了，"这是错的，勇敢点，果断放弃，"短时间内，又一次超越了。

实践与感悟(11)——宝刀出鞘

有些时候,我们总想处处顺利,希望社交活动完美无缺,做事十全十美,可是却总是好心不得好报,有些人好像总是在找我们的茬。在这种情况下,怎么办?逆来顺受?还是坚决反击?还是无计可施,默默忍受?

我觉得采取哪种方式不重要,重要的是你必须明白你处于一个什么状态,你的性格是什么状态?当别人来欺负你的时候,你要知道你是不是错了?你是想错了?还是做错了?什么叫你错了?就是你认为不应该这样,别人不应当欺负你。老实!过分的老实!是这些欺负你的人告诉你,你过分老实了,你要感谢他们!你在适当的时候要进行绝地反击,这是很有必要的,并不是要报复别人,而是要去掉那个过分老实,回到现实中来,是他们在帮助你、锻炼你。处处得小心谨慎,整天研究的是自己做错了什么,就是不知道去转移。怕!就是怕!什么都怕!战胜一个怕又出现一个怕,我们就是战士,没办法,这就是传说中的磨难。疏导是心理加油站,加过油了,就要往前冲才行;就这样不停地加油,不停地实践,你就能不停地进步,直至到达目标。

在疏导的过程中不可避免地会有各种坎坷,我常常会把握住以下几点:

1. "习以治惊"。它像一把"宝刀",锋利无比,只要找准方向,攻无不克,我就常把它挂在身上,在关键时候我会毫不迟疑地使用它。

2. 观念要更新。做事情不会完美无缺,人生更不可能完美,过分的观念时刻会来找我的麻烦,我总是把它们总结起来(分清是非),一起打包然后用"宝刀"实施斩首行动。

3. 天下难事必做于易。要从容易的下手,步步为营,还要善于将难题化为简单的问题进行解决。不断总结,以求做到熟能生巧,举一反三。

4. 努力工作。因为工作是我们在生活中相当重要的部分,即使我现在有些古怪,但是我很清楚,我会不断前进;我要带着过分,带着痛苦,前进、工作,因为别人在疏导中成功了,我也会成功。我不会无助,无助只是从前,现在我有一个强大的朋友,它叫疏导,它会陪伴我走向成功和幸福。

实践与感悟(12)——心灵碎片

有时候心里难受,却又找不到"怕"字,想决战又找不到敌人,冥思苦想不得要领。其实有时是去一添二,没有怎样疏导,只是经常去做,不放弃,功用到时,自会水到渠成。

疏导疗法中的医案案例,不管当时的脑子好使不好使,只要能与它联系上,并分清是非,敢于实践,就成功一半了。而只要成功了,脑子自然会变得犀利。

首先要树立信心。如何才能有信心呢?快乐就有信心了。把病忘记!天天为病担忧,就是真正的丢了命了!留得青山在,不愁没柴烧!只要不断提高心理素质,由量变到质变,某一次成功的突破就足以建立牢固的信心。

带着心理问题去积极生活,如同得了一次重感冒,不要太在乎。该怎么干就怎么干,该吃吃该喝喝。

痛苦是一个信号,也是一个契机。痛苦告诉我们,"你应该改变了",而那些勇敢直面痛苦的人,也最容易抓住这个契机让自己的人性成长。不断重新认识自我,调整自己。要认识到痛苦也是当前的主要矛盾,疏导就是不断解决主要矛盾,从科学的角度使认识得到提高。

我们已经够苦的了,平时一定要多看看喜剧噢!本人崇拜的影星是周星驰,他的片子其中有些门道,我常会不自觉地受到教益。

知识不是力量,智慧才是力量。所以,疏导疗法光看不用还是白搭。疏导疗法的几部著作无非是让你更加迅速地掌握正确的方法,引导你去实践,提高认识,是协助你,让你自己的心中涌出智慧,从而获得解脱,智慧在你的心里,不在疏导疗法。

"心病还得心药治",成功的"心理疏导"是一种无形的良药,远远胜过大家知道的有形药物。

总是搞得苦大仇深，这样子不是疏导，要快乐疏导。总归要明白："过"字，"怕"字，还有"高"字。有些时候就是要没心没肺。

通过疏导的学习，知道不对了，可是不去实践怎么能够早日成功呢？观念的改变是这样的难，其实如果看看疏导的临床医案，学会联系自己，找到适合自己特点的实践方法，就会不断地取得进步，这个进步是看得见摸得着的。

要尝试着改变一些观念，当不确定是非时，分清是非是就要果断行事。

推荐阅读

[1] 鲁龙光. 心理疏导疗法 [M]. 北京：人民卫生出版社，2003.

[2] 鲁龙光. 心理疏导疗法 [M]. 南京：江苏科学技术出版社，1996.

[3] 鲁龙光. 疏导心理疗法 [M]. 上海：上海科学技术出版社，1989.

[4] 鲁龙光，黄爱国. 心理障碍自我疏导治疗 [M]. 北京：人民卫生出版社，2008.

[5] 鲁龙光，黄爱国. 心理障碍自我疏导治疗 [M]. 2 版. 北京：人民卫生出版社，2021.

[6] 黄爱国. 强迫症心理疏导治疗 [M]. 北京：人民卫生出版社，2011.

[7] 黄爱国. 打开心灵枷锁——强迫及焦虑的疏导整合疗法 [M]. 北京：人民卫生出版社，2016.

[8] 黄爱国. 如何靠自己摆脱强迫症 [M]. 北京：中国法制出版社，2020.

[9] 黄爱国. 社交焦虑的疏导整合疗法 [M]. 南京：东南大学出版社，2017：89-120.

[10] 世界卫生组织. ICD-11 精神、行为与神经发育障碍临床描述与诊断指南 [M]. 王振，黄晶晶，译. 北京：人民卫生出版社，2023.

[11] 武志红. 为何家会伤人 [M]. 北京：世界图书出版公司，2007：235-247.

[12] 曾奇峰. 你不知道的自己 [M]. 太原：希望出版社，2010：57-61.

[13] 张德芬. 遇见未知的自己 [M]. 北京：华夏出版社，2008：180-187.

72检